实用心内科疾病诊疗与介入应用

赵广阳　主编

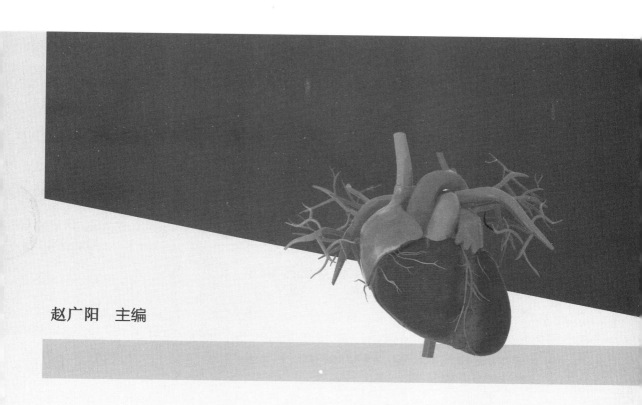

中国纺织出版社有限公司

图书在版编目（CIP）数据

实用心内科疾病诊疗与介入应用 / 赵广阳主编. --
北京 : 中国纺织出版社有限公司, 2022.8
　　ISBN 978-7-5180-9741-8

　　Ⅰ. ①实…　Ⅱ. ①赵…　Ⅲ. ①心脏血管疾病—诊疗
Ⅳ. ①R54

中国版本图书馆CIP数据核字（2022）第139786号

责任编辑：傅保娣　　责任校对：高　涵　　责任印制：王艳丽

中国纺织出版社有限公司出版发行
地址：北京市朝阳区百子湾东里A407号楼　邮政编码：100124
销售电话：010 — 67004422　传真：010 — 87155801
http ://www.c-textilep.com
中国纺织出版社天猫旗舰店
官方微博 http://weibo.com/2119887771
三河市宏盛印务有限公司印刷　各地新华书店经销
2022年8月第1版第1次印刷
开本：787×1092　1/16　印张：10.75
字数：255千字　定价：78.00元

编 委 会

主　编　赵广阳　孔俊英　袁静波　俞志军　李　昌

副主编　张　健　孙　韬　曾晓娟　张亚楠
　　　　　翟振丽　段立楠　曹　阳　王智琪

编　委　(按姓氏笔画排序)

王　也　哈尔滨医科大学附属第一医院

王智琪　河南中医药大学第一附属医院

孔俊英　哈尔滨医科大学附属第二医院

朱　琳　天津市武清区中医医院

孙　韬　河南医学高等专科学校

李　昌　江汉大学附属湖北省第三人民医院

张　健　江苏省人民医院

　　　　（南京医科大学第一附属医院）

张亚楠　河北医科大学第二医院

赵广阳　佳木斯大学附属第一医院

段立楠　河北医科大学第一医院

俞志军　唐山弘慈医院

袁静波　佳木斯大学附属第一医院

黄山见　重庆市开州区人民医院

曹　阳　哈尔滨医科大学附属第一医院

曾晓娟　重庆医科大学附属第三医院

翟振丽　邯郸市中心医院

前　言

　　医学科学发展迅速，新理论、新技术、新观念、新方法不断地涌现，心脏病学的发展也趋势而上，新的诊疗技术和方法的问世，持续提高心血管病的诊疗水平，特别是介入性诊治技术的崛起，逐步成为诊治心血管疾病的常用方法。循证医学理念的提出和推广，使诊治疾病、判断预后从以经验为基础转变为以证据为基础，制订了各种规范化的诊治指南，提高了诊治效果。

　　本书首先介绍了心内科体格检查、心内科常见症状等基础内容，然后重点阐述了心内科常见疾病的诊断要点和治疗方法，最后针对心血管疾病的介入治疗也做了相关介绍，资料详实，选材新颖，图表清晰，详细而不繁杂，实用性较强，对于临床心内科及相关科室的医务工作者有一定的参考价值。

　　在编写过程中，我们参阅了国内外相关的文献，尽管反复校对、再三审核，由于时间和篇幅有限，加上心内科不断发展，难免存在遗漏和不足之处，望广大读者给予批评指正，以便日臻完善，谢谢。

编　者

2022 年 6 月

目　录

第一章

心内科体格检查

　　系统的体格检查是心血管疾病诊断的基础，是全面评估心血管疾病的一个重要组成部分。在详细询问病史的基础上，进一步认真的体格检查多能及早做出准确诊断而给予及时治疗。即使在现代医学高度发展、新的医疗技术不断出现的今天，心血管体格检查结果对进一步正确地选择辅助检查也提供了有意义的参考。

　　最初对患者一般情况的观察即可获得有益的信息。例如，向心性肥胖提示可能存在 2 型糖尿病或代谢综合征，口唇和甲床发绀提示可能存在潜在的发绀性心脏病，下肢皮肤干燥、脱毛或远端溃疡提示可能存在周围血管病变，房间隔缺损的患者常有杵状指，唐氏综合征的典型体征提示可能存在室间隔缺损或其他复杂的先天性心脏病，皮肤松弛易拉伸、关节松弛过度伸展提示可能为埃勒斯－当洛斯综合征，身材高大、细长指（趾）、关节松弛过度伸展、漏斗胸、手臂和身高的比例增加等提示可能为马方综合征。

　　进行心血管检查前，必须具备一些条件：①寂静的环境，因为任何嘈杂音都会影响听诊；②适当的照明；③患者应躺在适当高度的检查床或病床上，检查者应站在患者的右侧；④要有一副优质的双耳听诊器，最好具备钟型与膜型两种胸件，其耳塞须适合检查者的外耳道；⑤宜采取望诊、触诊、叩诊和听诊依次进行检查。

第一节　血管检查

　　血管检查是全面评估心血管疾病的重要组成部分。脉搏，尤其是颈动脉和股动脉的异常搏动可提示潜在的疾病。正常动脉脉波由升支（叩击波）、波峰（潮波）和降支 3 部分构成（图 1－1）。升支发生在左心室收缩早期，由左心室射血冲击主动脉壁所致。波峰出现在收缩中、晚期，系血液向动脉远端运行的同时，部分逆反，冲击动脉壁引起。降支发生在心室舒张期，在降支上有一切迹称为重搏切迹，是由于主动脉瓣关闭，血液由外周向近段折回后又向前，以及主动脉壁弹性回缩，使血流持续流向外周动脉所致。在明显主动脉硬化者，重搏切迹趋于不明显。主动脉壁的弹性回缩使血流继续向外周动脉流动形成降支。

　　常见的异常波形有水冲脉、双峰脉、交替脉、奇脉和脉搏消失等。

1. 水冲脉

　　水冲脉指脉搏骤起骤落，是由于周围血管扩张或存在分流、反流所致。前者常见于甲状腺功能亢进症（简称甲亢）、严重贫血等，后者见于主动脉瓣关闭不全、先天性心脏病动脉导管未闭、动静脉瘘等。

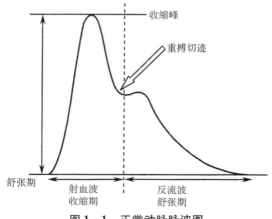

图 1 - 1　正常动脉脉波图

2. 双峰脉

具有两个收缩峰的双峰脉是主动脉瓣反流和肥厚型心肌病的特征。

3. 交替脉

交替脉是指节律规则而强弱交替的脉搏，一般认为由左心室收缩力强弱交替所致，为左心室心力衰竭的重要体征之一，常见于急性心肌梗死和主动脉瓣关闭不全等。

4. 奇脉

吸气时脉搏明显减弱或消失的现象称为奇脉，是左心室搏出量减少所致。当心脏压塞或心包缩窄时，吸气时一方面右心舒张受限，回心血量减少而影响右心排血量，右心室排入肺循环的血量减少，另一方面肺循环受吸气时胸腔负压的影响，肺血管扩张，致使肺静脉回流入左心房血量减少，因而左心室排血也减少。这些因素导致吸气时脉搏减弱甚至不能触及，且吸气时收缩压较呼气时降低 10 mmHg 以上。

5. 脉搏消失

小而弱的脉搏出现在左心室搏出量降低、脉压减小和外周血管阻力增加的情况下。脉搏消失即无脉，见于严重休克及多发性大动脉炎，后者是由于某一部位动脉闭塞而致相应部位脉搏消失。

正常的颈静脉搏动波形由 2 ~ 3 个正向波和 2 个负向波组成（图 1 - 2）。右心房收缩形成 a 波升支，随后心房舒张，房内压及静脉压降低，形成 a 波降支，a 波是心房收缩的标志。大 a 波提示右心房收缩阻力增加，见于三尖瓣狭窄、右心室舒张受限、肺动脉高压及右心衰竭。大 a 波也可发生在心律不齐时，这时右心房开始收缩而三尖瓣仍然关闭。心房颤动时 a 波消失。心室收缩时心室内的血液向上推顶已关闭的房室瓣并使之凸入心房，造成房内压略有升高而形成 c 波升支。心室射血后容积减小，房室瓣下移，心房容积扩大，心房压及静脉压降低，形成 c 波降支，即 x 下降波。血液不断回流入左心房而房室瓣仍处于关闭状态，心房压及静脉压升高，形成 v 波升支。心室充盈时房室瓣开放，血液迅速由心房进入心室，房内压很快下降形成 v 波降支。三尖瓣反流、房间隔缺损、肺静脉畸形等使 v 波增大。严重的三尖瓣反流，大 v 波和 x 下降波的缺失产生一个高耸的正向收缩波。三尖瓣开放，血液快速流入右心室时产生负向 y 波降支。尖而深的 y 波降支快速回升至基线的静脉搏动波常见于缩窄性心包炎、限制型心肌病和充血性心力衰竭。另外，颈静脉无搏动是由于静脉过于绷紧或静脉与心脏间阻塞，见于心脏压塞、上腔静脉堵塞等。

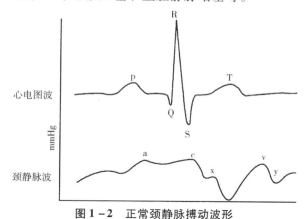

图 1 - 2　正常颈静脉搏动波形

a. 心房收缩；c. 心室收缩；x. 心房舒张；v. 静脉回流；y. 三尖瓣反流

　　估计中心静脉压最好选右侧颈静脉，以胸骨角作为参考点。患者半卧位或坐位，胸骨角均在右心房之上约 5 cm。根据颈静脉搏动点测量颈静脉压的方法（图 1 - 3）：患者取半卧位，观察并测量经颈静脉搏动点和经胸骨角水平线之间的距离，通常应小于 3 cm（中心静脉压为 3 cmH_2O + 5 cmH_2O = 8 cmH_2O，乘以 0.8 换算成 mmHg）。怀疑右心衰竭时，应进行肝 - 颈静脉反流征检查：患者平静呼吸时，紧压右上腹 10 s 以上。当右心功能受损时，颈静脉搏动点位置升高。库斯莫尔（Kussmaul）征指吸气时中心静脉压上升而不是正常的下降，是由右心衰竭所致，常见于缩窄性心包炎、充血性心力衰竭、限制型心肌病、上腔静脉堵塞和肺栓塞等。

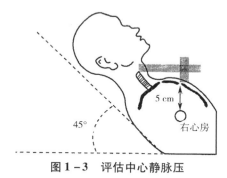

图 1 - 3　评估中心静脉压

（赵广阳）

第二节　心脏检查

一、望诊与触诊

　　心前区的望诊与触诊可为初步诊断提供宝贵的资料。两种方法基本上可同时进行，并可相互补充。一般先用直视望诊法，从仰躺患者的足部向上观察两侧胸部是否在同一水平或有无局部隆起等，然后从前胸水平线上进行侧面望诊。

1. 心前区隆起

多由先天性心脏病造成心脏肥大，在儿童生长发育完成前影响胸廓正常发育而形成。胸骨左缘第3、4、5肋间的局部隆起，见于法洛四联症、肺动脉瓣狭窄等右心室肥大或慢性风湿性心脏病，有时也可由大量渗液的心包炎引起。

2. 心底部隆起或异常搏动

胸骨右缘第2肋间隆起伴收缩期搏动多由主动脉弓动脉瘤或升主动脉扩张所致，肺动脉高压或扩张可在胸骨左缘第2肋间出现收缩期搏动。正常青年人有时在胸骨右缘第2肋间有轻度收缩期搏动，尤其在体力活动或情绪激动时。

3. 心尖冲动移位

正常成人心尖冲动位于第5肋间、左锁骨中线内侧 $0.5 \sim 1$ cm，搏动范围为 $2.0 \sim 2.5$ cm。心尖冲动位置的改变可受多种生理性和病理性因素的影响：肥胖体型者、小儿及妊娠时，横膈位置较高，心脏呈横位，心尖冲动向上外移；若体型瘦长使横膈下移，心脏呈下垂位，心尖冲动移向内下；病理性因素有心脏本身的因素（如心脏增大）或心脏以外的因素（如纵隔或横膈位置改变等）（表1-1）。

表1-1　心尖冲动移位的常见病理因素

因素	心尖冲动移位	临床常见疾病
心脏因素		
左心室增大	向左下移位	主动脉瓣关闭不全
右心室增大	向左侧移位	二尖瓣狭窄等
左、右心室增大	向左下移位，伴心浊音界向两侧扩大	扩张型心肌病等
右位心	心尖冲动位于右侧胸壁	先天性右位心
心外因素		
纵隔移位	心尖冲动向患侧移位	一侧胸膜增厚或肺不张
	心尖冲动向健侧移位	一侧胸腔积液或气胸等
横膈移位	心尖冲动向左外侧移位	大量腹腔积液等抬高横膈使心脏呈横位
	心尖冲动移向内下，可达第6肋间	严重肺气肿等下移横膈使心脏呈下垂位

4. 心尖冲动强度改变

心肌收缩力增加可使心尖冲动增强，如高热、严重贫血、甲状腺功能亢进症或左心室肥厚心功能代偿期。心肌收缩力减弱除心肌收缩力下降外，还有其他因素，如扩张型心肌病、急性心肌梗死、心包积液和缩窄性心包炎等。心脏以外的病理因素有肺气肿、左侧大量胸腔积液或气胸等。胸骨左缘第3~4肋间出现强有力而较持久的搏动，可持续至第二心音开始，为右心室持久的压力负荷增加所致的右心室肥厚征象，多见于先天性心脏病所致的右心室肥厚，如房间隔缺损等。

5. 剑突下搏动

可能是右心室收缩期搏动，也可由腹主动脉搏动产生。前者见于肺源性心脏病右心室肥大，后者由腹主动脉瘤引起。可用以下方法鉴别：将手指平放从剑突下伸入前胸壁后方，右心室搏动冲击手指末端而腹主动脉搏动则冲击手指掌面。

6. 震颤

震颤是心前区可以触及的振动感。一般来说，震颤见于某些先天性心脏病或狭窄性心瓣膜病，有时也可发生于严重的瓣膜关闭不全。极响亮的杂音都可伴有震颤。除右心（三尖瓣及肺动脉瓣）所产生的震颤外，所有震颤均在深呼气后较易触及。胸骨右缘第 2 肋间收缩期震颤提示主动脉瓣狭窄。胸骨左缘第 2 肋间收缩期震颤提示肺动脉瓣狭窄。胸骨左缘第 3、4 肋间收缩期震颤提示心室间隔缺损。心尖区收缩期震颤提示重度二尖瓣关闭不全，心尖区舒张期震颤提示二尖瓣狭窄。胸骨左缘第 2 肋间连续性震颤提示动脉导管未闭。

心包摩擦感可在心前区或胸骨左缘第 3、4 肋间触及，多呈收缩期和舒张期双相粗糙摩擦感，以收缩期、前倾位和呼气末（使心脏靠近胸壁）更为明显。见于急性心包炎纤维素渗出期和少数急性心肌梗死患者。

二、心脏叩诊

心脏叩诊用于确定心界大小及其形状。心浊音界指相对及绝对浊音界，心脏左、右缘被肺遮盖的部分叩诊呈相对浊音，而不被肺遮盖的部分则叩诊呈绝对浊音。通常心脏相对浊音界反映心脏的实际大小。但是在右心室肥大早期，相对浊音界可能改变不多，而绝对浊音界则增大。心包积液量较多时，绝对与相对浊音界较为接近。心浊音界的改变受心外因素及心脏本身的影响，前者可致心脏移位或浊音界改变，如一侧大量胸腔积液或气胸可使心界移向健侧；一侧胸膜粘连、增厚与肺不张则使心界移向病侧。大量腹腔积液或腹腔巨大肿瘤可使横膈抬高、心脏横位，使心界向左增大。肺气肿时心浊音界变小。心脏本身病变，包括心房、心室增大与心包积液等，心浊音界改变的心脏因素和临床常见疾病见表 1 - 2。

表 1 - 2　心浊音界改变的心脏因素和临床常见疾病

因素	心浊音界	临床常见疾病
左心室增大	向左下增大，心腰加深，心界似靴形	主动脉瓣关闭不全等
右心室增大	轻度增大：绝对浊音界增大，相对浊音界无明显改变；显著增大：心界向左、右两侧增大	肺源性心脏病或房间隔缺损等
左、右心室增大	向两侧增大，左界向左下增大，称为普大型	扩张型心肌病
左心房增大或合并肺动脉段扩大	左心房显著增大，胸骨左缘第 3 肋间心界增大，心腰消失	二尖瓣狭窄
	左心房与肺动脉段均增大，胸骨左缘第 2、3 肋间心界增大，心腰膨出，心界如梨形	
主动脉扩张	胸骨右缘第 1、2 肋间浊音界增宽，常伴收缩期搏动	升主动脉瘤等
心包积液	两侧增大，随体位而改变，坐位时心界呈三角形烧瓶样，卧位时心底部浊音界增宽	心包积液

三、心脏听诊

心脏听诊是心血管体格检查中最重要和较难掌握的方法。听诊时，患者多取卧位或坐位。然而，对疑有二尖瓣狭窄者，宜取左侧卧位；对疑有主动脉瓣关闭不全者，宜取前倾坐位。另外，具备一副高质量的听诊器有利于获得更多和更可靠的信息，其中钟型体件放在胸前皮肤，适合听低音调声音，如二尖瓣舒张期隆隆样杂音；膜型体件需紧贴皮肤，能滤过部分低音调而适用于听高音调声音，如主动脉瓣舒张期叹气样杂音。在心前区按照一定顺序认真听诊是非常重要的，通常的听诊顺序可从心尖区开始，逆时针方向依次听诊：先听心尖区，再听肺动脉瓣区，然后听主动脉瓣区、主动脉瓣第二听诊区，最后听三尖瓣区。

1. 听诊正常心音

心脏听诊最基本的技能是判断第一心音（S_1）和第二心音（S_2），由此才能进一步确定杂音或额外心音所处的心动周期（图1-4）。

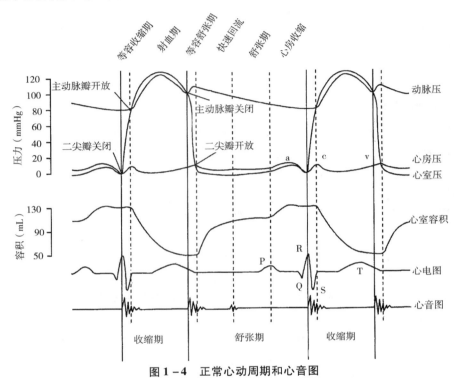

图1-4 正常心动周期和心音图

通常情况下：

（1）S_1音调较低，时限较长，在心尖区最响；S_2时限较短，在心底部较响。

（2）S_1至S_2的距离较S_2至下一心搏S_1的距离短。但是，在复杂的心律失常时，往往需借助于下列两点进行判断：①心尖或颈动脉的向外搏动与S_1同步或几乎同步，其中利用颈动脉搏动判别S_1更为方便；②当心尖部听诊难以区分S_1和S_2时，可先听心底部即肺动脉瓣区和主动脉瓣区，心底部的S_1与S_2易于区分，再将听诊器体件逐步移向心尖部，边移边默诵S_1、S_2节律，进而确定心尖部的S_1和S_2。

首先，听诊第一心音（S_1）。影响心音强度的主要因素是心肌收缩力与心室充盈程度（影响心室内压增加的速率）、瓣膜位置的高低、瓣膜的结构及活动性等。①S_1增强：见于二尖瓣狭窄，这是由于心室充盈减慢减少，以致在心室开始收缩时二尖瓣位置低垂，以及由于心室充盈减少，使心室收缩时左心室内压上升加速和收缩时间缩短，造成瓣膜关闭振动幅度大而引起S_1增强。另外，在心肌收缩力增强和心动过速时，如高热、贫血、甲状腺功能亢进症等均可使S_1增强。②S_1减弱：常见于二尖瓣关闭不全，由于左心室舒张期过度充盈（包括由肺静脉回流的血液及收缩期反流入左心房的血液），使二尖瓣漂浮，以致在心室收缩前二尖瓣位置较高，关闭时振幅小，因而 S_1 减弱。其他原因如心电图 P - R 间期延长、主动脉瓣关闭不全等使心室充盈过度和二尖瓣位置较高，以及心肌炎、心肌病、心肌梗死或心力衰竭时，由于心肌收缩力减弱均可致 S_1 减弱。

其次，听诊第二心音（S_2）。一般情况下，第二心音的第一组成部分（A_2，主动脉瓣关闭音）比第二组成部分（P_2，肺动脉瓣关闭音）响亮。如果 P_2 增强则提示肺动脉压增高。体循环或肺循环阻力大小和半月瓣的病理改变是影响 S_2 的主要因素。①S_2 增强：发生在体循环阻力增高或血流增多时，主动脉压增高，主动脉瓣关闭有力，振动大，以致 S_2 的 A_2 增强或亢进，如高血压等。肺循环阻力增高的疾病，如肺源性心脏病、左向右分流的先天性心脏病、二尖瓣狭窄伴肺动脉高压等也可引起 S_2 的 P_2 增强。②S_2 减弱：体循环或肺循环阻力降低、血流减少、半月瓣钙化或纤维化等均可分别致 S_2 的 A_2 或 P_2 减弱，如低血压、主动脉瓣和肺动脉瓣狭窄等。

2. 心音分裂

当左、右心室收缩不同步时，可出现 S_1 分裂，在心尖或胸骨左下缘可闻及，不因呼吸有变异，常见于完全性右束支传导阻滞及肺动脉高压等。S_2 分裂临床上较常见，以肺动脉瓣区明显。生理性分裂是由于深吸气时胸腔负压增加，右心室血流增加，右心室排血时间延长，使肺动脉瓣明显延迟于主动脉瓣关闭，尤其青少年更常见。S_2 增宽分裂也受呼吸影响，见于某些使右心室排血延长的情况，如二尖瓣狭窄伴肺动脉高压、肺动脉瓣狭窄等，也可见于左心室射血时间缩短，使主动脉瓣提前关闭，如二尖瓣关闭不全、室间隔缺损等。固定分裂不受吸气和呼气影响，见于先天性房间隔缺损。这种情况下，吸气时增加的右心房回心血量及右心房压力使血液左向右分流减少；呼气时右心房回心血量减少，但左向右分流增加，从而使右心房容量和右心室排血量保持相对恒定，因此 S_2 分裂的时距较固定。反常分裂又称逆分裂，指主动脉瓣关闭迟于肺动脉瓣，吸气时分裂变窄，呼气时变宽，见于完全性左束支传导阻滞，此外，主动脉瓣狭窄或重度高血压时，左心室排血受阻，排血时间延长，使主动脉瓣关闭明显延迟，也可出现 S_2 反常分裂（图 1 - 5）。

3. 额外心音

额外心音指除正常 S_1、S_2 之外听到的病理性附加音，与心脏杂音不同，大部分出现在舒张期，与原有心音 S_1、S_2 构成三音律，如奔马律、开瓣音和心包叩击音等，也可出现在 S_1 之后，即收缩期，如收缩期喷射音。

（1）舒张期奔马律：是一种发生在舒张期的三音律，由于常同时存在心率增快，额外心音与原有的 S_1、S_2 组成类似马奔跑的蹄声，故称奔马律。奔马律是心肌严重损伤的体征，按发生时间的早晚可分 3 种。①舒张早期奔马律：最常见，常伴心率增快，听诊音调低、强度弱。由于心室舒张期负荷过重，心肌张力降低和顺应性减退，以致心室舒张时血液充盈引起心室壁振动。常见于心力衰竭、急性心肌梗死、重症心肌炎与扩张型心肌病等。②舒张晚期奔马律：又称房性奔马律，其发生与心房收缩有关，由于心室舒张末期压力增高或顺应性减退，以致心房为克服心室的充盈阻力而加强收缩所产生的异常心房音。多见于阻力负荷过重引起心室肥厚的心脏病，如高血压心脏病、肥厚型心肌病和主动脉瓣狭窄等。心尖部稍内侧听诊最清楚。③重叠型奔马律：为舒张早期和晚期奔马律由于心率增快或房室传导时间延长时在舒张中期重叠引起。常见于心肌病或心力衰竭。

（2）开瓣音：又称二尖瓣开放拍击声，常位于 S_2 后，见于二尖瓣狭窄而瓣膜尚柔软时。由于舒张早期血液自高压力的左心房迅速流入左心室，导致弹性尚好的瓣叶迅速开放后又突然停止，使瓣叶振动引起的拍击样声音。在心尖内侧听诊清楚。

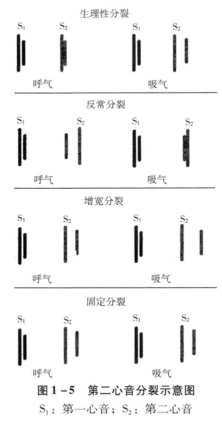

图 1-5　第二心音分裂示意图

S_1：第一心音；S_2：第二心音

（3）心包叩击音：是由于心包增厚阻碍心室舒张以致心室在舒张过程中被迫停止导致室壁振动而产生的声音，在胸骨左缘最易闻及。常见于缩窄性心包炎。

收缩期额外心音可分别发生于收缩早期或中、晚期。收缩早期喷射音是由于心室射血早期致使扩大的肺动脉或主动脉管壁振动，以及在主、肺动脉阻力增高的情况下半月瓣瓣叶用力开启，或狭窄的瓣叶在开启时突然受限产生振动所致。根据发生部位可分为肺动脉收缩期喷射音和主动脉收缩期喷射音。①肺动脉收缩期喷射音：在肺动脉瓣区最响，吸气时减弱，呼气时增强，见于肺动脉高压、原发性肺动脉扩张、肺动脉狭窄、房间隔及室间隔缺损等。②主动脉收缩期喷射音：在主动脉瓣听诊区最响，可向心尖传导，不受呼吸影响，见于高血压、主动脉瘤、主动脉瓣狭窄、主动脉瓣关闭不全与主动脉缩窄等。收缩中晚期喀喇音，高调、短促、清脆，如关门落锁的 Ka-Ta 样声音，在心尖区及其稍内侧最清楚，改变体位从下蹲到直立可使喀喇音在收缩期较早阶段发生，而下蹲位或持续紧握拳头可使喀喇音发生时间延迟。喀喇音由房室瓣在收缩中晚期脱入左心房，瓣叶突然紧张或其腱索突然拉紧产生振动所致，这种情况临床上称为二尖瓣脱垂。

4. 听诊杂音的内容

描述了心音的特征后，应仔细听诊杂音。杂音的听诊有一定难度，应根据部位、传导方向、持续时间、强度特点进行仔细分析。

（1）最响部位和传导方向：杂音最响的部位常与病变部位有关，如杂音在心尖部最响，提示二尖瓣病变；杂音在主动脉瓣区或肺动脉瓣区最响，则分别提示为主动脉瓣或肺动脉瓣病变；如在胸骨左缘第3、4肋间闻及响亮而粗糙的收缩期杂音，应考虑室间隔缺损等。杂音的传导方向也有一定规律，如二尖瓣关闭不全的杂音多向左腋下传导，主动脉瓣狭窄的杂音向颈部传导，而二尖瓣狭窄的隆隆样杂音则局限于心尖区。

（2）心动周期：不同时期的杂音反映不同的病变，可分为收缩期杂音、舒张期杂音、连续性杂音和双期杂音。还可根据杂音在收缩期或舒张期出现的早晚而分为早期、中期、晚期或全期杂音。一般认为，舒张期杂音和连续性杂音均为器质性杂音，而收缩期杂音可能为器质性或功能性。

（3）性质：指由于杂音的不同频率而表现出音调与音色的不同。临床上常用于形容杂音音调的词为柔和、粗糙。杂音的音色可形容为吹风样、隆隆样、机器样、喷射样、叹气样、乐音样和鸟鸣样等。不同音调与音色的杂音反映不同的病理变化，杂音的频率常与形成杂音的血流速度成正比。可根据杂音的性质推断不同的病变，如心尖区舒张期隆隆样杂音是二尖瓣狭窄的特征，心尖区粗糙的吹风样全收缩期杂音常提示二尖瓣关闭不全，心尖区柔和而高调的吹风样杂音常为功能性杂音，主动脉瓣第二听诊区舒张期叹气样杂音为主动脉瓣关闭不全等。

（4）强度与形态：即杂音的响度及其在心动周期中的变化。收缩期杂音的强度一般采用Levine 6级分级法（表1-3），舒张期杂音可采用这种分级法，也可分为轻、中、重度。收缩期杂音分级的记录方法：杂音级别为分子，6为分母，如响度为2级的杂音则记录为2/6级杂音。

表1-3 杂音强度分级

级别	响度	听诊特点	震颤
1	很轻	很弱，不易听到	无
2	轻度	较弱，易于听到	无
3	中度	明显杂音，较响	无
4	中度	明显杂音，较响	有
5	响亮	杂音很响	明显
6	响亮	杂音很响，听诊器离开胸壁也能听到	明显

杂音形态是指在心动周期中杂音强度的变化规律，用心音图记录，构成一定的形态（图1-6）。常见的杂音形态有5种：①递增型杂音，由弱逐渐增强，如二尖瓣狭窄的舒张期隆隆样杂音；②递减型杂音，由强逐渐减弱，如主动脉关闭不全时的舒张期叹气样杂音；③递增递减型，由弱转强，再由强转弱，如主动脉瓣狭窄的收缩期杂音；④连续性杂音，由收缩期开始，逐渐增强，高峰在S_2处，舒张期开始渐减，直至下一心动周期中的S_1前消失，如动脉导管未闭的连续性杂音；⑤一贯型杂音，强度大体保持一致，如二尖瓣关闭不全的全收缩期杂音。

5. 各种杂音的临床诊断

杂音在心血管疾病的诊断与鉴别诊断中有重要价值。但是，有杂音不一定有心脏病，有心脏病也可无杂音。根据产生杂音的心脏有无器质性病变可区分为器质性杂音和功能性杂音；根据杂音的临床意义又可分为病理性杂音和生理性杂音。器质性杂音是指杂音产生部位有器质性病变存在。而功能性杂音包括：①生理性杂音；②全身性疾病造成的血流动力学改变产生的杂音（如甲状腺功能亢进使血流速度增加）；③有病理意义的心脏瓣膜相对关闭不全或狭窄引起的杂音，后者心脏局部虽无器质性病变，但它与器质性杂音又合称为病理性杂音。生理性杂音只限于收缩期、心脏无增大、杂音柔和、吹风样、无震颤，多见于儿童和青少年。生理性和器质性收缩期杂音的鉴别如表1-4所示。成年人中，功能性杂音不会导致颈动脉搏动改变，也不会出现其他异常心脏搏动或额外心音。在老年人中常出现的功能性杂音是收缩期杂音，与主动脉瓣狭窄的杂音类似，但颈动脉搏动正常，此杂音提示主动脉瓣硬化，但很少伴有显著的血流动力学改变。

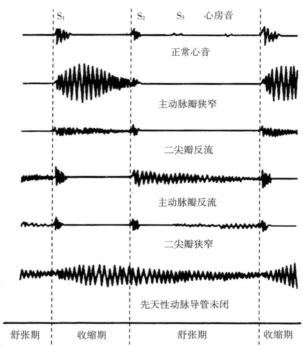

图1-6 杂音形态

表1-4 生理性和器质性收缩期杂音的鉴别

鉴别要点	生理性杂音	器质性杂音
年龄	儿童、青少年多见	不定
部位	肺动脉瓣区和（或）心尖区	不定
性质	柔和、吹风样	粗糙、吹风样、常呈高调
持续时间	短促	较长、常为全收缩期
强度	2/6级或以下	3/6级或以上
震颤	无	3/6级以上，可伴有震颤
传导	局限	沿血流方向传导较远而广

根据杂音出现的部位和心动周期中的时间，将杂音的特点和临床意义分述如下。

（1）收缩期杂音。

1）二尖瓣区：功能性杂音常见于运动、发热、贫血、妊娠与甲状腺功能亢进等，杂音性质柔和、吹风样，响度 2/6 级，时限短，较局限。具有心脏病理意义的功能性杂音有左心室增大引起的二尖瓣相对性关闭不全，如高血压心脏病、冠心病、贫血性心脏病和扩张型心肌病等，杂音性质较粗糙、吹风样、强度 2/6～3/6 级，时限较长，可传导。器质性杂音主要见于风湿性心脏病二尖瓣关闭不全等，杂音性质粗糙、吹风样、高调，响度在 3/6 级或以上，持续时间长，可占全收缩期，并向左腋下传导。

2）主动脉瓣区：功能性杂音见于升主动脉扩张，如高血压和主动脉粥样硬化。杂音柔和，常有 A_2 亢进。器质性杂音见于各种病因引起的主动脉瓣狭窄。杂音为典型的喷射性收缩中期杂音，响亮而粗糙，递增递减型，向颈部传导，常伴震颤，且 A_2 减弱。

3）肺动脉瓣区：生理性杂音在青少年及儿童中多见，呈柔和、吹风样，强度在 2/6 级以下，时限较短。心脏病理情况下的功能性杂音为肺淤血及肺动脉高压导致肺动脉扩张引起肺动脉瓣相对狭窄所致，听诊特点与生理性类似，杂音强度较响，P_2 亢进，见于二尖瓣狭窄、先天性心脏病房间隔缺损等。器质性杂音见于肺动脉瓣狭窄，杂音呈典型的收缩中期杂音，喷射性、粗糙、强度在 3/6 级或以上，常伴震颤且 P_2 减弱。

4）三尖瓣区：功能性杂音多见于右心室扩大，如二尖瓣狭窄、肺源性心脏病，因右心室扩大导致三尖瓣相对性关闭不全。杂音为吹风样、柔和，吸气时增强，一般在 2/6 级以下。器质性杂音极少见，听诊特点与器质性二尖瓣关闭不全相似，但不传至腋下，可伴颈静脉和肝脏收缩期搏动。

5）其他部位：①功能性，部分青少年在胸骨左缘第 2、3、4 肋间可闻及生理性杂音，可能由于左或右心室将血液排入主动脉或肺动脉时产生的血流紊乱所致，强度 1/6～2/6 级、柔和、无传导，平卧位吸气时易闻及，坐位时杂音减弱或消失；②器质性，胸骨左缘第 3、4 肋间响亮而粗糙的收缩期杂音伴震颤，有时呈喷射性，提示室间隔缺损。梗阻性肥厚型心肌病收缩中期杂音在胸骨左缘第 3、4 肋间及心尖部听诊最明显，不向颈部传导。凡能影响心肌收缩力，改变左心室容量及射血速度的因素均可使杂音的响度发生明显变化，如含服硝酸甘油、站立位，使左心室容量减少或增加心肌收缩力等可使杂音增强。

（2）舒张期杂音。

1）二尖瓣区：功能性杂音主要见于中重度主动脉瓣关闭不全，导致左心室舒张期容量负荷过高，使二尖瓣基本处于半关闭状态，呈现相对狭窄而产生杂音，称为奥斯汀·弗林特（Austin Flint）杂音。应注意与器质性二尖瓣狭窄杂音相鉴别（表 1－5）。器质性杂音主要见于风湿性二尖瓣狭窄。听诊特点为心尖 S_1 亢进，局限于心尖区的舒张中晚期低调、隆隆样、递增型杂音，平卧位或左侧卧位易闻及，常伴震颤。

表 1－5　二尖瓣听诊区舒张期杂音的鉴别

鉴别要点	器质性二尖瓣狭窄杂音	Austin Flint 杂音
杂音特点	粗糙，递增型舒张中晚期杂音，常伴震颤	柔和，递减型舒张中晚期杂音，无震颤
S_1 亢进	常有	无
开瓣音	可有	无
心房颤动	常有	常无
X 线心影	呈二尖瓣型，右心室、左心房增大	呈主动脉型、左心室增大

2）主动脉瓣区：主要见于各种原因的主动脉瓣关闭不全所致的器质性杂音。杂音呈舒张早期开始的递减型柔和叹气样的特点，常向胸骨左缘及心尖传导，于主动脉瓣第二听诊区、前倾坐位、深吸气后屏气最清楚。常见原因为先天性心脏病、主动脉瓣关闭不全、风湿性心瓣膜病、特发性主动脉瓣脱垂、梅毒性升主动脉炎和马方综合征所致主动脉瓣关闭不全。

3）肺动脉瓣区：器质性杂音极少，多由于肺动脉扩张导致相对性关闭不全所致的功能性杂音。性质柔和、较局限、呈舒张期递减型、吹风样、于吸气末增强，常合并 P_2 亢进，称为格雷厄姆·斯蒂尔（Graham Steell）杂音，常见于二尖瓣狭窄伴明显肺动脉高压。

4）三尖瓣区：杂音局限于胸骨左缘第 4、5 肋间，低调隆隆样，深吸气末杂音增强，见于三尖瓣狭窄，极少见。

（3）连续性杂音：常见于先天性心脏病动脉导管未闭。杂音粗糙、响亮似机器转动样，持续于整个收缩与舒张期，其间不中断，掩盖 S_2。在胸骨左缘第 2 肋间稍外侧闻及，常伴震颤。

（4）心包摩擦音：指脏层与壁层心包由于生物性或理化因素致纤维蛋白沉积而粗糙，以致在心脏搏动时产生摩擦而出现的声音。性质粗糙、高音调、搔抓样、较表浅，类似纸张摩擦的声音。在心前区或胸骨左缘第 3、4 肋间最响亮，前倾坐位及呼气末更明显。典型者摩擦音呈三相：心房收缩 - 心室收缩 - 心室舒张，但多为心室收缩 - 心室舒张的双期摩擦音，有时也可仅出现在收缩期。心包摩擦音与心搏一致，屏气时摩擦音仍存在，可据此与胸膜摩擦音相鉴别。既见于各种感染性心包炎，也可见于急性心肌梗死、尿毒症、心脏损伤后综合征和系统性红斑狼疮等非感染性疾病。当心包腔有一定积液量时，摩擦音可消失。

6. 听诊的辅助策略

采取一定的体位或体位改变、运动后、深吸气或呼气、屏气等动作可改变血流动力学状态，使某些杂音增强或减弱。

（1）体位：左侧卧位可使二尖瓣狭窄的舒张期隆隆样杂音更明显；前倾坐位时，易于闻及主动脉瓣关闭不全的叹气样杂音；仰卧位则二尖瓣、三尖瓣与肺动脉瓣关闭不全的杂音更明显。此外，迅速改变体位，由于血流分布和回心血量的改变也可影响杂音的强度，如从卧位或下蹲位迅速站立，使瞬间回心血量减少，从而使二尖瓣、三尖瓣、主动脉瓣关闭不全及肺动脉瓣狭窄与关闭不全的杂音减轻，而梗阻性肥厚型心肌病的杂音则增强。

（2）呼吸：深吸气时，胸腔负压增大，回心血量增多，右心排血量增加，从而使与右心相关的杂音增强，如三尖瓣或肺动脉瓣狭窄与关闭不全。如深吸气后紧闭声门并用力做呼气动作（Valsalva 动作）时，胸腔压力增高，回心血量减少，由病变瓣膜产生的杂音一般都减轻，而梗阻性肥厚型心肌病的杂音则增强。

（3）运动：使心率增快、心搏增强，在一定的心率范围内也使杂音增强。心脏听诊中巧用这些辅助策略有助于分析杂音。

（孔俊英）

第二章

心内科常见症状

第一节 胸部不适

胸部不适是门诊和急诊临床医师面临的最常见挑战。胸部不适的鉴别诊断包括影响整个胸腔和腹部多种器官的疾病，其预后差异很大，可以从良性到危及生命。如果不能及时发现潜在的严重疾病如急性缺血性心脏病、主动脉夹层、张力性气胸、肺栓塞，则可能导致严重的并发症，甚至死亡。反之，对低危险患者的过度治疗则会导致不必要的住院、检查、操作和焦虑。

一、胸部不适的原因

（一）心肌缺血和损伤

氧供不能满足心肌代谢需求时发生心肌缺血。这种不协调可能由于氧供减少、需求增加或者两者兼有。心肌缺血最根本的原因是冠状动脉粥样硬化导致的血管阻塞。在这种阻塞存在的情况下，由于强体力活动引起氧需求增加导致短暂的心肌缺血反复发作。但是缺血也可能来源于心理压力、发热、大量膳食或由于贫血、缺氧、低血压所致的氧输送受损。由于瓣膜性心脏病、肥厚型心肌病或高血压所致的心室肥厚可能由于心外膜到心内膜的冠状动脉血流受损导致心肌缺血。

1. 心绞痛

心肌缺血所致的胸部不适通常是一种感官上的不适如胸闷或压榨感，其他常见的心绞痛症状可能有烧灼感和酸痛等。一些患者无疼痛感但可能表现为呼吸困难或模糊的焦虑感。尖锐一词有时被患者用于描述强度而不是特性。

心绞痛的位置通常位于胸骨后，大多数患者不是位于任何一个小区域，这种不适可以放射到颈部、下颌、牙齿、双臂或肩部。反射最常见来源于支配心脏和这些部位的脊髓灰质后角感觉神经元，一些患者出现这些区域的反射痛可作为仅有的症状。偶尔有些患者缺血性发作表现为上腹部疼痛，少数患者放射到脐下或背部。稳定型心绞痛常在用力、情绪激动和饱餐后加重，休息或舌下服用硝酸甘油几分钟后缓解。相比之下，疼痛持续几秒钟即消失仅在发病初期而且非常少见，同样，疼痛持续数小时很少出现在心绞痛患者中，尤其是患者的心电图无明显缺血改变时。心绞痛发作在生理或心理压力状态下可促发心动过速。大多数心肌灌注发生在舒张期，此时来自左心室的压力最小以对抗冠状动脉血流量，因为心动过速缩短了心室舒张时间，必然导致心肌灌注减少。

2. 不稳定型心绞痛和心肌梗死

急性心肌缺血综合征患者经常主诉类似心绞痛症状，但持续时间更长、更严重。症状最初发生在休息、刚睡醒时，舌下服用硝酸甘油可能暂时减轻或不缓解。患者可能伴随出汗、呼吸困难、恶心和轻度头晕。缺血性心脏病伴有胸部不适患者体格检查可能完全正常。在缺血发作期间仔细听诊可能发现第三心音或第四心音，反映心脏收缩及舒张功能异常。二尖瓣反流产生的杂音提示乳头肌缺血性功能障碍。严重缺血发作可能导致肺淤血，甚至肺水肿。

3. 其他心脏因素

由心肌肥厚或主动脉缩窄导致的心肌缺血可能产生类似冠状动脉粥样硬化的心绞痛症状，在这种情况下，明显的收缩期杂音或其他阳性发现可能比冠状动脉粥样硬化更能反映患者的临床症状。一些有胸痛症状而冠状动脉造影正常的患者可能由于冠状动脉循环功能障碍所致。部分冠状动脉痉挛患者表现为冠状动脉造影发现异常的舒张反应和加重的血管收缩反应。把有心绞痛症状和明显缺血性 ST 段压低表现而冠状动脉造影正常的患者称为 X 综合征，一些数据显示这部分患者可能在反应运动负荷或者冠脉血管扩张药时冠状动脉血流呈现限制性改变。

（二）心包炎

目前认为心包炎的疼痛是由毗邻的壁层胸膜炎症所致的，因为大多数心包膜对疼痛不敏感，感染性心包炎通常累及毗邻的胸膜表面，倾向于与疼痛有关，当炎症仅发生在局部（如心肌梗死或尿毒症）和心脏压塞可能倾向于轻度或无胸痛。毗邻的壁层胸膜感觉神经支配来自几个区域，因此，心包炎的疼痛可能来自颈部和肩部到腹部和背部。大多数是胸骨后疼痛，所有导致胸膜表面移动的情况如咳嗽、深呼吸和体位改变等都会加重疼痛。疼痛通常在仰卧加重而坐直和向前倚靠时减轻。少见的是类似急性心肌梗死表现为稳定的疼痛感觉。

（三）主动脉疾病

主动脉夹层是一种由于主动脉血管内膜下血肿进展的潜在的灾难性状态。血肿可能开始于主动脉内膜撕裂或主动脉中层滋养血管的破裂。这种症状可能发生于创伤，包括交通事故或医学操作如消融及球囊损伤主动脉内膜，非创伤性主动脉夹层很少发生在没有高血压和（或）主动脉中层肌肉组织和弹性纤维退化时。主动脉中层囊性改变是几种遗传性结缔组织疾病包括马方综合征和先天性结缔组织发育不全综合征（埃勒斯－当洛斯综合征）的主要特点。约有 50% 的 40 岁以下女性主动脉夹层发生在妊娠期。

尽管一些慢性主动脉夹层患者无明显症状，但几乎所有的急性夹层患者都有严重的胸痛症状。不同于缺血性心脏病疼痛，主动脉夹层患者疼痛在短时间内立刻达到峰值，常由于疼痛剧烈出现衰竭症状。经典的教材描述疼痛常反映主动脉壁裂开或撕裂的过程。但最近更多的数据显示，最常见的突然发生严重的、急剧的疼痛，部位常与撕裂进展有关。因此，撕裂开始于升主动脉并向降主动脉延伸，产生的疼痛由前胸扩展至后背部、两侧肩胛骨之间。

体格检查也能反映主动脉夹层进展导致受累动脉血流进入大动脉分支的程度。因此，单侧或双上肢脉搏消失、脑血管意外或截瘫可能是主动脉夹层的灾难性后果。血肿进展破坏冠状动脉或主动脉瓣可能发生急性心肌梗死或急性主动脉瓣关闭不全。主动脉夹层破裂入心包区域可能导致心脏压塞。

另外，胸部主动脉瘤是可能出现胸痛症状的主动脉异常。胸主动脉瘤通常无症状，但如果压迫毗邻组织可能会出现胸痛和其他症状，这种疼痛常表现为深部的主动脉瘤，有时可能很严重。

（四）肺栓塞

目前认为肺栓塞导致的胸痛主要来自肺动脉扩张或毗邻胸膜部分肺梗死。大块肺栓塞出现胸骨后疼痛提示急性心肌梗死，更常见的是小块血栓导致肺梗死产生的单侧胸膜疼痛，伴随症状包括呼吸困难，偶有咯血。心动过速经常存在，尽管不是持续存在，一定特征的心电图改变可能支持诊断。

（五）气胸

突然发生壁层胸膜疼痛和呼吸困难应考虑自发性气胸，也包括肺栓塞。这些情况可能发生在没有肺部疾病急性事件的患者中，或者是作为潜在肺部疾病的一个结果。

（六）肺炎或胸膜炎

肺部损伤和胸膜炎常产生尖锐、刀刺样疼痛，呼吸及咳嗽后加重。

（七）消化道疾病

由胃酸反流、痉挛、阻塞或损伤所致的食管疼痛与心肌缺血综合征难以鉴别。胃酸反流产生典型的深部烧灼样不适感，乙醇、阿司匹林或部分食物会使其加重，这种不适通常在抑制胃酸或减少胃酸治疗后减轻。胃酸反流通常在躺下时和凌晨由于胃部食物排空而吸收胃酸时加重。

食管痉挛可能发生在有或无胃酸反流情况下，产生压榨性疼痛，与心绞痛难以鉴别。应用减轻心绞痛的治疗如舌下服用硝苯地平可以减轻食管痉挛，进而消除由此产生的症状。胸痛也可能来自食管损伤，如剧烈呕吐所致的食管贲门黏膜撕裂综合征（马洛里－魏斯综合征）。

胸痛也可能来自隔膜下的胃肠道疾病，包括消化性溃疡、胆道疾病和胰腺炎。这些情况下通常也产生类似胸部不适的异常疼痛，但症状与用力无关。溃疡病所致的典型疼痛发生在餐后 60～90 min，当餐后产生的酸性产物不再被胃内食物中和时。胆囊炎导致的疼痛通常发生在餐后 1 h 以后。

（八）神经肌肉骨骼疾病

颈椎间盘疾病由于压迫神经根可产生胸痛，疼痛在皮肤区域分布主要由于肋间肌肉痉挛或带状疱疹引起。由带状疱疹引起的胸痛通常发生在皮肤明显破损之前。肋骨软骨和胸肋综合征是引起胸部肌肉骨骼疼痛的最常见原因。少数情况下是肋软骨炎引起，表现为肿胀、发红、皮肤温暖（痛性非化脓性肋软骨肿胀，又称蒂策病）。这种情况下的疼痛往往是短暂的、急剧的，但有些患者表现为持续数小时的钝痛。在肋骨软骨和胸肋关节处的直接压力或其他肌肉骨骼综合征可能再次产生疼痛。肩周、脊柱的关节炎和滑囊炎也可能产生胸痛，有这些疾病的患者常与心肌缺血造成的症状混淆。

（九）情感和精神性疾病状态

约有 10% 的患者在急性胸部不适等紧急状态下，有恐慌和其他情绪状况。这些人群的症状千差万别，但不适症状通常被描述成内脏紧缩感或疼痛超过 30 min。一些患者有其他不典型症状如疼痛转瞬即逝、急剧性和（或）位于一个小区域。精神状态异常患者的心电图难以解释，如过度通气引起心电图出现 ST - T 异常改变。详细的病史可能提供一些线索，如沮丧、先前的恐惧发作、躯体化症状、陌生环境恐慌症或其他恐惧症等。

二、急性胸部不适

临床医师必须首先评估急性胸痛患者的呼吸和血流动力学状态。如果患者存在上述其中一种情况，患者诊断性评估采取之前必须先采取措施使患者病情平稳。但是如果患者不需要紧急处理，应该进行询问病史、体格检查、实验室评估，以便评估危及患者生命的各种风险。

临床医师在诊室时不应该推断或假定患者没有急性缺血性心脏病，尽管这种疾病发生的可能性比较低。在诊室评估逐渐受到重视的情况下，治疗不当导致的心肌梗死基本消失，在许多这样的患者中不再进行心电图检查。由于急诊室的急剧增加，在医院就诊能够被识别的高危患者正逐渐增加。

无论在哪种情况下，病史提问应该包括胸部不适的特点和部位，以及疼痛发作时的性质和持续时间。心肌缺血通常持续几分钟、症状逐渐加重。如果疼痛转瞬即逝或持续几小时而无心电图改变通常不可能是缺血性疾病导致。尽管冠心病危险因素的存在可能提高对诊断的关注，但不存在这些危险因素不能影响医师判断进而排除患者发生心肌缺血的风险。

胸痛放射范围广泛将增加演变成心肌梗死的可能性。急性缺血性心脏病患者胸痛放射至左臂是常见的，但放射至右臂也和诊断高度相关。研究结果显示，病史及不同的临床特点对诊断急性心肌梗死是有帮助的。右肩疼痛在急性胆囊炎中也比较常见，但这种症状通常伴随下腹部疼痛而不是胸痛。胸痛放射至肩胛骨之间有可能是主动脉夹层。体格检查应该包括双上肢及下肢的血压和脉搏，肢体的低灌注可能由于主动脉夹层撕裂所致的由主动脉到其分支的缓慢血流引起。胸部听诊可闻及呼吸音减弱、胸膜摩擦音，可能出现气胸、肺栓塞、肺炎或胸膜炎。张力性气胸可能导致气管从中线向远离患侧移位。心脏检查应该包括寻找心包摩擦音、收缩期和舒张期杂音，第三和第四心音。由肌肉、骨骼原因所致的胸痛可能因胸壁的压力产生相关症状。对于临床医师来说在确保更危险的潜在因素不出现之前，询问患者是否出现胸痛症状是十分重要的。

对于成年人来说，如果胸痛不是由于明显外伤所致，须进行心电图检查。在这些患者中，心电图出现缺血或梗死改变与急性心肌梗死和不稳定型心绞痛的风险高度相关，这些患者应该进行动态心电图和容量监测。没有这些改变也不能完全排除缺血性心脏病，但正常心电图或仅有非特异性 ST - T 改变的患者发生危及生命并发症的风险相对较低。如果这些患者不能被马上排除，通常应该尽早进行心电图运动试验。在急诊室出现急性胸部不适时常需要评估心肌损伤的标志物，近年来，肌钙蛋白 I 和 T 作为评估心肌损伤标志物已经取代了CK 和 CK - MB。一些数据支持应用髓过氧化物酶和 B 型利尿钠肽（BNP）等标志物，但目前还没有被列入常规检查。没有任何一种标志物对急性心肌梗死及其并发症的预测是高度敏感的，因此不能将这些指标包括肌钙蛋白的阴性结果作为判断患者出院的基本原则。

有持续胸痛的冠心病患者不能进行诱发试验，可以考虑进行静息心肌灌注显像，正常灌注显像冠心病的可能性减小，避免了低风险患者的住院率。计算机断层血管成像（CTA）技术已成为冠状动脉疾病不确定患者的选择性诊断技术策略。

临床医师对于稳定性患者经常采用治疗性策略如舌下含服硝酸甘油或抗酸药或质子泵抑制药等进行诊断性尝试，常见的错误是通过患者对这些治疗手段的反应，对诊断分级进行推断，而当这些信息通常是有帮助的时候，患者的反应却可能是安慰剂的作用。因此，心肌缺血不能因为患者对抗酸治疗的反应而被单独排除。同样，硝酸甘油没有减轻疼痛也不能排除冠心病的诊断。

如果病史及检查与主动脉夹层表现一致，出现灾难性并发症的风险很高，必须采取影像学检查评估主动脉情况。比较合适的检查包括胸部 CT、MRI 或经食管超声心动图，D - 二聚体升高也有助于临床医师对主动脉夹层的诊断。

患者出现呼吸系统症状、胸膜炎的胸痛、咯血、静脉血栓史或凝血异常可能考虑急性肺栓塞。最初的检查包括 CT 血管成像或肺扫描，有时需要结合下肢动静脉超声或 D - 二聚体检测。

如果急性胸部不适患者没有显示危及生命的状态，临床医师应考虑这些严重的慢性疾病出现主要并发症的可能性，最常见的是稳定型心绞痛。无论是在门诊还是在急诊室，对于这些低危险患者早期应用心电图运动试验、负荷超声心动图或负荷心肌灌注显像是一种能够接受的处理策略。但是患者在试验时可能发生缺血性疼痛，或者不能确定心电图改变是否与缺血有关，这种情况下不能进行运动试验。

如果患者胸部不适持久不变，并且没有证据显示存在危及生命的情况，应该评估患者能否从紧急治疗中获益。心包炎可通过病史、体格检查和心电图来诊断，临床医师应该仔细评估血压模式，采用超声心动图探查患者即将发生的心脏压塞的证据。胸部 X 线检查可用于评估肺部疾病。

（袁静波）

第二节　呼吸困难

呼吸困难是患者因气绝产生的一种自觉症状。临床表现为呼吸频率、深度和节律的改变。这种症状来自多种因素的相互作用，如生理上、心理上、社会、环境因素，并可能导致继发的生理和行为上的反应。呼吸困难是一种症状，必须与劳动量增加导致的呼吸加快相区别。

一、呼吸困难的机制

呼吸敏感性是来自于大脑到呼吸肌（前向反馈）的传出神经冲动或分支和来自遍布身体的受体传入感觉神经及分支（反馈）相互作用的结果，也是推测的在大脑发生这些信息综合过程。相比较而言，令人不快的感觉通常由单一的神经末梢的刺激引起，呼吸困难更常被认为是全身性的，类似于饥饿或口渴。一种特定疾病状态引起的呼吸困难通常是由一种机制或多种机制导致的，其中一些机制在某种状态下是有作用的，如运动可在不同状态下发生改变。

1. 传出神经的发动

呼吸泵异常最常见的是增加呼吸系统的气道阻力或僵硬度（降低气道顺应性），与增加呼吸工作量或呼吸费力感有关。当呼吸肌虚弱或疲乏时，尽管呼吸系统结构正常，需要做很大的努力。来自运动皮质的逐渐增加的神经中枢输出信息通过一个推测放电被感知。一个神经中枢信号被传到感觉皮质，同时发动输出指令直接到呼吸肌。

2. 传入神经的感知

颈动脉体和髓质的化学感受器由于缺氧、急性高碳酸血症和酸血症被激活，这些感受器和其他感受器激活都可导致通气增加，产生空气饥饿感。肺组织内的机械性感受器，受到支气管痉挛刺激，导致胸部紧迫感。肺血管感受器（J－受体）对组织间水肿敏感，可通过肺动脉压力急剧改变被激活，进而出现通气不足性空气饥饿。高度膨胀与呼吸工作量增加敏感性、无力深呼吸或不能进行令人满足的呼吸有关。位于骨骼肌内的代谢性感受器，被认为是在运动期间通过局部生物化学环境改变被激活，当受到刺激时，导致呼吸不适。

3. 传出－再传入不协调

到呼吸肌的前反馈和能够监测呼吸泵反应受体的反馈之间的矛盾或不协调将增加呼吸困难的强度。当呼吸泵出现机械性紊乱，如哮喘或慢性阻塞性肺疾病（COPD），在这种情况下尤其重要。

4. 焦虑

急性焦虑状态下，机体既可通过改变感觉信息的翻译或者通过引导呼吸模式以提高呼吸系统生理状态的异常情况来增加呼吸困难的强度。例如，在呼气受到限制的患者中，伴随急性焦虑导致的通气过度，同时增加呼吸频率，增加呼吸做功和费力呼吸，产生一种令人不满意的呼吸感觉。

二、呼吸困难的评估

1. 感觉性质

和疼痛一样，呼吸困难的评估起始于对呼吸不适感性质的判定。呼吸困难问卷调查及常用的描述症状短语列表，都可以帮助那些难以描述呼吸困难感觉的患者。

2. 感觉强度

改良 Borg 评分及视觉模拟评分都可以用于评估休息状态下、立即运动后或繁重的体力负荷状态下如在家爬楼梯时的呼吸困难。一个可以替代的方法是询问患者能够做的运动来获得患者呼吸异常的感觉。基线呼吸困难指标和慢性呼吸疾病问卷调查是实现这一目标的常用工具。

3. 情感的维度

如果一种感觉被作为一种症状来记录，那么它一定是被观察到不高兴的和被解释为异常的。实验室研究表明，空气饥饿感会激起更强烈的情绪反应胜于增加费力呼吸。针对呼吸困难的一些治疗措施，如肺康复，部分地通过改变这种情感维度来减轻呼吸不适。

三、呼吸困难的鉴别诊断

呼吸困难是偏离心肺系统正常功能的结果。这些异常偏离产生呼吸停止，作为通过增加驱动呼吸、增加费力呼吸和呼吸做功和（或）刺激心、肺、血管系统感受器的一种结果。大多数呼吸系统疾病与肺和（或）胸壁机械性能改变有关，经常作为气道疾病和肺实质疾病的一种结果。相比较而言，心血管系统疾病更常见的是产生气体交换异常或刺激肺和（或）血管感受器导致的呼吸困难。

1. 呼吸系统疾病所致的呼吸困难

（1）气道疾病：最常见的阻塞性肺疾病如哮喘和 COPD，常以流出气道阻塞为主要特点，常导致肺和胸壁动力性过度通气膨胀。中度到重度慢性疾病会增加呼吸肌的抵抗力和弹性负荷（与呼吸系统僵硬度有关的术语）及呼吸做功。急性支气管收缩患者也常有紧缩感，这种感觉甚至在肺功能处于正常范围内就可能存在。急性支气管狭窄患者也常抱怨紧缩感，他们（她们）通常是由于换气过度所致。胸部紧缩感和换气过度都可能是肺部感受器受到刺激所致。哮喘和 COPD 由于通气血流比例失调（肺气肿患者在运动期间气体弥散受限）可能导致缺氧和高碳酸血症，由于氧气和二氧化碳与血红蛋白结合途径的差异，低氧血症比高碳酸血症更常见。

（2）胸壁疾病：在胸壁僵硬的状态下，如脊柱侧弯或呼吸肌减弱（重症肌无力或吉兰 - 巴雷综合征）都与增加呼吸用力有关。大量胸腔积液如并发肺膨胀不全，通过增加呼吸做功和刺激呼吸感受器也可导致呼吸困难。

（3）肺实质疾病：间质性肺病可能随着感染、职业暴露或自体免疫异常增加，与增加呼吸器官僵硬度（顺应性下降）和增加呼吸道做功有关。另外 V/Q 比例失调及破坏和（或）增厚肺泡毛细血管表面可能导致缺氧和增加呼吸做功。肺感受器受到刺激后可能进一步加重轻、中度肺间质疾病。

2. 心血管系统疾病所致的呼吸困难

（1）左心系统疾病：冠脉疾病和非缺血性心肌病导致左心室舒张末期容积和压力增加，也包括肺血管压力增大，将导致组织间隙水肿，并刺激肺感受器，从而产生呼吸困难。由于通气血流比例失调导致的低氧也会产生呼吸困难。左心室舒张功能异常以左心室十分僵硬为特点，可能导致轻度体力活动即出现严重的呼吸困难，尤其是与二尖瓣反流有关时。

（2）肺血管疾病：肺栓塞性疾病和原发性肺血管疾病（肺动脉高压、肺血管炎）可通过增加肺动脉压力和刺激肺感受器产生呼吸困难。过度通气比较常见，也可能存在低氧血症。但是，对于大多数患者，给予氧气治疗对于严重呼吸困难和过度通气的作用是微小的。

（3）心包疾病：限制性心包炎和心脏压塞与增加心脏内和肺部血管压力有关，这些情况可能是导致呼吸困难的原因。在休息或者运动时，代谢性或化学性感受器受到刺激（如果乳酸产生堆积），一定程度的心排血量受到限制也可能导致呼吸困难。

3. 呼吸系统和心血管系统正常的呼吸困难

轻度到中度贫血与运动时呼吸困难有关，这种情况主要是由于贫血患者血氧饱和度正常与代谢性感受器刺激有关。肥胖患者呼吸困难可能与多种机制有关，包括心排血量增加、呼吸泵功能受损（胸壁顺应性下降）等。心血管异常（不健康）以早期厌氧代谢发展和化学性及代谢性感受器刺激为特点。

（俞志军）

第三节　缺氧和发绀

一、缺氧

心肺系统的基本功能是携带氧气和养分到细胞，并将二氧化碳和其他代谢产物从细胞中带走。这种正常功能的维持不仅依赖于心血管系统和呼吸系统的完整性，也取决于正常红细胞及血红蛋白的数量和呼吸气体中含足够的氧供应。

（一）机体对缺氧的反应

细胞缺乏可利用的氧气将导致氧化磷酸化受到抑制，增加无氧糖酵解，这种由有氧代谢向无氧代谢的转换，即巴斯德效应。一般情况下，尽管减少但能够继续产生一些 ATP 产物，但在严重缺氧时，当 ATP 产物不能维持机体离子和渗透平衡的能量代谢需求，细胞膜破坏将导致难以控制的 Ca^{2+} 内流，激活 Ca^{2+} 依赖性磷酸酯酶和蛋白酶。反之，这些情况将产生细胞肿胀，最终导致细胞死亡。

机体在缺氧状态下，部分可通过上调基因编码不同种类的蛋白质进行调解，这些蛋白质包括糖酵解酶如磷酸甘油酸酯酶和磷酸果糖激酶，也包括葡萄糖载体葡萄糖转运蛋白 - 1（Glut - 1）和葡萄糖转运蛋白 - 2（Glut - 2）。同时，还通过生长因子如血管内皮生长因子（VEGF）和增加红细胞生成的促红细胞生成素（EPO）进行调节。缺氧诱发这些关键蛋白质表达主要通过缺氧敏感转录因子和缺氧诱导因子 - 1（HIF - 1）进行调控。

缺氧期间至少部分由于 ATP 产物减少而开放血管平滑肌细胞 ATP 敏感性钾通道（K - ATP通道）导致全身细动脉扩张。相比较而言，肺部血管平滑肌细胞则通过抑制钾通道除极进一步恶化，转而激活电压门控性钙通道增加 Ca^{2+} 浓度，产生血管平滑肌收缩。缺氧导致肺动脉收缩进而使血液由通气差的部分肺组织转向通气较好部分肺组织，但同时也会增加肺部血管阻力和右心室后负荷。

（二）缺氧的病因

1. 呼吸性缺氧

当呼吸衰竭导致缺氧发生时，氧分压下降。当呼吸衰竭持续存在时，氧合血红蛋白解离曲线右移，导致在任何组织氧分压水平下大量氧气释放，如动脉性低氧即动脉血氧饱和度下降等。与吸入气体中氧浓度分数降低导致的氧分压下降相比，来自肺部疾病的氧分压下降更易导致发绀，其氧分压下降继发于缺氧导致的高通气量和氧合血红蛋白解离曲线左移，阻止任何氧分压水平下的血氧饱和度和氧分压下降。呼吸系统导致最常见的缺氧原因是通气血流比例失调即血流灌注正常而肺泡通气障碍；呼吸性缺氧也可能由于肺换气不足所致，这种情况与二氧化碳分压增高有关。上述两种情况通常与几分钟之内吸入气体中氧浓度达到 100%有关。另外，肺膨胀不全或通过肺动静脉沟通，血液通过灌注通气不良部分肺组织，导致血液由肺动脉流入静脉床（肺内右向左分流），在这种状态下的氧分压降低仅部分与吸入气体中氧浓度达到 100%有关。

2. 继发于高海拔的缺氧

当海拔迅速增加到 3 000 m 时，呼吸的氧浓度下降导致肺泡氧分压下降到接近 60 mmHg 时，高原疾病显现。在较高海拔状态下，动脉血氧饱和度迅速下降，症状将变得更加严重。在海拔 5 000 m 时，不能适应的机体经常由于早期出现中枢神经系统改变而导致机体正常活动停止。

3. 继发于右向左肺外分流的缺氧

从生理学角度看，这种原因导致的缺氧类似肺内右向左分流，但是由于充血性心力衰竭，如法洛四联症、大动脉转位和艾森门格综合征所致。正如肺部右向左分流，在吸入

100% 氧气时氧分压也不能达到正常。

4. 贫血性缺氧

血液内血红蛋白浓度下降往往伴随血液内氧运输能力下降。在贫血性缺氧患者中，尽管氧分压正常，但每单位容积血液内运输氧的绝对值明显减少。当贫血的血液通过毛细血管时，正常数量的氧气将被带走，静脉系统内的氧分压和氧饱和度将比正常状态下有很大程度的下降。

5. 一氧化碳（CO）中毒

血红蛋白与一氧化碳结合后，生成碳氧血红蛋白（COHb），氧运输能力难以实现。另外，碳氧血红蛋白的存在导致氧合血红蛋白解离曲线左移，致使氧气仅在低张力水平状态下被释放，导致组织缺氧更加严重。

6. 循环性缺氧

贫血性缺氧，尽管氧分压正常，但由于组织灌注减少和大量组织氧气释放，静脉和组织氧分压明显下降，这种病理学改变将增加动脉 – 静脉血氧差或血氧梯度。广泛的循环性缺氧通常发生在心力衰竭和大多数类型休克患者中。

7. 特殊器官缺氧

血管发生动脉粥样硬化，或者血管收缩产生的一系列后果，导致血管阻塞，血流灌注减少，局部循环性缺氧可能发生，如雷诺现象。局部缺氧也可能来源于静脉闭塞和由于组织间隙液体反流所致局部肿胀引起小动脉受压，从而导致动脉血流减少。水肿会增加氧气弥散到细胞的距离，也会产生局部缺氧。对于继发于心力衰竭或低容量性休克的心排血量降低患者，血管收缩为维持重要器官的血流灌注，可能出现四肢和皮肤血流灌注减少，导致这些区域缺氧。

8. 氧需求增加

如果组织氧消耗增加而组织灌注没有相应的增加，组织缺氧将发生，静脉血氧分压下降。一般情况下，代谢率增高，如发热或甲状腺功能亢进，导致缺氧患者的临床特点，与其他类型的缺氧有明显差别，由于增加皮肤血流会驱散产生的热量，使皮肤温暖、发红，通常不会出现发绀。

运动可增加组织氧需求量，此时通过机体的几种机制同时调控是能够满足氧需求量的：①心排血量和通气量增加，将氧气输送到组织；②通过直接或反射性改变运动组织血管床的血管阻力，使血流优先流向运动肌肉；③增加血液输送氧释放和增大动静脉血氧压差；④组织和毛细血管的 pH 下降，使氧合血红蛋白解离曲线右移，血红蛋白释放氧增加。如果这些机制表达过度，那么尤其是运动肌肉的缺氧将产生。

9. 氧利用不适当

氰化物和其他类似的有害物会使细胞缺氧。组织不能利用氧气，导致静脉血对氧高度敏感，这种状态称为组织中毒性缺氧。

（三）机体对缺氧的适应

呼吸系统对缺氧反应多数情况下是由颈动脉弓、主动脉体和脑干呼吸中枢的特殊化学敏感细胞引起的，这些细胞对于缺氧的刺激会增加通气，伴随二氧化碳的降低，导致呼吸性碱中毒。当与来自乳酸的代谢性酸性产物相结合，血浆碳酸氢盐水平下降。随着二氧化碳分压的下降，为了维持脑部氧供应，脑血管阻力下降和脑血流增加。但是由于过度通气导致的氧分压下降，同时伴随二氧化碳分压下降，脑血管阻力反而增加，进而脑血流减少，脑组织缺氧加重。

一般性缺氧常出现弥漫性、系统性血管扩张，从而引起心排血量增加。对于有潜在心脏病的患者，缺氧引起外周组织血管扩张导致心排血量增加，可能促进充血性心力衰竭发生。有缺血性心脏病患者，氧分压下降会加重心肌缺血，进一步损害左心室功能。

慢性缺氧一个重要的代偿机制是循环血液中增加血红蛋白浓度和红细胞数量等，红细胞增多症常继发于促红细胞生成素增多。由于持续居住在高海拔地区的慢性缺氧患者（>4 200 m），将会发生慢性高山病。这种疾病常表现为继发于肺动脉高压的呼吸反应迟钝、通气量减少、红细胞增多、发绀、虚弱、右心室扩大等，严重者甚至出现昏迷。

二、发绀

（一）发绀的机制

发绀是由于组织的小血管内还原血红蛋白（去氧血红蛋白）和血红蛋白衍生物（高铁血红蛋白或硫化血红蛋白）增加导致皮肤和黏膜呈蓝色。最明显部位在唇、甲床、耳朵和颧骨隆起处。发绀，尤其是最近出现的发绀，最可能被患者家人发现而不是患者本人。红细胞增多症皮肤呈现鲜红色，与真正的皮肤发绀有明显区别。碳氧血红蛋白会引起樱桃红色皮肤而不是皮肤发绀。

发绀的程度可能因面颈部皮肤色素沉着、皮肤厚度和毛细血管状态而被掩盖。临床上很难准确地判断发绀是否存在及程度，因为需要通过血氧定量检测才能证实。在某些情况下，中心性发绀在血氧饱和度下降到85%时可被发现；在其他情况下，尤其是皮肤黑的患者，可能在血氧饱和度下降到75%时才被发现，此时检查口腔黏膜和结膜比皮肤更有助于发现发绀。当皮肤黏膜血管中还原血红蛋白数量增加（既可以是由于毛细血管的小静脉和深静脉末端扩张导致的静脉血中数量增多，也可以是毛细血管血液中血氧饱和度降低所致）时，就会产生发绀。一般来说，当毛细血管血液中还原血红蛋白浓度超过40 g/L时，发绀就会很明显。

还原血红蛋白数量绝对降低，而不是相对降低，是产生发绀的重要原因。在严重贫血患者，与血液中血红蛋白总量相比，静脉血中还原血红蛋白相对量是非常大的。但由于血液中血红蛋白浓度明显减少，还原血红蛋白减少的相对值就非常小。而且严重贫血，甚至有明显的动脉性去氧饱和作用（稀释作用），患者可能不会出现发绀。相反，血红蛋白总量越高，发绀倾向也越大。因此，与正常数量红细胞患者相比，红细胞增多症患者的血氧饱和度在较高水平时就会出现发绀。同样，局部被动充血，在这一区域血管中还原血红蛋白的总量增加，将会产生发绀。当血红蛋白功能异常如血液中存在高铁血红蛋白或硫化血红蛋白时，发绀也会被观察到。

（二）发绀的鉴别诊断

发绀可以分为中心性发绀和周围性发绀两种类型。对于中心性发绀，由于存在血氧饱和度下降或异常血红蛋白衍生物，黏膜和皮肤都会受到影响。周围性发绀是由于血流减慢或正常动脉血氧饱和度时大量氧异常释放所致，原因来自血管收缩，外周血流减少，如寒冷、休克、充血性心力衰竭和外周血管疾病。在这些状态下，口腔和舌下黏膜可能不会出现发绀。

临床上鉴别中心性和周围性发绀有时比较困难，在心源性休克并发肺水肿时，可能是这两种类型混合存在。

1. 中心性发绀

血氧饱和度下降是由于明显的血氧分压降低所致。氧分压降低可能是由于没有足够的代偿性肺泡高通气以维持肺泡氧分压导致的吸入气体氧浓度分数下降产生的。在海拔达到4 000 m时，发绀通常变得更明显。

严重的肺功能损伤出现非通气性肺灌注、肺通气面积减少或肺泡通气不足，是产生中心性发绀的常见原因。这种情况可能急剧发生，如大面积肺炎或肺水肿，也可能是慢性发生，如慢性肺部疾病（肺气肿等）。在慢性肺部疾病时，继发性红细胞增多症常存在，杵状指可能出现。另外，静脉系统血液分流到动脉循环通路也可导致血氧饱和度下降。几种类型的先天性心脏病与这种机制所致的发绀有关。

肺动静脉瘘可能是先天性或获得性，单独存在或多种疾病并存，可能是微小的或巨大的。这些瘘管产生的发绀严重程度取决于瘘管的数量和大小。有时发生在遗传性出血性毛细血管扩张患者中。血氧饱和度下降和发绀也可能发生在肝硬化患者中，推测可能是肺动静脉瘘或门静脉肺静脉吻合的结果。

在心脏病或肺部右向左分流患者，发绀的存在和严重程度取决于分流与系统血流的相对值，也与静脉血氧合血红蛋白饱和度有关。与静息状态相比，运动状态肌肉从血液中释放的氧气增加，由静脉返回右心系统的非氧合血将会增加，这种分流的血液会加重发绀。继发于红细胞增多症的患者，在这种状态下会频繁发生发绀。

在循环血液中含有少量的高铁血红蛋白或极少量的硫化血红蛋白也可能产生发绀。这两种血红蛋白衍生物不能与氧结合，尽管它们导致发绀的情况不常见，但当发绀不能用循环系统或呼吸系统异常来解释时，应该通过光谱学分析来寻求是否由于异常血红蛋白衍生物所致。一般而言，槌状指不会发生这些情况。

2. 周围性发绀

周围性发绀的常见原因可能是暴露在寒冷空气或冷水中的正常血管收缩，当心排血量下降时，皮肤血管收缩，作为一种代偿机制，使血液由皮肤转移到更重要的区域，如中枢神经系统和心脏，甚至在动脉血氧饱和度正常情况下，四肢就会出现发绀。

动脉阻塞到远端，如血栓或小动脉收缩（寒冷所致的血管痉挛，雷诺现象），通常导致皮肤苍白和湿冷，可能与发绀有关。静脉阻塞，如血栓性静脉炎或深静脉血栓，扩张真皮乳头层下静脉丛而且加重发绀。

（李　昌）

第四节　水肿

水肿是指组织间隙内液体明显增加，通常在症状明显时已有数升液体积聚。因此，在出现明显水肿之前，患者体重往往已经增加了数千克。轻度水肿患者在应用利尿药时，出现类似的体重减轻才能达到体重干重。全身水肿是指大量的全身普遍性水肿。腹腔积液和胸腔积液分别指腹膜腔和胸膜腔的液体积聚，是一种特殊形式的水肿。

基于病因和发病机制，水肿可能是局部性或全身性。全身性水肿常表现为面部水肿，通常发生在眼眶周围，按压后出现持续的皮肤凹陷，被称为凹陷性水肿。在更为敏感的情况下，通过听诊器从胸壁上移开，钟形边缘出现持续几分钟的压痕来提示患者有水肿。当患者戴戒指的手指感觉比过去更紧，或者患者出现晚上穿鞋困难时，水肿就可能出现了。

一、水肿的发病机制

人体内约有 1/3 液体局限于细胞外间隙，其中约有 75% 细胞外液体存在于组织间隙，余下的分布于血浆中。

1. Starling 力

经常调节细胞外区域两部分之间的液体流向力称为 Starling 力。血管系统的静水压和组织间隙内胶体渗透压共同作用，导致液体从血管内流入血管外部。相比而言，由血浆蛋白维持的胶体渗透压和组织间隙内的静水压将促进液体流入血管系统。这些力的最终结果是液体从血管内移动和扩散到毛细血管的动脉系统末端，通过淋巴系统，液体在毛细血管静脉末端由组织间隙流入血管系统。除非这些通道受阻，淋巴回流增加的同时，也增加液体从血管系统到组织间隙的净态流动。

尽管它们之间不断重现大量的液体交换，这些液体流动通常是平衡的，使血管内和组织间隙维持一种稳定状态。但是，如果静水压或血浆胶体渗透压发生明显改变，细胞外的血管和组织间隙两部分液体净运动将会进一步加大。在 Starling 力中一个或更多因素发生改变，会增加液体从血管系统流向组织间隙或进入身体腔隙内，导致水肿的发生。因毛细血管压力增加导致的水肿可能与由于静脉或淋巴系统阻塞所致静脉压升高有关。毛细血管压力增加可能是普遍存在的，如在充血性心力衰竭患者中。

Starling 力失去平衡也可能与低蛋白血症致血浆胶体渗透压下降有关，如严重营养不良、肝病、大量蛋白丢失进入尿液或胃肠道，或一种严重的分解代谢状态。当由于单侧血栓性静脉炎导致静脉压升高，水肿可能出现在肢体远端。

2. 毛细血管损伤

水肿也可能由于微血管内皮损伤所致，微血管损伤将增加血管渗透性，导致蛋白质转移到组织间隙。微血管壁的损伤可能由于药物、病毒或细菌、热损伤或机械损伤所致。毛细血管渗透性增加也可能是高敏反应的结果和免疫损伤的典型特征。微血管内皮损伤可能与炎性水肿有关，这种水肿通常是非凹陷性、局部的，伴随一些其他炎症征象如红斑、发热和局部柔软。

3. 有效动脉容量减少

在水肿的许多形式中，代表动脉血管树充盈的一个参数，有效动脉血容量是明显减少的。由于心排血量减少和（或）全身性血管阻力减低，可能产生动脉树充盈受限。作为充盈受限的结果，为使有效循环血量恢复正常，机体会产生一系列生理反应，这些反应的一个关键就是盐和水的潴留，最终导致水肿。

4. 肾因素和肾素－血管紧张素－醛固酮系统（RAAS）

有研究显示，肾性钠潴留是发展成为全身性水肿的关键。有效循环血量减少的典型特征是肾血流减少，通过肾球旁细胞（在肾入球小动脉周围的特殊肌上皮细胞）转换成增加肾素释放的信号。肾素是一种分子量大约 40 000Da 承担底物作用的酶类，血管紧张素原是一种 α_2 球蛋白，通过肝合成，释放血管紧张素 I （一种十肽），被转换成血管紧张素 II

（AⅡ）（一种八肽），血管紧张素Ⅱ有广泛的血管收缩功能，尤其对肾出球小动脉的作用。这种作用会减小肾小管周围毛细血管静水压，而且滤过分数的增加将提高这些血管的胶体渗透压，促进近端肾小管及髓袢升支的盐和水再吸收。

肾素血管紧张素系统已经被公认作为一种激素系统，但也可以在局部起作用。肾内产生的血管紧张素Ⅱ会导致肾小球出球小动脉收缩，这种管球反馈反应会产生盐和水潴留，从而形成水肿。

血管紧张素Ⅱ进入循环系统将会刺激肾上腺皮质的球状带分泌醛固酮，醛固酮转而通过集合管提高钠离子的重吸收和钾离子的排泄。心力衰竭患者不仅醛固酮分泌增加，而且醛固酮的生物半衰期延长，进一步提高血浆醛固酮水平。肝血流下降，尤其是在运动后，将会减少醛固酮在肝的代谢。

在心力衰竭和其他水肿状态下醛固酮分泌数量增加，螺内酯和依普利酮（醛固酮拮抗药）或阿米洛利（一种上皮细胞钠通道抑制药）在水肿状态下有一定的利尿作用，可抑制醛固酮的作用。但是，持续增加的醛固酮（或其他盐皮质激素）不是一直单独促进水肿的积聚，证据是在大多数原发性醛固酮增多症时并没有明显的液体滞留。而且，尽管正常机体会在有效的盐皮质激素如醋酸去氧皮质酮和醋酸氟氢可的松作用下保留部分氯化钠和水，但持续暴露在这种激素下，液体积聚会自我限制，这种现象称为"盐皮质激素逃逸"。正常机体不会出现大量盐皮质激素增加而积聚大量细胞外液可能是肾小球滤过率增加（压力性利钠作用）和促进尿钠排泄物质作用的一种结果。持续分泌醛固酮在水肿状态下对于促进液体积聚可能是更重要，因为继发于心力衰竭、肾病综合征和肝硬化的水肿患者一般不可能纠正有效循环血量不足，不会发展成压力性利钠作用。

5. 血管升压素（抗利尿激素，AVP）

血管升压素在细胞内液渗透浓度增加时产生，通过刺激 V_2 受体，血管升压素促进远端肾小管和集合管自由水的重吸收，进而增加整个机体液体量。许多心力衰竭患者继发于因有效循环血量减少的非渗透性刺激导致的循环中血管升压素水平增高，这些患者由于不能因为渗透压降低而出现血管升压素减少，导致水肿形成和低钠血症。

6. 内皮素

这种强效的血管收缩素通过内皮细胞释放，在心力衰竭患者中内皮素浓度增高导致肾血管收缩、钠潴留和水肿。

7. 心房利尿钠肽（ANP）

心房扩大和（或）钠负荷会产生心房利尿钠肽（ANP）释放入循环血液中。心房利尿钠肽是一种内分泌激素，存在于心房肌细胞内的颗粒中，可调节机体水平衡和影响血压。ANP 的释放原因：①肾小球滤过率增加导致的钠和水排泄，阻止近端肾小管钠的重吸收，抑制肾素和醛固酮释放；②血管紧张素Ⅱ、AVP 和交感神经刺激导致的血管紧张和收缩作用，动脉和静脉系统出现扩张，因此 ANP 在高容量状态下，有抑制钠潴留和动脉压升高的作用。最为密切相关的脑钠肽（BNP）最初储存在心室肌内，当心室收缩压增高时释放，它的作用与 ANP 相似，能与在心肌内的钠肽受体-A 结合。但是，另外一种 C 型利尿钠肽（CNP）是属内皮和肾源性，CNP 更易与大部分在血管内表达的钠肽受体-B 结合，循环中 ANP 和 BNP 水平在充血性心力衰竭和肝硬化腹腔积液时明显升高。但对阻止水肿形成不够充分。另外，在水肿状态下对利尿钠肽的反应会出现异常抵抗。

二、水肿的临床病因

1. 肢体静脉或淋巴回流受阻

在这种情况下，毛细血管床反流向近阻塞区的静水压升高，导致异常数量的液体由血管流向组织间隙。由于可选择的通路（如淋巴通道）也可能阻塞或大量液体积聚，增加肢体组织间隙的液体量（如肢体末端组织间隙液体积聚）。液体流向一侧肢体可能发生在消耗机体残余血流量基础上，使有效动脉血容量减少，导致钠和水潴留，直到低血容量被纠正。

2. 充血性心力衰竭

心室收缩性排空和（或）心室舒张受损时，有效循环血容量减少，促进静脉循环中大量液体积聚，进而产生前面提及的系列事件。在轻度心力衰竭患者中，血容量的少量增加会修复动脉血容量不足，建立一个新的稳定状态。通过心脏的 Starling 定律，心室舒张容积的增加会导致更强的心肌收缩，进而维持心排血量。但是如果心力衰竭变得更加严重，液体潴留持续存在，增加的血容量积聚在静脉循环，增加静脉压力，进而导致水肿。

心室排空不完全（收缩性心力衰竭）和（或）心室舒张不完全（舒张性心力衰竭）都可导致心室舒张压增高。如果最初是右心室功能异常，静脉系统和毛细血管的压力会升高，液体流向细胞间隙增加，增加了外周性水肿的可能。静脉压力增高传输到胸导管将导致淋巴回流减少，进一步增加水肿的积聚。如果最初是左心室功能受损，肺静脉压和毛细血管压都会升高。肺动脉压升高将影响右心室的排空，导致右心室舒张压、中心静脉压和全身静脉压升高，进而增加外周性水肿形成的可能性。肺部毛细血管压力的升高将会产生肺水肿，使气体交换受损，由此导致的低氧血症会损害心功能，进一步产生恶性循环。

3. 肾病综合征和其他低蛋白状态

这种异常状态的最初改变是由于大量蛋白进入尿液导致的血浆胶体渗透压减低，随着严重的低蛋白血症和血浆胶体渗透压进一步减低，保留的钠和水不能被限制在血管系统内，全部和有效循环血容量都将减少。这种过程开始于早期水肿形成中，包括肾素－血管紧张素－醛固酮系统（RAAS）的激活。肾功能受损将进一步加重水肿形成。类似的事件也可能发生在导致低蛋白血症的其他状态，包括严重的营养不良、慢性肝疾病及蛋白丢失性肠病变。

4. 肝硬化

这种状态下，部分以肝静脉流出受阻为主要特点，导致门静脉血流量增加，增加肝淋巴液形成。肝内压力增高刺激肾钠潴留并减少有效循环血量。这种改变往往由于肝合成减少导致的低蛋白血症和系统性血管扩张而变得更加复杂。这种效应将进一步减少有效循环血量，激活 RAAS、肾交感神经和其他钠水潴留机制。肝衰竭代谢障碍，导致循环中醛固酮浓度增高。最初阶段，过多的液体首先积聚近端阻塞的门静脉系统和肝淋巴管内，局限在腹腔内产生腹腔积液。在后期，尤其存在严重的低蛋白血症时，可能出现外周组织水肿。在肝硬化患者中，过多的前列腺素类物质（包括前列腺素 PGE_2 和前列环素 PGI_2）会抑制肾性钠潴留。但由于非甾体抗炎药（NSAID）抑制这些物质的合成，导致肾功能恶化和钠潴留增加。

5. 药物导致的水肿

广泛应用大剂量药物会产生水肿。机制包括肾血管收缩（非甾体抗炎药和环孢素）、动脉血管扩张（血管扩张药）、增加肾重新吸收钠（类固醇类激素）和毛细血管损伤（白细胞介素－2）等。

三、水肿的鉴别诊断

（一）局部性水肿

静脉或淋巴阻塞引起的局部性水肿可能由于血栓性静脉炎、慢性淋巴管炎、局部淋巴结切除、丝虫病等引起。淋巴水肿尤其棘手，因为淋巴回流受限增加蛋白在组织间隙积聚，这将进一步加重液体潴留。

（二）全身性水肿

大多数全身性水肿表现为心脏、肾、肝异常或营养障碍。因此，全身性水肿的鉴别诊断应该直接识别或排除这几种情况。

1. 心力衰竭引起的水肿

心脏疾病常表现为心脏扩大、心率快和心力衰竭症状如呼吸困难、肺底部水泡音、静脉扩张和肝大等，通常提示水肿是由于心力衰竭所致。无创性检查如心电图可能对于心脏疾病的诊断是有帮助的。心力衰竭引起的水肿典型表现与体位有关，发生于身体下垂部分。

2. 急性肾小球肾炎和其他形式的肾衰竭引起的水肿

肾小球肾炎急性期引起的水肿特点与血尿、蛋白尿和高血压有关，尽管一些直接证据支持液体潴留是由于毛细血管渗透压增加所致，但在大多数患者，水肿主要由肾衰竭所致的钠水潴留引起。这种状态有别于充血性心力衰竭，以心排血量正常（或有时甚至升高）和正常动静脉氧差为特点。肾衰竭引起的水肿患者常伴有动脉性高血压，甚至在没有心脏扩大的情况下胸部 X 线表现为肺淤血，但一般不会发展成端坐呼吸。慢性肾衰竭患者由于钠水潴留也可导致水肿。

3. 肾病综合征引起的水肿

大量蛋白尿（＞3.5 g/d）、低蛋白血症（＜35 g/L）和一部分病例出现高脂血症。肾病综合征可在不同类型肾病发作期间发生，包括肾小球肾炎、糖尿病肾病和高敏反应，既往的肾病病史可能或不可能引起。

4. 肝硬化引起的水肿

肝病引起水肿的特点有腹腔积液、生物化学表现、临床表现（如静脉侧支循环、黄疸、蜘蛛痣），腹腔积液常是难治性的，因为腹腔积液主要是由肝淋巴回流受阻、门静脉高压和低蛋白血症所致。大量的腹腔积液积聚可能增加腹内压和阻止远端静脉回流，因此会促进这些区域出现水肿。

5. 营养不良引起的水肿

膳食中蛋白质缺乏持续一段时间可能导致低蛋白血症和水肿。水肿可能因为脚气性心脏病发展而加重，由于营养不良，许多外周动静脉瘘导致有效组织灌注和有效循环血量减少，促进水肿形成。当饥饿个体被提供足量的饮食时，水肿可能急性加重。更多的食物摄取将增加氯化钠的摄取，同时伴随水潴留。再摄取性水肿也可能与胰岛素释放增加、直接增加肾小管钠重吸收有关。另外，低蛋白血症、低钾血症和热量不足可能参与饥饿性水肿形成。

6. 其他原因引起的水肿

这些原因主要包括甲状腺功能减退症（黏液性水肿）和甲状腺功能亢进症（Graves 病导致的继发性胫前黏液性水肿），水肿典型表现为非凹陷性水肿，由于 Graves 病导致的透明质酸沉积和淋巴渗透及炎症，外源性皮质醇增多症，妊娠及雌激素和血管扩张药，尤其是二氢吡啶类如硝苯地平所致。

四、在诊断中需要考虑的其他因素

皮肤颜色、皮肤厚度和敏感性是有意义的。局部敏感和发热提示可能有炎症。局部发绀提示可能有血管阻塞。如果患者曾出现反复持久水肿，超过水肿区域以外皮肤会出现局部增厚、硬化和发红。

在评估水肿时，估计静脉压力是非常重要的。一般情况下，明显增加的静脉压力经常通过颈静脉塌陷程度来鉴别。如果患者血管阻塞在上腔静脉，水肿可能局限于面部、颈部和上肢，静脉压力评估通常与肢体远端相比较。严重心力衰竭产生的腹腔积液与肝硬化所致的腹腔积液可通过颈静脉压力测定相鉴别，在心力竭衰患者中颈静脉压力往往增高，而在肝硬化患者中颈静脉压力一般是正常的。

血浆白蛋白浓度在一定程度上有助于鉴别水肿是否由于血浆胶体渗透压降低所致。蛋白尿的存在也通常是有价值的线索。蛋白尿阴性基本可以排除肾病综合征，但不能排除由非蛋白尿所致的肾衰竭。轻到中度蛋白尿是心力衰竭患者的常见表现。

（张　健）

第三章

心律失常

第一节　窦性心动过缓

正常情况下，窦房结的频率为 60～100 次/分，窦性心动过缓是指窦房结的自律性 <60 次/分，多见于健康人群，尤其是运动员、年轻人或睡眠状态时。

一、病因

1. 迷走神经张力过高

（1）生理性：主要发生于年轻人、运动员或睡眠状态。绝大部分健康人在睡眠时心率可低于 60 次/分，部分人群可低于 40 次/分，多数属生理情况。运动员白天的平均心率可以在 50 次/分左右，夜间部分可低于 38 次/分。体力劳动者、年轻人或老年人睡眠时心率也可低于 60 次/分。

（2）病理性：神经系统疾病如脑膜炎、脑出血、脑肿瘤、脑外伤等引起颅内压升高时，可引起中枢性迷走神经兴奋性升高，导致心动过缓发生。少部分为家族性窦性心动过缓。

（3）反射性迷走亢进：如在终止室上性心动过速时采取的压迫眼球、按压颈动脉窦、刺激咽喉部引起恶心呕吐等、屏气、剧烈咳嗽、急性胃扩张、肠梗阻、泌尿系结石或胆结石疼痛发作时等，均可引起反射性迷走亢进诱发心动过缓。

2. 窦房结功能受损

如急性心肌梗死时可合并有窦性心动过缓，多发生在心肌梗死早期，尤其是下壁心肌梗死更多见。其他炎症、缺血缺氧、中毒及老年退行性变造成窦房结功能受损也可引起心动过缓，多见于急性心肌炎、心包炎、心内膜炎、心肌病等。

3. 药物所致

如 β 受体阻滞剂、胺碘酮、普罗帕酮、非二氢吡啶类钙通道阻滞剂、洋地黄类、奎尼丁、利血平、呱乙啶、普鲁卡因胺、苯妥英钠、镇静剂、拟胆碱药及麻醉剂等均可抑制窦房结导致心动过缓。

4. 代谢紊乱

重度黄疸、甲状腺功能减退、严重缺氧、低温、高钾血症、尿毒症及酸碱失衡等可诱发心动过缓。

5. 其他

严重的神经症、精神分裂症等，可引起迷走神经兴奋，导致窦房结自律性降低，从而诱发窦性心动过缓。

二、临床表现

生理性的窦性心动过缓因血流动力学改变不大，所以一般无症状，也没有特殊的临床意义。严重心动过缓者可有头晕、乏力、气短、易疲劳等症状。病理情况下可有心悸、胸闷，严重时可有头晕、黑矇、晕厥，甚至可诱发心绞痛，多见于合并器质性心脏病患者。没有器质性心脏病人群中有部分心率低于 40 次/分的患者并无明显临床症状。心动过缓者因自身窦房结自律性下降，导致下级起搏点兴奋性增加容易产生期前收缩。

三、心电图表现

（1）窦性 P 波：频率 <60 次/分，24 小时动态心电图监测总心搏小于 8 万次。

（2）P – P 间期或者 R – R 间期超过 1 s。

（3）P – R 间期 0.12～0.25 s。

（4）QRS 波正常。

（5）窦性心动过缓常伴有窦性心律不齐（图 3 – 1），即不同的 P – P 间期相差在 0.12 s 以上。

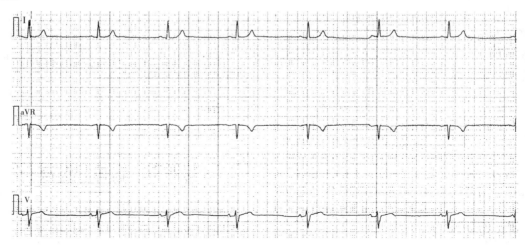

图 3 – 1　窦性心动过缓（心率 42 次/分）

四、辅助检查

除心电图以外还可进行以下检查以明确其病因。

1. 动态心电图

可了解临床症状与窦性心动过缓是否一致、最高窦性心率、最低窦性心率、平均心率、是否有长间歇及其程度，借此可以对窦性心动过缓进行综合评估，帮助后续诊断及治疗。

2. 阿托品试验

老年患者应谨慎进行该试验，因阿托品静脉推注可诱发冠状动脉痉挛。

3. 运动试验

可观察运动时心率的变化，但应根据患者的具体情况量力而行。

4. 其他

必要时可行心脏电生理检查。

五、治疗

窦性心动过缓的治疗主要是病因治疗，特别是老年患者，一定要分清是否是病理性的。无症状者无须治疗。如已出现心排血量不足的症状，可根据情况予以阿托品、沙丁胺醇、麻黄碱、异丙肾上腺素静脉滴注或口服治疗。对老年患者，疗效往往是暂时的，同时有诸多的不良反应，如阿托品可引起尿潴留、诱发冠状动脉痉挛，拟交感药可引起快速性的心律失常等。如已明确是病理性的，有症状、药物疗效不佳者应予以人工心脏起搏器治疗。

（孙　韬）

第二节　逸搏和逸搏心律

当窦房结或心房内激动延迟发出或存在传出阻滞时，下级潜在起搏点被动地发出冲动引起心脏激动产生一次异位搏动，称为逸搏。连续 3 次或 3 次以上逸搏兴奋形成逸搏心律。逸搏和逸搏心律是一种生理性的保护机制。最常见的是房室交界性逸搏，室性逸搏次之，而房性逸搏较少见。

一、病因

交界性逸搏的常见病因：窦房结功能低下；较长的窦性停搏后常会出现逸搏；窦房传导阻滞；房室传导阻滞，如三度房室传导阻滞（AVB）多出现逸搏心律；各种期前收缩后都有代偿间歇，若患者合并有双结功能异常，其后可出现逸搏。逸搏心律大多为暂时性的，主要继发于窦房传导阻滞、窦性停搏、显著而缓慢的窦性心动过缓和房室传导阻滞，是自身的保护机制。一些药物如洋地黄中毒、奎尼丁中毒或者应用 β 受体阻滞药、利血平等也可引起此种心律。心脏外科手术时及电解质紊乱等患者也易发生此类心律失常。

二、心电图特点

房室交界处逸搏的心电图特点为长间歇后出现 QRS 波群，形态与窦性 QRS 波相同或稍不同。逸搏周期相对固定，大多在 1.2 ~ 1.5 s。由于心房和心室活动受房室交界处异位冲动控制，所以可见倒置的逆行 P 波（即 P'波）。P'波可出现在 QRS 波群前或后，即在 Ⅱ、Ⅲ、aVF 导联中倒置，aVR 中直立，QRS 波群形态与窦性时相同。P'波与 QRS 波群的关系主要取决于前向与逆向传导的相对时间，若前向传导快则 P'波在 QRS 波群之后出现，若逆向传导快则 P'波在 QRS 波群之前出现，若两者速度相等，则 P'波落在 QRS 波群中。3 次或 3 次以上连续出现的房室交界性逸搏称为房室交界性逸搏心律（图 3-2）。若交界区细胞自律性较高，逸搏周期可小于 1.0 s。交界性逸搏心律通常不受乏氏动作、颈动脉窦按摩、压迫眼球等刺激迷走神经兴奋方法的影响，但可随心率的快慢而改变，当心率增快时交界区逸搏心律可消失，转为窦性心律；当心率减慢时，窦性心律又可转为交界区逸搏心律。此为频率依赖性 3 相交界性逸搏心律。

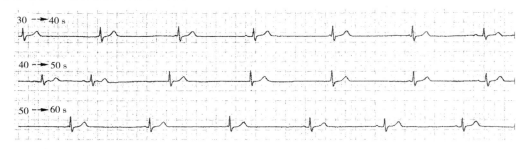

图 3 - 2　房室交接性逸搏伴房室交接性逸搏心律

注　图示窦性心动过缓伴房室交界性逸搏，不完全性房室分离，窦性频率在 34 ~ 39 次/分，不稳定，交界性逸搏频率 36 次/分。

室性逸搏多见于双结病变或发生于束支水平的三度房室传导阻滞。其心电图表现为宽大畸形的 QRS 波，QRS 时限一般大于 0.12 s，少数发生于束支近端的室性逸搏，其 QRS 波畸形可不明显。逸搏周期在 1.5 s 以上，很少有逆传 P' 波。室性逸搏频率一般在 20 ~ 40 次/分，可以不规则。

房性逸搏较少见，心电图表现为延迟出现的个别或多个，一种或多种畸形 P' 波，P' - R 间期 >0.12 s，逸搏周期固定于 1.2 s 左右（多源性时周期不等），QRS 波与窦性心律相同。心房兴奋频率低于窦房结，为 50 ~ 60 次/分。若逸搏产生于右心房上部其产生的 P 波与窦性 P 波相似，若起搏点位于右心房后下部，其传导由右心房下部到上部再传到左心房，因此，ECG 表现为 Ⅰ、aVR 导联 P 波直立，Ⅱ、Ⅲ、aVF 导联 P 波倒置，P' - R 间期 > 0.12 s（也有称冠状窦心律）。左心房先起搏时，其兴奋从左心房下部（左心房后壁）传到上部再到右心房，所以 P 波在 Ⅰ、Ⅱ、Ⅲ、aVF、和 V_6 导联倒置，而在 V_1 导联则呈钝圆尖角型双峰，起搏点若位于左心房前壁，其他心前区导联（V_3 ~ V_6 导联）P 波也可倒置，V_1 导联 P 波浅到或双向。P - R 间期均大于 0.12 s。冠状窦心律和左心房心律曾被认为是分别起源于冠状窦和左心房的房室交界性逸搏心律的特殊类型。目前统称为房室交界性心律。临床意义同房室交界处心律。

房室交界区逸搏心律形成的反复心律：当异位心律伴有逆行心房传导时，有时此一激动可再传回心室引起另一次心室激动，形成反复心律。它常见于房室交界区逸搏心律、室性心动过速及室性期前收缩等。发生的基础是房室交界处传导的抑制不均匀，其中一部分阻滞较重，另一部分较轻，其中阻滞较重的区域有单向传导阻滞。其心电图诊断：逆行 P' 波出现在交界区或室性异位激动之后，其 R - P 间期延长超过 0.20 s，其后又出现另一期前的 QRS 波群（QRS - P - QRS），与其前的 QRS 波群相距小于 0.50 s。当交界区逸搏心律的逆行心房传导 R - P 间期逐渐延长时，易在最长的 R - P 间期后出现反复心律。单个出现的反复心律易误为期前收缩，连续出现即形成反复心律性心动过速。反复心律最常见于洋地黄敏感或过量。

房室分离：房室交界处冲动控制心室活动，而窦房结或心房异位起搏点控制心房活动时，心室被房室交接冲动激动，处于不应期，对下传的窦房结冲动不能应激；同样，逆传的房室交界处冲动，也不能使处于不应期的心房激动，造成房室各自独立活动，相互干扰冲动的传导，形成了房室分离的现象，称为干扰性房室分离。有时个别窦房结冲动可在心室脱离不应期时下传激动心室，形成心室夺获。同样，个别房室交界处冲动逆传使脱离不应期的心房激动时可形成心房夺获。当一次逸搏和一次夺获交替出现时，称为逸搏夺获二联律，又称伪反复心律。干扰性房室分离大多短暂，本身无重要临床意义，但常使心电图复杂化。干扰性房室分离在一段较长时期内有或无夺获的分别称为不全性或完全性干扰性房室分离。窦房结或心房异位起搏点控制的活动完全不能下传时，与房室交界性心律形成的房室分离现象称为非干扰性房室分离。

三、治疗

逸搏及逸搏心律引起的临床症状取决于逸搏心率，通常室性逸搏频率在 20～40 次/分，因较慢常会出现胸闷、头晕、乏力等症状。逸搏和房室交界性心律的临床意义决定于其病因和基本心律。因迷走神经张力增高或窦性心动过缓所致的短暂发作，停搏时间不长者大多无临床意义。反复发作者常提示合并有器质性心脏病，抗高血压药及其他药物也可引起窦房结功能低下或房室传导障碍，从而诱发逸搏和逸搏心律出现。治疗以病因治疗为主。心率过慢或伴心室停搏等逸搏功能障碍者，应考虑安置人工心脏起搏器。

（曾晓娟）

第三节　预激综合征

预激综合征是指心房部分激动由正常房室传导系统以外的先天性附加通道（旁道）下传，使心室某一部分心肌预先激动（预激），造成以异常心电生理和（或）伴发多种快速性心律失常为特征的一种综合征。部分心室肌预激，构成了短 P-R 间期、宽大畸形 QRS 波群及预激的 δ 波为特征性心电图表现。预激的心室肌兴奋组成了 QRS 波群起始部粗钝的预激波（δ 波），此波不仅占据了 P-R 间期的一部分，使 P-R 间期缩短，且使 QRS 波群变成宽大畸形的室性融合波（由旁道下传的预激心室肌的兴奋波和由正常房室传导系统下传的心室肌兴奋波构成）。旁道由心肌束组成，根据不同旁道所处的解剖部位，具有不同类型的心电图表现，可以分为经典的预激综合征（WPW 综合征）、短 P-R 综合征和变异型预激综合征 3 种类型。

预激综合征大多（60%～70%）发生在无器质性心脏病患者，仅少数发生于先天性或后天性心脏病患者。预激综合征主要的临床表现如下。

1. 阵发性心悸

阵发性心悸是预激综合征最主要的临床表现，为发生房室折返性心动过速所致。其特征是突然发作，突然终止。发作时患者主诉突发心悸或心跳增快，常伴胸闷、头晕、出汗和面色苍白，严重者可发生心绞痛，甚至晕厥。心悸持续时间不等，可数分钟，也可数小时，甚至数日。部分患者症状发作前可有明显诱因，如情绪激动、焦虑、酗酒、睡眠不佳、生活规律改变等，也可在运动中或运动后发作。

2. 心功能不全

在心动过速发作频率较快、发作时间较长或并存器质性心脏病的患者，由于快速心律失常影响心脏排血功能，患者可表现心功能不全。患者有呼吸困难、血压下降或下肢水肿。体检时发现心率增快（可大于 200 次/分），心音低钝，双肺出现湿啰音。在少数心动过速频繁发作达数月或数年的患者，心脏可扩大而呈扩张型心肌病的表现，临床以慢性心功能不全表现为主，称为心动过速性心肌病。

3. 晕厥

晕厥是预激综合征并发快速性心律失常的主要临床表现之一，老年患者更易发生。其发生机制主要有：①心房扑动或心房颤动心室率突然增快而致心排血量下降，脑供血不足引起黑矇或晕厥；②心动过速突然终止伴较长时间的心脏停搏（＞3 s）而引起晕厥。

4. 猝死

猝死是预激综合征较少见的表现，其发生原因目前多认为是心房颤动经房室旁路道前向传导引起极快的心室反应并蜕变为心室颤动所致。心房颤动持续发作，心室率过快诱发心功能不全和心肌缺血也是机制之一。合并器质性心脏病的预激综合征患者，因心律失常发生后很快发生心功能不全，如不能及时控制快速心律失常，常短时间内使患者死亡。运动性猝死也是预激综合征的常见表现之一，可能与运动状态下交感神经张力增高易化房室旁路道传导能力和降低心室颤动阈值有关。

一、WPW 综合征

Wolff、Parkinson、White 于 1930 年把一种特殊类型的心电图表现和临床上心动过速现象联系在一起，作为一个完整的综合征报道，以后该类型的预激综合征称为 WPW 综合征。此型是所有预激综合征中较为常见的一种，发生率为 0.01%~0.31%，男性多于女性，各年龄组均有发病，但发病率随年龄增大而降低。

WPW 综合征在器质性心脏病中最常见的是 Ebstein 畸形，Ebstein 畸形患者发生率达 5%~25%，而且都是右侧房室旁道（WPW 综合征 B 型）。在室间隔缺损、大动脉转位及二尖瓣脱垂患者，预激综合征的发生率比普通人群为高。其他疾病，如瓣膜病、各类心肌病、冠心病等也有合并预激综合征者，但其与预激综合征的关系不易确定。

（一）解剖学基础

WPW 综合征发生的解剖学基础是存在房室结外另一传导通路，这是一组起源于近房室环的心房侧、以肌束形式穿过房室沟、末端连接心室的工作肌细胞，由 Kent 在哺乳类动物心脏发现，故也称 Kent 束，WPW 综合征又称 Kent 束型预激综合征。Kent 束可分布于除左、右纤维三角之外的房室环区域，大部分位于房室环的左、右游离壁区域，少部分位于正常房室交界区而邻近希氏束－浦肯野系统（His－Purkinje 系统）。从房室环水平面观察，房室旁道主要位于 4 个解剖区域，即前间隔、后间隔、右侧房室旁道和左侧房室旁道。不同部位的旁道心电图各具一定特征，一般而言，前间隔旁道的心电图特征是 Ⅱ、Ⅲ 和 aVF 导联预激波正向、QRS 主波形态向上，后间隔旁道则 Ⅱ、Ⅲ 和 aVF 导联预激波负向、QRS 主波形态向下，左侧旁道 V_1 导联 QRS 主波形态向上，右侧旁道则 V_1 导联 QRS 主波形态向下。

（二）心电图特征和分型

心电图特征为：①P－R 间期＜0.12 s；②QRS 时间＞0.10 s；③QRS 波起始粗钝，称为 delta 波（δ 波），或预激波；④P－J 间期一般是正常的，约 0.27 s，在同一患者，尽管不同时间心电图表现预激的程度不同，但 P－J 间期保持不变；⑤可有继发性 ST－T 改变。

根据胸前导联心电图的表现，常将 WPW 综合征分为 A 型和 B 型两型（图 3－3）。A 型

是指预激波在胸前 $V_1 \sim V_5$ 导联中都呈正向，QRS 波以 R 波为主。B 型是指预激波在 $V_1 \sim V_3$ 导联为负向或正向，但 QRS 波以 S 波为主，$V_4 \sim V_6$ 导联中预激波和 QRS 波都呈正向。随着心脏电生理和导管射频消融技术的发展，目前认为，预激综合征的心电图表现对提示旁道的位置有帮助，预激综合征 A 型提示旁道位于左心房室间，B 型提示旁道位于右心房室间，Ⅱ、Ⅲ、aVF 导联高 QRS 波提示旁道位于心底部，而 Ⅱ、Ⅲ、aVF 导联 QRS 主波负向为主提示旁道位于后间隔部位。

　　预激综合征患者的心电图中预激波在不同时间可有不同表现，有时间歇出现，当预激波大而明显时，很容易辨认，当预激波较小、表现不够明显时，则难以确切判断。某些患者的旁道可能仅有逆向传导功能而不具有前向传导功能，其心电图从不显现预激图形，但在一定条件下，可利用该旁道逆传而形成折返环路发生心律失常。能够前向传导、心电图显示典型预激波，即 delta 波的旁道，常称为显性旁道；不能前向传导、只能逆向传导的旁道，心电图不能表现出预激波，常称为隐匿性旁道，通过电生理检查方法可明确其存在。

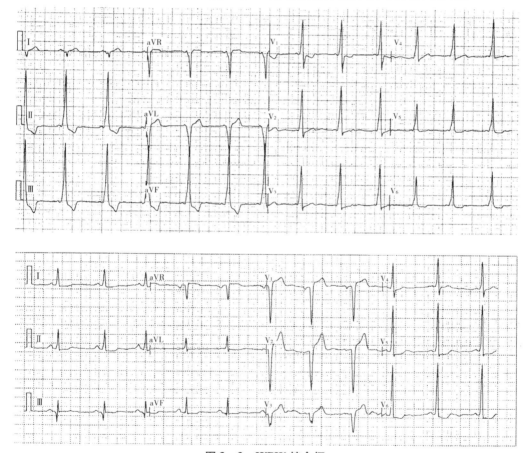

图 3－3　WPW 综合征

　　注　a. WPW 综合征 A 型，可见 P－R 间期缩短（0.10 s），QRS 时间增宽（0.12 s），QRS 波起始粗钝、预激波 $V_1 \sim V_5$ 导联中都是正向，QRS 波也是以 R 波为主，$V_4 \sim V_6$ 导联伴继发性 ST－T 改变。b. WPW 综合征 B 型，可见 QRS 波起始粗钝、预激波，预激波在 $V_1 \sim V_3$ 导联为负向，QRS 波以 S 波为主，但 $V_4 \sim V_6$ 导联中预激波和 QRS 波为正向，伴继发性 ST－T 改变。

（三）WPW 综合征伴发的快速型心律失常

1. 阵发性室上性心动过速

此为 WPW 综合征患者最为常见的心律失常类型，产生的机制是由于激动在旁道和正常通路之间发生了折返运动。这种房室折返性心动过速（AVRT）临床有前向型和逆向型两种类型。

（1）前向型（orthodromic 型）心动过速：最为常见，折返激动的运行方向为激动从心房传导至房室结－希氏束－浦肯野系统，激动心室后，经旁道逆传至心房。心室激动是从房室结－希氏束－浦肯野系统下传的，因而心动过速呈窄 QRS 波图形，只有当伴有束支传导阻滞（功能性或持久性）或心室内传导阻滞时，才呈宽 QRS 图形，但没有预激波。P'－R 间期常 > R－P' 间期。

（2）逆向型（antidromic 型）心动过速：较少见，激动运行的方向与前向型心动过速方向相反，即激动从心房传导至房室旁道，激动心室后，经房室结－希氏束－浦肯野系统逆传至心房。心室激动是从房室旁道开始的，因而心动过速时 QRS 波宽大畸形，并呈完全预激，如果能辨认出逆传的心房波（P'波），则 P'－R 间期常 < R－P' 间期。

某些 WPW 综合征患者会存在两条以上的房室旁道，这些旁道之间有时也可发生折返而形成心动过速，此时心动过速的心电图表现类似逆向型房室折返性心动过速。临床上明确心动过速是由两条旁道所致需要心脏电生理检查确定。

临床上有时还可见到 WPW 综合征患者发生房室结折返性心动过速（AVNRT），此时房室旁道不参与折返，因而心电图呈现房室结折返性心动过速的特征。心脏电生理检查可明确诊断。

2. 心房颤动和心房扑动

WPW 综合征患者心房扑动发生较少，但心房颤动发生却较多，文献报道心房颤动发生率为 11%～39%。提示 WPW 综合征和心房颤动有内在联系的证据有：WPW 综合征患者中，高血压、冠心病、风湿性心脏病、心肌病、甲状腺功能亢进等的比例并不比普通人群高，但心房颤动的发生率却高于普通群体；旁道经外科手术切除或射频消融消除后，心房颤动发生减少。

WPW 综合征患者易发生心房颤动的可能机制有：①心动过速时心室激动从心室经旁道逆传至心房，恰逢心房肌的易损期，引起心房颤动；②经常发生房室结折返性心动过速，心房肌易发生电重构，从而易于心房颤动的发生。

WPW 综合征发生心房颤动时，从旁道下传的激动形成的 QRS 波宽大畸形，而不存在旁道的心房颤动从房室结—希氏束—浦肯野系统下传，若发生心室内差异性传导时 QRS 波也宽大畸形，这两种情况临床意义不同，治疗原则也不一样，需鉴别。如洋地黄类、维拉帕米等药物可减慢房室结传导，改善差异传导，因而可用于经房室结下传的差异传导；但这些药物缩短旁道的不应期，有利于激动经旁道下传，因而在激动经旁道下传时应禁忌使用。一般认为，心房颤动时心室率超过 200 次/分，要怀疑有激动从旁道下传的可能。

3. 心室颤动和猝死

WPW 综合征患者心源性猝死发生率较普通人群高，在 3～10 年的随访研究中，WPW 患者心源性猝死的发生率为 0.15%～0.39%。猝死作为 WPW 综合征的首次表现很少见。WPW 综合征患者发生猝死的原因，推测是：①心房颤动蜕变导致心室颤动，心房颤动时激动从旁道下传，由于旁道不应期短，R－R 间期也缩短，快速心室率可蜕变为心室颤动。有研究报道，心房颤动时 R－R 间期 <250 ms 是预激综合征患者心房颤动蜕变为心室颤动的重要预测指标；②部分 WPW 综合征患者，无心房颤动发作史，而以心室颤动为首发表现，其发生机制尚不明确，也许合并存在的器质性心脏疾病在心室颤动的发作中也发挥作用。

WPW 综合征发生猝死的危险因素为：①房颤时，最短 R－R 间期 <250 ms；②心动过速发作时有明显症状；③存在多条旁道；④Ebstein 畸形；⑤家族性 WPW 综合征，该类型临床罕见。

（四）鉴别诊断

（1）束支传导阻滞：预激综合征患者有时会和束支传导阻滞相混淆，特别是 B 型预激易被误诊为左束支传导阻滞。当然，预激综合征患者有时也合并束支传导阻滞。从心电图的表现而言，预激综合征和束支传导阻滞的鉴别要点见表 3－1。

表 3－1　预激综合征和束支传导阻滞的鉴别要点

项目	WPW 综合征	束支传导阻滞
P－R 间期	<0.12 s	>0.12 s
QRS 时间	预激波的存在使 QRS 波 >0.12 s，但异常宽大者少见	常 >0.12 s，异常宽大者多见
QRS 波形态	起始部有预激波	呈挫折粗钝，但起始部无预激波
QRS 波形可变性	可变性大，可以诱发，也可变为正常	一般恒定，或随病程略有改变
伴发的心律失常	往往有室上性心动过速发作	多无心动过速发作

（2）心肌梗死：有时负向预激波很像 Q（或 q）波，易与心肌梗死相混淆，如 B 型 WPW 综合征的 $V_1 \sim V_3$ 导联呈 QS 型貌似前间壁心肌梗死。通过仔细病史询问，确定有无可靠的心肌梗死症状，有无心电图的动态演变过程，以及必要时的心肌酶学检查足以明确。

（3）A 型预激综合征与右心室肥厚的鉴别，除了观察 P－R 间期和 QRS 时间、预激波特点外，还要注意是否有电轴右偏，V_5、V_6 导联出现深 S 波等。

（4）孤立、间歇出现的预激需与出现于心室舒张晚期的室性期前收缩鉴别，通过延长单个导联心电图记录时间，观察 P 波和室性期前收缩的关系，以及压迫颈动脉窦使窦性心率减慢观察 P 波和室性期前收缩的关系，可以鉴别。

（五）治疗

WPW 综合征伴发室上性心动过速的药物治疗，对前向型房室折返性心动过速可选用 I 类抗心律失常药物、β 受体阻滞剂、Ⅲ 类抗心律失常药物和钙通道阻滞剂治疗，而对逆向型房室折返性心动过速或伴有心房扑动/颤动的患者，应选用 I 类抗心律失常药物和 Ⅲ 类抗心律失常药物，避免应用有减慢房室结传导的药物，如洋地黄类、维拉帕米等药物。对室上性心动过速反复发作，药物治疗不满意或不愿药物治疗，或发作时有血流动力学障碍的患者，应行射频消融治疗。目前射频消融可在 99% 以上的患者根除心动过速的发作。

二、短 P－R 间期综合征（LGL 综合征）

短 P－R 间期综合征是指心电图在正常窦性节律时 P－R 间期 <0.12 s，QRS 波时限正常（伴束支传导阻滞或心室内传导阻滞者例外），无预激波（图 3－4），临床上有阵发性心动过速发作的综合征。该综合征由 Lown、Ganong、Levine 于 1952 年作为综合征报道，故又

称 Lown – Ganong – Levine 综合征，简称 LGL 综合征。

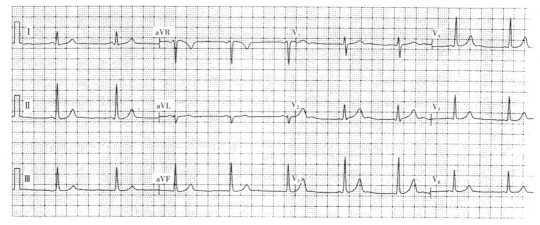

图 3 – 4　LGL 综合征

注　心电图显示 P – R 间期为 0.11 s（0.12 s），QRS 波时限正常，无预激 δ 波。

（一）解剖学基础

曾认为该综合征中 P – R 间期缩短是由于存在房室结内旁道，因旁道传导较房室结快，故 P – R 间期缩短。对 P – R 间期缩短曾有 3 种看法：①房室结内特殊的传导快速的纤维，所谓的房室结内旁道；②心房 – 希氏束旁道，Brechenmaker 在 687 例心脏病理检查中报道了 2 例这样的旁道，可以解释一部分患者的 P – R 间期缩短的解剖基础，目前尚无该旁道参与折返性心动过速发生的电生理证据；③James 纤维，指发自心房、跨过房室结的主要递减传导区域，但仍插入房室结的纤维。但有学者认为房室结结构复杂，这只是房室结的一个正常部分，其功能尚未确定。

由于确定以上旁道存在的证据太少，且房室结传导受自主神经张力的影响，后来有学者提出交感神经张力升高和房室结解剖结构小也是 LGL 综合征患者 P – R 缩短的机制。随着心脏电生理学的发展，对 LGL 综合征的认识也更加全面。LGL 综合征有以下电生理特征：①A – H 间期 < 60 ms；②心房起搏频率 ≥ 200 次/分时，仍能保持 1 : 1 房室传导；③心房起搏频率增快时（300 ms），AH 可有延长，但增加的幅度不大，一般不超过 100 ms。因此，目前的看法是，LGL 综合征是加速的房室传导（EAVC），并且加速发生在房室结，故又称加速的房室结传导（EAVNC），其心房传导和希氏束 – 浦肯野系统传导是正常的。

（二）临床电生理特征

主要以房室结折返性心动过速为主，在电生理检查时表现出房室结双径路传导的特征，与 P – R 间期正常者的房室结折返性心动过速相同。

在部分病例可能合并存在房室旁道，从而发生房室折返性心动过速。少数患者可发生心房扑动/颤动。

（三）治疗

LGL 综合征伴有房室结折返性心动过速者，药物治疗可选用 I 类抗心律失常药物，β 受体阻滞剂和钙通道阻滞剂治疗。伴有心房扑动/颤动、心室率快时可选用 I 类抗心律失常药物或Ⅲ类抗心律失常药物，如胺碘酮。对药物治疗无效、不愿药物治疗或症状发作较多者可行射频消融治疗。

三、变异型预激综合征与 Mahaim 纤维

变异型预激综合征是由 Mahaim 纤维形成的心室预激，发生率低，占心室预激患者中的 5% 以下。心电图特征为：①P－R 间期正常，甚至可长于正常；②QRS 时间延长；③QRS 起始部有预激波；④可伴有继发性 ST－T 改变。

（一）解剖学基础

传统的 Mahaim 纤维包括 3 条旁道，即从房室结至心室肌的旁道纤维（结室旁道）、从房室结至束支的旁道纤维（结束旁道）和从束支至心室肌的旁道纤维（束室旁道）。

随着心脏电生理学的发展，近年对 Mahaim 纤维有了更全面的认识。除上述 3 种纤维外，还有房束纤维和短房室纤维。目前从解剖和电生理特征，包括以下 4 种类型。①束室纤维：旁道起点在房室束，终止于右心室，心电图上可有预激表现，但不参与心动过速的发生；②结室纤维和结束纤维：两者电生理特点相似，均起源于房室结，但插入点分别为心室肌和束支。心动过速的环路由旁道前传至心室肌或右束支，经希氏束、房室结逆传，可有房室分离，说明心房不是折返环的一部分，因此左束支型心动过速酷似室性心动过速，需做电生理检查鉴别，同时也说明结室纤维或结束纤维起点是房室结。③房束纤维：旁道的组织学结构与正常的房室结-希氏束结构相似，旁道由 3 部分组成，起点在右侧心房的房室瓣游离壁，中间由一个房室结样的结构组成，向下是一个类似希氏束样结构的纤维，沿右心室游离壁一直走行到右束支或右束支远端附近的心室肌。心动过速环路由旁道前传，经右束支、希氏束和房室结（或另一旁道）逆传回心房，心房是折返环路的必需成分，无房室分离的表现。心动过速的每一个周期中都存在逆行 P 波，需仔细辨认。④短房室纤维：主要位于右心房游离壁，缓慢前传的纤维起源于右心房，旁路搭靠在房室环上，最早的心室激动点就在起源点邻近的心室侧。其心动过速环路与房束纤维类似，由旁道前传，经心室、束支、希氏束和房室结（或另一旁道）逆传回心房，心房是折返环路的必需成分，无房室分离的表现。

Mahaim 纤维仅有前传功能，且具有递减性传导的特征。主要位于右侧心房，其参与的心动过速，是经旁道下传的、心电图呈预激型 QRS 波的折返性心动过速，其体表心电图的特征是心动过速呈左束支传导阻滞图形，且多数电轴左偏。这类心动过速，由房束纤维所致者占 81.0% ~88.5%，由短房室纤维所致者占 11.5% ~19.0%，而由结室纤维或结束纤维的旁道所致的心动过速少见。

（二）临床电生理检查

在电生理学上，Mahaim 纤维有以下特征：①右心房前侧壁下部起搏可形成心室预激，在给予心房程序期前刺激时，随刺激 $S_1－S_2$ 间期的逐渐缩短，心室预激程度逐渐增加，直至心室完全预激；②当快速心房起搏导致心室完全预激时，12 导联体表心电图 QRS 波形态与心动过速的图形完全一样，提示心动过速的激动是经旁道前传至心室；③心室刺激时，不能发现旁道具有逆向传导现象；④在心动过速时，于房室结不应期起搏心房游离壁可提前重整心动过速周期；⑤在心动过速或右心房起搏使心室呈预激图形时，沿三尖瓣环游离壁标测可以找到 Mahaim 电位，该电位与心房和心室电位之间均有较长的等电位线，在三尖瓣环上

消融该电位可消除心动过速的发作。

（三）治疗

Mahaim 纤维参与的心动过速的前向传导对腺苷敏感，但对钙通道阻滞剂和 β 受体阻滞剂不敏感，但后两者可影响房室结逆传，从而可预防心动过速的发作。Ⅰa 和 Ⅰc 类药物对减慢或预防心动过速有效。

射频消融可阻断 Mahaim 纤维，从而可根除心动过速的发作。

（张亚楠）

第四章

感染性心内膜炎

第一节　自体瓣膜心内膜炎

感染性心内膜炎的流行病学发生了很大的改变。感染性心内膜炎发病率为每年（1.7~6.2）/10万患者。发病率升高的因素主要有人口老化、院内感染增加、心脏和血管内植入物增多、免疫抑制剂的使用及静脉药物滥用的增多。流行病学研究表明，感染性心内膜炎的基础疾病在年轻患者主要为风湿性或先天性心脏病及静脉药物滥用者，在老年患者主要为退行性瓣膜病。

引起成人自身瓣膜的感染性心内膜炎的最常见的微生物是草绿色链球菌、金黄色葡萄球菌、牛链球菌、肠球菌和HACEK菌。HACEK细菌包括被认为是上呼吸道正常菌群的革兰阴性微生物。

一、临床表现

多数患者无前驱病史，部分患者近期有手术、器械检查或感染史。由于致病菌毒力不同、基础心脏病不同以及其他因素等，感染性心内膜炎的临床表现错综复杂、变化多端。

（一）急性感染性心内膜炎

常发生于正常心脏，在静脉药瘾者发生的右侧心内膜炎也倾向于急性。病原菌常为高毒力的细菌如金黄色葡萄球菌或真菌。起病急骤，高热、寒战、全身毒血症症状显著，类似败血症，常是全身感染的一部分。由于多数患者原无基础心脏病，发病开始可无杂音，但由于瓣膜迅速破坏及瓣膜附件断裂等，病程中可出现新的杂音，以主动脉瓣反流性杂音居多，杂音在短时间内可出现明显变化为其特点。患者一般情况差，皮肤黏膜瘀点可见于2/3患者，脾大也较为多见，其他微血栓栓塞征象比较少见，肺、皮肤等处可出现迁徙性脓肿。

（二）亚急性感染性心内膜炎

仍为目前临床上最多见的类型，多数患者原有器质性心脏病。起病隐袭，常以发热、出汗、全身中毒症状和进行性贫血为主要表现。少数以并发症的方式起病，如栓塞、不能解释的卒中、心瓣膜病的进行性加重、顽固性心力衰竭、肾小球肾炎和手术后出现心脏杂音等。

1. 全身感染的症状

发热最常见，热型多变，以不规则者多见，伴有畏寒和出汗。体温大多在37.5~39℃，

3%～15%的患者体温正常，多见于老年患者和伴有栓塞或真菌性动脉瘤破裂引起脑出血或蛛网膜下腔出血以及严重心力衰竭、尿毒症，使用抗生素、皮质激素、退热药者也可暂时不发热。亚急性感染性心内膜炎患者入院时或在某一阶段可不出现发热，但整个病程中均不出现发热者十分少见。

常有全身不适、食欲减退、疲乏、体重减轻等。可有头痛、肌痛、关节痛及背痛。70%～90%的病例有进行性贫血，多为轻、中度贫血，晚期患者可有重度贫血，主要由于感染抑制骨髓所致。1/3的患者有杵状指，一般无发绀。

2. 心脏表现

原有杂音的性质强度发生变化或出现新的杂音。心律失常少见，可引起房室传导阻滞及束支传导阻滞，可有期前收缩或心房纤颤。

3. 皮肤、黏膜病损

皮肤黏膜微血栓及微小动脉炎目前已比较少见，但若出现，为诊断感染性心内膜炎的重要依据，常见的皮肤、黏膜病损如下。①皮肤、黏膜瘀点，多见于结合膜及前胸、腹部、手足背部皮肤，也可见于口腔、咽腭等处黏膜。瘀点常成群出现，发生率最高，但也从应用抗生素前的85%降低到目前的10%～40%。②罗特（Roth）斑，眼底出现一直径数毫米的椭圆形、中心苍白的出血点。③奥斯勒（Osler）结节，分布于手指和足趾末端的掌面，足底或大小鱼际肌处，红色或紫红色，有明显的压痛，直径小者1～2 mm，大者5～15 mm，高于皮面，既往认为是感染性心内膜炎的特征性表现，此征偶尔也见于系统性红斑狼疮、消耗性心内膜炎。④詹韦（Janeway）损害，为无痛性出血性斑疹，位于手掌及足底，多见于金黄色葡萄球菌性感染性心内膜炎。⑤指甲下出血，出现与手指平行的甲下裂隙出血，也可见于趾甲下，其远端不达到指甲床前沿，发生率很低。

4. 栓塞

栓塞是感染性心内膜炎最常见的临床表现，见于40%的患者，有助于本病的诊断。常见栓塞器官有脑、肾、脾、肺和血管，并表现相关的症状和体征。

5. 与免疫系统激活有关的表现

持续菌血症刺激机体免疫系统引起脾大，质软并有轻度压痛。还可导致肾小球肾炎（循环免疫复合物沉积在肾小球基底膜）、关节炎、腱鞘炎、心包炎和微血管炎等。

二、并发症

（一）充血性心力衰竭

它是最常见的并发症，感染引起的瓣膜破坏、穿孔及支持结构如乳头肌、腱索的受损发生瓣膜关闭不全，或使原有的关闭不全加重是造成心力衰竭的主要原因。主动脉瓣受损者最常发生，其次为二尖瓣受损。偶尔赘生物脱落栓塞于冠状动脉导致急性心肌梗死也可产生心力衰竭。

左心衰竭的突然出现或加重常见于急性感染性心内膜炎，主要由于瓣膜穿孔或腱索断裂引起。出现与瓣膜功能不全不相称的难治性左心衰竭时，要考虑感染性瓦氏窦瘤破裂或室间隔穿孔的可能性。

当感染性心内膜炎扩散到瓣环外时，预示着较高的死亡率，产生心力衰竭及需要手术的可能性较大。瓦氏窦的真菌性动脉瘤破裂可引起心包炎、心包积血及心脏压塞（心包填塞），或形成至右心室或左心室的瘘管。

（二）神经系统

有 20% ~ 40% 的感染性心内膜炎患者出现神经系统并发症。①5% 的感染性心内膜炎的患者发生颅内出血：出血为真菌性动脉瘤破裂或栓塞梗死处化脓性动脉炎引起的动脉破裂。在有发热的心瓣膜病患者，出现神经系统表现提示可能为感染性心内膜炎。颅内真菌性动脉瘤的临床表现多样，一些动脉瘤在破裂前慢慢渗出，产生头痛和轻微的脑膜刺激征，而另一些患者在突然脑出血前无任何症状。对有局限性或严重头痛、培养阴性的脑膜炎或局灶神经系统体征的患者，CT、MRI 等影像学检查有助于诊断。CT 诊断脑出血的敏感性达 90% ~ 95%，还可确定细菌性动脉瘤的位置。对小于 5 mm 的动脉瘤，MRI 检查的敏感性不如常规脑血管造影，后者仍是诊断动脉瘤的金标准。②弥漫性脑膜脑炎：可能因小动脉或毛细血管的散在性细菌性栓塞所致，其表现如同脑炎或脑膜脑炎，但脑脊液培养常阴性，多见于金黄色葡萄球菌或肺炎球菌性感染性心内膜炎。

（三）细菌性动脉瘤

以真菌性动脉瘤最常见，最常发生于主动脉窦，其次为脑、已结扎的动脉导管、内脏和四肢动脉。不压迫邻近组织的动脉瘤本身无症状，为可扪及的搏动性肿块。发生在周围血管的动脉瘤容易诊断，但发生在脑、肠系膜等深部组织的动脉时，往往直至动脉瘤破裂出血时才能确诊。

（四）长期发热

对毒力较小的致病菌所致的感染性心内膜炎，在抗生素恰当地治疗 2 ~ 3 d 后应退热，90% 的感染性心内膜炎患者在治疗 2 周内退热。持续发热（超过 14 d）的主要原因有：感染播散到瓣膜外（常有心肌脓肿）、局部的转移性感染、药物过敏（尤其是退热后再出现发热）、医院内感染或出现并发症，如肺栓塞。

三、辅助检查

（一）实验室检查

1. 常规检查

亚急性病例常有轻至中度贫血。白细胞计数正常或轻度升高，有时可见到核左移。血片中有时可找到吞噬单核细胞，直径为 20 ~ 30 μm，细胞质中可含有细菌及退变的红细胞，对诊断有参考价值。急性感染性心内膜炎的患者贫血较少见，除在疾病的极早期或合并心力衰竭、肾衰竭外，有白细胞计数升高和明显的核左移。90% 以上感染性心内膜炎的患者红细胞沉降率增高，如红细胞沉降率正常，不支持感染性心内膜炎的诊断。半数以上的患者有蛋白尿和镜下血尿，在并发急性肾小球肾炎、间质性肾炎或肾梗死时，可出现肉眼血尿、脓尿以及血肌酐和尿素氮的增高。肠球菌性心内膜炎常可导致肠球菌菌尿，金黄色葡萄球菌性心内膜炎亦然，故尿培养也有助于诊断。

2. 血培养

血培养阳性是诊断感染性心内膜炎最直接的证据，对每一例怀疑感染性心内膜炎的患者，均应做血培养检查。国外血培养阳性率可高达 95%，国内一般为 40% ~ 60%。感染性心内膜炎的菌血症为持续性的，故无须在体温升高时采血。在亚急性感染性心内膜炎的病例，血中细菌的数目相差很大，通常为每毫升静脉血 1 ~ 200 个菌落，因为在未治疗的患者血培养通常为阳性，一般抽取 3 次血标本就够了，但对用过抗生素治疗的患者，需反复做血培养。

在抗生素治疗前，如临床条件允许，在 24 h 内于不同静脉穿刺部位采血 3 次进行培养，每次采血 16 ~ 20 mL。在应用过抗生素治疗的患者，取血量不宜过多，因为血液中过多的抗生素不能被培养基稀释，影响细菌的生长。第一次采血与第三次采血至少间隔 1 h，常规做需氧菌和厌氧菌培养，如疑为真菌感染应加做真菌培养。培养基应能支持难培养的营养变异细菌的生长，最好含有能灭活或中和抗生素的酶或树脂。一旦血培养阳性，进行革兰染色和次代培养。如第 2 天、第 3 天培养阴性，再采血 2 次行血培养。如用过抗生素治疗的患者，在随后的几周中需多次做血培养，以发现不完全治疗后的菌血症复发。对急性感染性心内膜炎患者，采血 3 次后即应给予抗生素经验性治疗，不必等血培养的结果。

因为皮肤常见的细菌如类白喉杆菌、凝固酶阴性的表皮葡萄球菌可导致感染性心内膜炎，在采血时应注意皮肤严格消毒，抽血操作者应戴无菌手套。不要轻易地将上述细菌当作污染菌。如怀疑为这些细菌导致的心内膜炎，应延长培养时间至 21 d，即使肉眼检查无明显生长，也应在第 5 天、第 14 天、第 21 天时做革兰染色。定量血培养有时可区别污染或真阳性。

对血培养阴性的感染性心内膜炎，做布鲁氏菌、军团菌、科克斯立克次体或鹦鹉热的血清学检查可能会有帮助。

3. 血清学检查

①血清总补体、C_3、C_4 均降低：这在其他感染性疾患十分少见。患者有发热、心脏杂音等提示感染性心内膜炎时，上述补体的变化对感染性心内膜炎的诊断是有力的支持。②循环免疫复合物（CIC）增高：见于 90% 的患者，且常在 100 μg/mL 以上，比无感染性心内膜炎的败血症患者高，有鉴别诊断价值。但要注意与系统性红斑狼疮、乙型肝炎表面抗原阳性及其他免疫性疾病的患者鉴别。③血清中壁酸抗体含量增高：若其效价增高 4 倍以上，提示葡萄球菌感染的可能性很大。临床高度怀疑感染性心内膜炎而血培养阴性者，此项检查对明确致病菌和选用抗生素治疗有较大的参考价值。④亚急性感染性心内膜炎：病程超过 6 周者，50% 类风湿因子阳性，经治疗后效价迅速降低，如效价持续不降，提示预后不良。

（二）心电图检查

一般无特异性。在治疗过程中出现传导阻滞提示感染扩散到心肌，这种扩散可由于局灶性心肌炎或靠近传导系统的脓肿所致。如为室间隔脓肿或瓣环脓肿导致房室传导、阻滞，提示可能需要换瓣。颅内细菌性动脉瘤破裂，可出现神经源性的 T 波改变。

（三）放射影像学检查

胸部 X 线检查对并发症如心力衰竭、肺梗死的诊断有帮助。肺部多处小片状浸润影提示脓毒性肺栓塞所致的肺炎。主动脉细菌性动脉瘤可致主动脉增宽。透视下见人工心瓣膜有异常的摇动和移位时，提示可能合并感染性心内膜炎。

计算机 X 线断层显像（CT）或螺旋 CT 及磁共振显像（MRI）可帮助确定感染性心内膜炎时局灶性神经损害的原因，尤其是脑梗死、脓肿和出血的诊断，对较大的主动脉瓣周脓肿也有一定的诊断价值。大脑或其他部位细菌性动脉瘤的诊断有时需行血管造影检查。

（四）超声心动图检查

可从以下三方面帮助临床医师处理可疑的感染性心内膜炎患者：①显示瓣膜上的赘生物而确立诊断；②鉴定影响疾病预后的各种血流动力学改变和心内并发症；③指导特殊的干预，如抗生素治疗的疗程和外科手术干预。所有怀疑感染性心内膜炎的患者都应行经胸超声心动图（TIE）。

TIE 可诊断出 50% ~ 80% 的赘生物，自体瓣膜病变及赘生物 >5 mm 者易于显示，人工瓣膜病变及赘生物 <5 mm 者难以显示，因此，未发现赘生物不能排除感染性心内膜炎。肺动脉瓣的全貌难以完全显示，故肺动脉瓣赘生物有时不易探测到。

经食管超声心动图（TEE）能很好地显示双房腔、瓣膜、腱索、人工瓣膜及升主动脉，因此更易发现赘生物、瓣周脓肿及真菌性动脉瘤等。约 90% 的病例可发现赘生物，能检出直径 1.0 ~ 1.5 mm 的赘生物，不受机械瓣造成回声的影响，更适合于人工瓣膜及肺气肿、肥胖、胸廓畸形的患者。对怀疑有感染性心内膜炎，但 TIE 检查结果阴性者，必须考虑 TEE 检查。

超声心动图诊断感染性心内膜炎的特异性不很强，因为有时赘生物不易与黏液瘤样变性、血栓等非感染性病变相区别，而且不能区分急性期或慢性期的赘生物。

（五）心导管检查和心血管造影

对抗生素治疗反应良好的感染性心内膜炎患者通常不必行此项检查，心导管检查和心血管造影对原有的心脏病，尤其是冠心病的诊断价值很大，由于有赘生物脱落的危险，需严格掌握适应证。一般认为，如对 40 岁以上的患者行瓣膜置换术，需行心导管检查和心血管造影，以了解冠状动脉的情况及主动脉瓣反流的程度。

（六）放射性核素 ^{67}Ga（镓）心脏扫描

对心内膜炎的炎症部位和心肌脓肿的诊断有帮助，但需 72 h 后才显示阳性，且敏感性、特异性均不如超声心动图，临床应用价值不大。

四、诊断和鉴别诊断

感染性心内膜炎的临床表现错综复杂，一些患者缺乏典型的征象如发热、心脏杂音等，另有一些患者以并发症如大动脉栓塞、肾衰竭或贫血为主要表现，故很容易发生误诊和漏诊。

外科手术或尸检取得的心内膜赘生物或大动脉栓塞的栓子，经革兰染色或培养发现致病微生物，是诊断感染性心内膜炎的"金标准"。但大部分的病例只能依靠临床表现、血培养和超声心动图等做出诊断。

对患有心瓣膜病、先天性心脏病、人工瓣膜置换术后和安置起搏器的患者，有不明原因的发热持续 1 周以上，应怀疑本病的可能，并立即做血培养，如兼有贫血、周围栓塞现象和出现心脏杂音，应考虑本病的诊断。临床反复短期使用抗生素，发热时常反复，尤其有瓣膜杂音的患者应警惕本病的可能。

对不能解释的贫血、难治性心力衰竭、周围动脉栓塞、人工瓣膜口的进行性阻塞和瓣膜的移位、撕裂等均应注意感染性心内膜炎的可能性。著名的心脏病学家 Friedberg 提出，凡有器质性心脏杂音者发热 1 周而原因不明，除非证实为其他疾患，否则均应拟诊为感染性心内膜炎。这一标准只是拟诊标准，今天看来不够完整，但仍有重要的意义。

感染性心内膜炎的 Duke 诊断标准如下。

1. 确定的感染性心内膜炎

（1）病理学标准：①微生物，赘生物、脱落的赘生物栓子或心内脓肿进行培养或组织学检查发现病原微生物；②病理病变，组织病理证实赘生物或心内脓肿有活动性心内膜炎。

（2）临床标准：①2 个主要标准；②1 个主要标准加 3 项次要标准；③5 项次要标准。

2. 可疑的感染性心内膜炎

临床表现不足以明确感染性心内膜炎诊断，也不足以排除感染性心内膜炎诊断。

3. 排除诊断

（1）肯定的其他诊断可解释患者的临床症状。

（2）抗生素治疗≤4 d 而心内膜炎症状完全消失者。

（3）抗生素治疗≤4 d，手术或尸检没有发现感染性心内膜炎证据者。

4. 感染性心内膜炎的 Duke 诊断标准中术语的定义

（1）主要标准。

1）阳性血培养结果：在原发感染灶，2 次分开的血培养中均分离出可致感染性心内膜炎的典型的微生物，如草绿色链球菌、牛链球菌、HACEK 族细菌，或社区获得性葡萄球菌属或肠球菌，或持续血培养阳性，定义为重新获得与感染性心内膜炎一致的微生物。①血培养采血间隔 12 h 以上；②3 次或 3 次以上的血培养多数阳性，首次和末次采血时间至少相隔 1 h。

2）心内膜受累的证据：心脏超声检查异常。①在瓣膜或其支持结构上，或瓣膜反流血液冲击部位或人工植入的瓣膜上出现振荡的块状物而不能用其他解剖上的原因解释。②脓肿。③人工瓣膜出现新的部分撕裂或新出现的瓣膜反流（既往存在的杂音加重或改变不是充分依据）。

（2）次要标准。

1）易患因素：基础心脏病或静脉注射毒品。

2）发热≥38 ℃。

3）血管征象：大动脉栓塞、感染性肺栓塞、真菌性动脉瘤、颅内出血、结膜出血、詹韦损害。

4）免疫学异常：肾小球肾炎、奥斯勒小结、罗特斑、类风湿因子阳性。

5）细菌学证据：血培养阳性但不符合上述主要标准，或与感染性心内膜炎相符的致病菌的血清学检查。

6）超声心动图的发现符合感染性心内膜炎，但不具备上述主要标准。

感染性心内膜炎的 Duke 诊断标准的特异性为 0.99（95% 可信限 0.97~1.00），阴性预测值大于 92%。该标准尚未用于人工瓣膜性心内膜炎的诊断。

本病的临床表现多样，常易与其他疾病混淆。急性者需与金黄色葡萄球菌、淋球菌、肺炎球菌、革兰阴性杆菌败血症鉴别，亚急性者应与急性风湿热、系统性红斑狼疮、淋巴瘤腹腔内感染、结核病等相鉴别。还要注意与其他原因所致栓塞性疾病相鉴别，如肠系膜动脉栓塞，需与其他急腹症相鉴别；冠状动脉栓塞，需与冠状动脉粥样硬化或冠状动脉炎等所致心绞痛、心肌梗死相鉴别。

五、治疗

（一）抗生素治疗

抗生素治疗是感染性心内膜炎的首要治疗措施。在抗生素治疗之前，最好能明确感染性心内膜炎是由何种致病微生物引起的。凡能培养出致病微生物者，应测定微生物对某种抗生素的最小抑菌浓度（MIC）、最小杀菌浓度（MBC）和能杀死99.9%接种细菌的最大稀释血清，即血清杀菌滴度（SBT），当治疗少见的病原菌和使用不常用的抗生素或治疗失败时，SBT对临床治疗很有帮助。还要做药物敏感试验，以供用药时参考。病情危急不能等待血培养结果者，可在抽血送培养后作经验性治疗，待得到血培养结果后再进行调整。

1. 一般原则

（1）早期应用：感染性心内膜炎的病原学检查是选择治疗方案的重要依据，因为感染性心内膜炎有持续性菌血症，所以不必在体温升高时采取血标本。亚急性感染性心内膜炎可延迟治疗2～3 d以等待血培养结果，并不影响患者的治愈率和预后。而急性感染性心内膜炎或亚急性感染性心内膜炎伴心力衰竭的患者，则应在30～60 min抽取血培养标本4～6次后立即开始按经验性用药方案治疗。

（2）足量应用：赘生物中病原微生物浓度很高，但是代谢和增殖相对低下，对机体防御系统有很强的抵抗力，病原微生物隐藏于赘生物的纤维蛋白和血栓中，而且赘生物中无血管分布，抗生素很难渗透。因此需要应用大剂量的抗生素，使其血清浓度达到体外试验最低抑菌浓度的8倍以上，才能保证有足量药物渗入赘生物内，彻底杀灭病原微生物。2种以上抗生素联合应用，不但有协同作用，还可减少耐药性，杀灭其他细菌。

（3）选用杀菌剂：青霉素、头孢菌素、庆大霉素和万古霉素等抗生素均有较强的杀菌活性。而抑菌性药物如四环素类、氯霉素、大环内酯类等，一般仅用于Q热立克次体、鹦鹉热衣原体、布鲁氏菌等病原微生物引起的感染性心内膜炎。杀菌剂和抑菌剂联合应用有时可获得良好的疗效，并且可以减少耐药性的产生。

（4）静脉用药为主：注射途径给药可以达到较高的血浆浓度，明显优于口服给药。分次静脉注射或快速静脉滴注较持续滴注可取，因其血浆内药物的高峰浓度较高，可彻底地杀灭赘生物中的病原微生物，且对患者的生活与活动影响小。链霉素等药物则采用肌内注射给药。给药次数取决于病原微生物和抗生素的种类，原则是使病原微生物在两次给药之间不能进行增殖。青霉素、头孢菌素和万古霉素对革兰阳性球菌有2 h的抗生素后效应，即应用抗生素后，即使抗菌活性消失，病原微生物在2 h内仍不能增殖。但以上药物对革兰阴性杆菌则没有抗生素后效应，因此青霉素G需每4 h给药1次。

（5）疗程要长：疗程一般4～6周，有严重栓塞、迁徙性脓肿、真菌性感染性心内膜炎，以及感染性心内膜炎复发等，疗程应适当延长。

青霉素与氨基糖苷类抗生素合用有协同作用。使用氨基糖苷类抗生素和万古霉素时要严密观察肾功能，并根据肌酐清除率调整剂量。除非监测血清浓度，万古霉素每天用量不要超过2 g。对较少见的微生物引起的感染性心内膜炎的最佳治疗方案仍未确定。

2. 经验性治疗

鉴于血培养阳性率较低或因病情危急不能等待血培养结果，可根据以往的临床经验采用适当的抗生素。对感染性心内膜炎患者应尽可能区分为急性或亚急性，前者使用的抗生素应能覆盖金黄色葡萄球菌、多种链球菌和革兰阴性杆菌，后者使用的抗生素应能覆盖绝大多数的链球菌及肠球菌。Durack 的治疗方案如下。

（1）疑为急性感染性心内膜炎：萘夫西林（nafcillin，新青霉素Ⅲ）2 g，每 4 h 静脉注射或滴注 1 次，加庆大霉素 1 mg（1 000 U）/kg，肌内注射或静脉滴注，每 8 h 1 次，再加氨苄西林 2 g，静脉注射，每 4 h 1 次。

（2）疑为亚急性感染性心内膜炎：氨苄西林加庆大霉素，剂量同上。

3. 根据血培养结果选用抗生素

选用抗生素前应测定最小抑菌浓度（MIC）和最小杀菌浓度（MBC）。使用抗生素后应测定血抗生素峰浓度（静脉注射药物后 0.5 ~ 1 h）和谷浓度（下次注射药物前），以监测抗生素作用和毒性。根据多中心研究，峰浓度和谷浓度的抗生素稀释 1 : 8 能达到 MBC 者，治愈可能性为 93% ~ 97.5%。

（1）链球菌：具体选用如下。①对青霉素敏感的细菌（MIC < 0.1 μg/mL）：草绿色链球菌、牛链球菌、肺炎球菌及其他链球菌多属此类。可用青霉素 G 治疗 4 周（方案 A）；青霉素 G 加庆大霉素（方案 C）可产生协同杀菌作用，能迅速杀灭赘生物内的病原菌，治疗 2 周可达到与方案 A 相同的治疗效果，适用于无心肌脓肿、心外感染灶及真菌性动脉瘤等并发症者。方案 A 更适用于有氨基糖苷类抗生素禁忌证（肾功能不全、听神经损害）或 65 岁以上的患者。对于复发、伴有休克或心脏外感染性栓塞的患者，可将方案 C 中青霉素 G 延长应用 2 周。对青霉素过敏的患者，可应用头孢曲松或万古霉素（B 或 D 方案），见表 4 - 1。②对青霉素相对耐药的草绿色链球菌和牛链球菌：推荐青霉素 G（4 周）加庆大霉素（不超过 2 周）的治疗方法，见表 4 - 2。对青霉素耐药的草绿色链球菌和肠球菌或对青霉素过敏者，用万古霉素，万古霉素的剂量不超过 2 g/d，肾功能不全者要减量。在注射完毕后 1 h，治疗血浆浓度为 30 ~ 45 μg/mL。滴注速度要慢（每剂超过 1 h），以减少组胺释放所致的红人综合征，见表 4 - 3。

表 4 - 1　自体瓣膜对青霉素敏感的草绿色链球菌和牛链球菌感染的治疗（MIC ≤ 0.1 μg/mL）

抗生素方案	剂量和途径	用药时间（周）
A. 青霉素 G	1 200 万 ~ 1 800 万 U/d，持续静脉滴注	4
	或分 6 等份，每 4 h 1 次	
B. 头孢曲松	2 g/d，静脉注射或肌内注射	4
C. 青霉素 G	1 200 万 ~ 1 800 万 U/d，持续静脉滴注	2
+	或分 6 等份，每 4 h 1 次	
庆大霉素	1 mg/kg，静脉注射或肌内注射，每 8 h 1 次	2
D. 万古霉素	30 mg/（kg·d），分 2 次静脉注射，不超过 2 g/d	4

表 4 - 2　自体瓣膜对青霉素相对耐药的草绿色链球菌和牛链球菌感染的治疗（MIC 0.1 ~ 0.5 μg/mL）

抗生素方案	剂量和途径	用药时间（周）
A. 青霉素 G	1 800 万 U/d，持续静脉滴注	4
+	或分 6 等份，每 4 h 1 次	
庆大霉素	1 mg/kg，静脉注射或肌内注射，每 8 h 1 次	2
B. 万古霉素	30 mg/（kg·d），分 2 次静脉注射，不超过 2 g/d	4

（2）肠球菌：见表4-3。

表4-3 自体瓣膜对青霉素耐药的链球菌和肠球菌感染的治疗（MIC＜0.1 μg/mL）

抗生素方案	剂量和途径	用药时间（周）
A. 青霉素 G	1 800万~3 000万 U/d，持续静脉滴注	4~6
+	或分6等份，每4 h 1次	
庆大霉素	1 mg/kg，静脉注射或肌内注射，每8 h 1次	4~6
B. 氨苄西林	12 g/d，持续静脉滴注	4~6
+	或分6等份，每4 h 1次	
庆大霉素	1 mg/kg，静脉注射或肌内注射，每8 h 1次	4~6
C. 万古霉素	30 mg/（kg·d），分2次静脉注射，	4
+	不超过2 g/d	
庆大霉素	1 mg/kg，静脉注射或肌内注射，每8 h 1次	4~6

（3）葡萄球菌：见表4-4。

表4-4 自体瓣膜葡萄球菌感染的治疗

抗生素方案	剂量和途径	用药时间
对青霉素敏感的葡萄球菌		
A. 青霉素 G	2 000万 U/d，持续静脉滴注	4~6周
	或分6等份，每4 h 1次	
对新青霉素敏感的葡萄球菌		
B. 萘夫西林或苯唑西林	2 g，静脉注射，每4 h 1次	4~6周
+		
庆大霉素	1 mg/kg，静脉注射或肌内注射，每8 h 1次	3~5 d
C. 头孢唑啉或其他同等剂量的	2 g，静脉注射，每8 h 1次	4~6周
头孢一代		
+		
庆大霉素	1 mg/kg，静脉注射或肌内注射，每8 h 1次	3~5 d
对新青霉素耐药的葡萄球菌		
D. 万古霉素	30 mg/（kg·d），分2次静脉注射，不超过2 g/d	4~6周

（4）HACEK菌：头孢曲松2 g，静脉注射或肌内注射，每天1次；或氨苄西林每天12 g，持续或分次静脉滴注，加庆大霉素1.0 mg/kg，每12 h静脉滴注或肌内注射1次，用药4周，也可考虑用第三代头孢菌素。

（5）铜绿假单胞菌和其他革兰阴性杆菌：治疗比较困难，常需联合用药治疗，如青霉素或第三代头孢菌素或亚胺培南（imipenem），加氨基糖苷类抗生素，疗程4~6周。最终治疗方案取决于药敏试验的结果。

（6）奈瑟菌属：青霉素200万 U，每6 h 1次；或头孢曲松1 g，每天1次，疗程3~4周。内科治疗对大多数感染性心内膜炎有效，但25%的患者需要手术治疗。抗生素治疗期间赘生物缩小提示治疗有效，赘生物增大提示治疗失败，并有手术治疗的指征。在有效的抗生素治疗后 3 ~7 h 应退热，持续或反复发热是治疗失败的临床表现。治疗过程中应行血培养，以确保清除病原菌。

（二）手术治疗

瓣膜置换手术、瓣膜修补手术和其他外科手术方式的引入，是近年来感染性心内膜炎治疗的一个重大进展，其重要性和意义仅次于抗生素应用。有报道表明，一组感染性心内膜炎患者仅用抗生素治疗，病死率高达 53%，其中 83% 死于充血性心力衰竭，及早进行换瓣手术，可使病死率降至 9% ~14%。

（三）其他治疗

1. 一般处理

包括卧床休息、限制体力活动、支持疗法、治疗心力衰竭及降温等。

2. 抗凝治疗

未能证明抗凝治疗可预防感染性心内膜炎的血栓栓塞事件，反而可能增加颅内出血的危险。对自体瓣膜心内膜炎患者，抗凝治疗仅限于感染性心内膜炎以外的其他指征。有颅内出血或真菌性动脉瘤的患者要停用抗凝治疗。对右心感染性心内膜炎并发肺栓塞者，可谨慎应用抗凝剂；左心感染性心内膜炎并发体循环大动脉栓塞者，禁忌用抗凝剂。

（朱　琳）

第二节　特殊类型心内膜炎

一、人工瓣膜心内膜炎

（一）病因和病理

人工瓣膜置换术后早期或晚期均可发生感染性心内膜炎。在发达国家，人工瓣膜心内膜炎占感染性心内膜炎的 7% ~25%，术后 3 个月，机械瓣的感染率高于生物瓣，此后两种类型瓣膜的感染率逐渐接近，5 年时两种类型瓣膜的感染率相当。有报道，术后 6 个月内人工瓣膜心内膜炎的发病率最高，1 年时为 1.5% ~3%，5 年时为 3% ~6%。

从微生物学的角度常将 PVE 分为早期（术后 1 年内）和晚期（术后 1 年后）。凝固酶阴性葡萄球菌是早期 PVE 最常见的致病菌，几乎都是院内感染，多为对青霉素耐药的表皮葡萄球菌。早期 PVE 的其他致病菌包括金黄色葡萄球菌、部分革兰阴性杆菌及类白喉杆菌。晚期 PVE 的致病菌与 NVE 相似，除草绿色链球菌外，多为葡萄球菌、肠球菌和革兰阴性杆菌。

人工瓣膜心内膜炎的病理改变不同于自体瓣膜心内膜炎。感染主要发生在人工瓣膜的附着处，即人工瓣膜缝合环与瓣膜环的交界处（可能是手术缝线为病原菌提供了繁殖场所），可以引起瓣膜脓肿。机械瓣感染常扩散到瓣膜以外的瓣环及环周组织，以及二尖瓣－主动脉瓣的瓣间纤维组织，引起瓣环脓肿、间隔脓肿、瘘管和人工瓣开裂，导致血流动力学显著改变的瓣周漏。生物瓣感染性心内膜炎的病理改变包括与机械瓣心内膜炎相似的侵入性改变，以及瓣叶的破坏。

（二）临床特点

与自体瓣膜心内膜炎相似，见表4-5。

表4-5　早期与晚期人工瓣膜感染性心内膜炎的比较

项目	早期	晚期
时间	<2个月	≥12个月
诱因	术中、术后污染，院内感染	口腔、上呼吸道、胃肠道、泌尿生殖道和皮肤等的手术和操作
致病菌	葡萄球菌（45%~50%）	葡萄球菌（30%~40%）
	链球菌（5%~10%）	链球菌（25%~30%）
累及瓣膜	多瓣膜	二尖瓣多见
临床表现	起病急，休克，脾肿大较少见	亚急性发病，脾大较多见

（三）治疗

1. 抗生素的选择

（1）葡萄球菌性人工瓣膜心内膜炎的治疗见表4-6，其他病因的人工瓣膜感染性心内膜炎的治疗方案与自体瓣膜感染性心内膜炎相同，但治疗时间应延长（至少6周）。但与自体瓣膜感染性心内膜炎相比，人工瓣膜感染性心内膜炎的治疗更为困难，且病死率远高于后者。这可能与以下原因有关：①耐药菌株的感染率在不断增加；②感染部位存在异物；③瓣膜周围脓肿的发生率较高。绝大多数的人工瓣膜感染性心内膜炎单用抗生素治疗效果不佳，需要再次置换瓣膜。早期人工瓣膜感染性心内膜炎病原菌侵袭力强，易发生瓣膜功能不全或瓣周漏，且感染不易根治，一般主张早期手术。后期人工瓣膜感染性心内膜炎病原菌多为链球菌，以内科治疗为主。但若发生真菌性人工瓣膜感染性心内膜炎，抗生素治疗仅是外科紧急再次置换瓣膜手术的辅助措施，如瓣膜功能不全所致的心力衰竭、瓣膜破坏严重引起的瓣周漏或生物瓣撕裂、出现新的传导功能障碍以及顽固性感染、反复发生外周组织器官梗死等，都应考虑手术治疗。抗生素治疗一般要连续使用4~6周，甚至数月。

表4-6　葡萄球菌人工瓣膜感染性心内膜炎的抗生素治疗

抗生素方案	剂量和途径	用药时间（周）
对新青霉素Ⅰ敏感的葡萄球菌		
乙氧萘胺青霉素	2 g，静脉注射，每4 h 1次	
或青霉素Ⅱ	2 g，静脉注射，每4 h 1次	
+		
利福平	300 mg，口服，每8 h 1次	≥6
+		
庆大霉素	1 mg/kg，静脉注射或肌内注射，每8 h 1次	2
对新青霉素Ⅰ耐药的葡萄球菌		
萘夫西林或苯唑西林	2 g，静脉注射，每4 h 1次	4~6
+		
利福平	300 mg，口服，每8 h 1次	≥6
+		
庆大霉素	1 mg/kg，静脉注射或肌内注射，每8 h 1次	3~5

（2）对链球菌感染引起的人工瓣膜心内膜炎，青霉素治疗的疗程延长至 6 周以上。并根据细菌对青霉素敏感、相对耐药和耐药，分别加用庆大霉素 2 周、4 周、6 周。对 β 内酰胺抗生素过敏者，可用万古霉素。

（3）HACEK 菌：头孢曲松 2 g，静脉注射或肌内注射，每天 1 次；或氨苄西林 12 g，每天持续或分次静脉滴注，加庆大霉素 1.0 mg/kg，每 12 h 静脉滴注或肌内注射 1 次，用药 6 周。应考虑选用第三代头孢菌素。

2. 手术治疗

对人工瓣膜感染性心内膜炎的患者，如出现以下三项指征之一即应考虑手术治疗：①新出现的瓣膜反流性杂音；②合并中、重度心力衰竭；③病原体为链球菌以外的致病菌。

3. 抗凝治疗

人工瓣膜心内膜炎患者在抗生素治疗过程中可谨慎给予抗凝治疗。然而，如有中枢神经系统栓塞伴出血，需暂时停用抗凝治疗。金黄色葡萄球菌性人工瓣膜心内膜炎患者，在抗凝治疗时尤其容易引起中枢神经系统出血。有证据支持在这种心内膜炎的急性期需停用抗凝治疗。计划手术治疗的患者，在术前 5 d 停用华法林改用肝素。

二、右心感染性心内膜炎

近年由于静脉滥用毒品者增多，累及右侧心脏的感染性心内膜炎呈增多趋势，已占感染性心内膜炎病例总数的 5% ~ 10%。这类心内膜炎又称静脉药瘾者心内膜炎，多发生在正常的心瓣膜，有右心瓣膜感染的特有倾向。静脉药物滥用者感染性心内膜炎的发病率较风湿性心脏病或人工瓣膜置换术后的患者高 7 倍左右，男性多于女性，平均年龄 32.5 岁。此外，右心感染性心内膜炎也可见于左向右分流的先天性心脏病（如室间隔缺损、动脉导管未闭等）；腔静脉感染性栓子也可引起右心感染性心内膜炎如流产、引产后感染，感染累及子宫内膜和肌层，形成盆腔静脉感染性栓子，迁徙至右心内膜引起感染性心内膜炎；右心操作（如安装心脏起搏器、右心导管检查及心内膜心肌活检）为其少见原因。

病原菌多为金黄色葡萄球菌，占 50% ~ 80%（静脉药瘾者占 80% 以上），其次为链球菌、革兰阴性杆菌和真菌。静脉药瘾者多累及正常的心脏瓣膜，赘生物多位于三尖瓣和肺动脉瓣，部分位于室间隔缺损的室间隔右心室面或缺损面对的右心室壁，其中以三尖瓣受累者最多见（50% 以上），可能与注射器械和药液污染、注射不规范及注射液中的微颗粒物质损害三尖瓣有关，少数累及肺动脉瓣。在这类患者中，感染性心内膜炎有时由多种致病菌感染引起，同时有 HIV 感染的静脉药物滥用者，易于产生少见的致病菌性感染性心内膜炎如真菌、巴尔通体，死亡率高于无 HIV 感染者。

临床表现除一般的感染性心内膜炎的症状外，静脉药瘾者起病多急骤，体温多在 39 ℃以上。肺部表现突出，因赘生物脱落造成肺炎、肺部多发性脓肿和细菌性肺梗死，患者可有咳嗽、胸痛、咳脓性痰、咯血的表现。双肺湿啰音，三尖瓣区可闻及 2/6 ~ 3/6 级收缩期杂音，但心脏扩大和心力衰竭少见。胸部 X 线见双肺有多处片状浸润阴影，以中下肺多见。超声心动图对右心赘生物的诊断敏感性为 83% ~ 100%。

对甲氧西林敏感的金黄色葡萄球菌所致者，以萘夫西林/苯唑西林 2 g，每 8 h 1 次，静脉滴注或静脉注射，加妥布霉素 1 mg/kg，每 8 h 1 次，静脉滴注，持续 2 周。其他治疗方案同左心感染性心内膜炎，抗生素治疗右心感染性心内膜炎预后好于左心感染性心内膜炎。

对毒血症严重、发热持续 3 周以上、超声心动图发现赘生物≥10 mm 或并发心力衰竭者，考虑手术治疗。死亡原因常为急性肺动脉瓣关闭不全合并右心衰竭和败血症性肺动脉栓塞所致的呼吸窘迫综合征。

三、真菌性感染性心内膜炎

真菌性感染性心内膜炎的发病率逐年增加，可能与以下因素有关：①滥用抗生素（特别是广谱抗生素）；②激素和免疫抑制剂的大量应用；③静脉注射毒品；④长期静脉输液；⑤艾滋病流行；⑥心脏介入诊疗技术和心脏直视手术的广泛开展。致病菌以念珠菌、曲霉菌和组织胞质菌多见。

真菌性感染性心内膜炎起病急骤，其临床表现与一般的感染性心内膜炎无明显的差别，但具有以下特点：①本病多发生于年老体弱、长期使用广谱抗生素、激素或免疫抑制剂者，长期静脉输血或心脏外科手术后；②使用抗生素治疗病情无改善甚至恶化者；③因其赘生物大而易碎，栓塞发生率高，尤其是下肢动脉栓塞，右心真菌性感染性心内膜炎可发生真菌性肺栓塞，大动脉栓塞并发症多见；④病程长达 6 ~ 12 个月；⑤眼部改变比较明显，除眼底出现罗特斑、白色渗出物和出血外，还可出现眼色素层炎或内眼炎；⑥可能有全身真菌感染的证据。心脏超声可见巨大赘生物，确诊有赖于血培养结果或对手术切除的栓子组织学检查，证实组织切片中含有真菌的菌丝。

药物治愈极为罕见，标准治疗为内、外科综合治疗。单纯内科治疗真菌性感染性心内膜炎的死亡率极高（80% ~ 100%），因而是手术的绝对适应证，术后仍应长期予以抗真菌药物。

主要的抗真菌治疗药物为两性霉素 B 加或不加用氟胞嘧啶（5 - FC）。两性霉素 B 的使用方法是 0.1 mg/（kg·d）开始，每天递增 3 ~ 5 mg，逐渐增加剂量至全剂量0.5 ~ 1.0 mg/（kg·d），溶于 5% 葡萄糖注射液中静脉滴注 2 ~ 4 小时，总剂量 1.5 ~ 3 g。两性霉素 B 的毒性作用较大，可引起发热、头痛、胃肠道反应及肾功能损害等。氟胞嘧啶单独使用仅有抑菌作用，与两性霉素 B 合用可增强杀真菌作用，减少两性霉素 B 的用量。氟胞嘧啶的用量为150 mg/（k·d），静脉滴注或分次口服，主要不良反应为骨髓抑制。

氟康唑为毒性较小的抗真菌药，对部分真菌性心内膜炎有较好的疗效。首剂 400 mg 负荷量，然后 200 ~ 400 mg/d 静脉滴注，用药 4 周左右，可与两性霉素 B 合用。全剂量两性霉素 B 治疗 1 ~ 2 周后，应进行手术换瓣治疗。有学者认为，预防复发需要长期口服氟康唑或依曲康唑等抗真菌药物治疗。

四、血培养阴性感染性心内膜炎

血培养阴性感染性心内膜炎在感染性心内膜炎病例中所占比例很小（< 5%），血培养阴性的原因有以下几种可能：①某些病原菌对培养条件要求高，如 HACEK 菌群、营养变异型链球菌；②最近用过抗生素；③真菌性感染性心内膜炎；④感染性心内膜炎由细胞内寄生菌所致，如巴尔通体、鹦鹉热衣原体或病毒；⑤非感染性心内膜炎。其诊断思路和治疗见表4 - 7 和表 4 - 8。

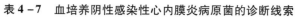
表4-7　血培养阴性感染性心内膜炎病原菌的诊断线索

诊断线索	可能病原菌
流行病学线索	
到过流行病地区	伯纳特柯克斯体、布鲁氏菌属
暴露于动物或其排泄物	伯纳特柯克斯体、鹦鹉热衣原体、布鲁氏菌属、海斯巴尔通体
具有真菌性感染性心内膜炎的高危因素	真菌
静脉药瘾者	真菌、棒状杆菌属
无家可归者、长期酗酒者、艾滋病毒携带者	巴尔通体
免疫缺陷者	李斯特菌属、棒状杆菌菌属
牙齿不洁者	HACEK菌群、真菌
心脏超声	
大的赘生物	HACEK菌群、真菌
"指状突出"赘生物	鹦鹉热衣原体
临床表现	
伴牙科疾病、栓塞	营养变异型链球菌、HACEK菌群
伴肿瘤（心房黏液瘤、腺癌、淋巴瘤、横纹肌瘤、类癌）	非感染性心内膜炎
自身免疫性疾病（风湿性心脏病、系统性红斑狼疮）	利伯曼-萨克斯病
心脏瓣膜手术后	非感染性因素（如血栓、手术缝线和其他术后变化）

表4-8　血培养阴性感染性心内膜炎的经验性治疗

临床特征	一线抗生素	二线抗生素
急性发病		
自体瓣膜	萘夫西林+氨基糖苷类抗生素	万古霉素+氨基糖苷类抗生素
亚急性起病		
自体瓣膜	阿莫西林-舒巴坦+氨基糖苷类抗生素	万古霉素+头孢曲松+氨基糖苷类抗生素
人造瓣膜	万古霉素+氨基糖苷类抗生素+利福平	
静脉药瘾者	萘夫西林+氨基糖苷类抗生素	万古霉素+氨基糖苷类抗生素

（黄山见）

第五章

冠心病

第一节 总论

冠状动脉粥样硬化性心脏病（CHD），简称冠心病，是一种常见的心脏病，是因冠状动脉痉挛、狭窄或闭塞，引起心肌供氧与耗氧间不平衡，从而导致心肌缺血性损害，又称缺血性心脏病（IHD）。引起冠状动脉狭窄的原因绝大部分为冠状动脉粥样硬化所致（占95%以上），因此习惯上把冠状动脉疾病视为冠状动脉粥样硬化性心脏病。冠心病目前是我国居民致残、致死的主要原因之一。本病多见于40岁以上的男性和绝经期后的女性。近年来，我国冠心病发病有增多趋势。

一、发病机制

冠心病的发病机制也即动脉粥样硬化的发病机制，目前尚不十分清楚，比较公认的几个学说：内皮损伤－反应学说、脂质浸润学说、免疫反应学说、血栓形成学说等。

目前观点看，动脉粥样硬化是一种慢性炎症性疾病。内皮损伤或血清胆固醇水平过高导致大量以低密度脂蛋白（LDL）为主的脂质颗粒沉积于动脉内皮下；这些沉积的脂质颗粒随后被修饰标记并使血液中的单核细胞、淋巴细胞等迁移至内皮下；迁移至内皮下的单核细胞转化为巨噬细胞并大量吞噬修饰的脂质颗粒，但超过高密度脂蛋白（HDL）等把胆固醇向内膜外转运能力，则巨噬细胞形成的泡沫细胞破裂、死亡；大量死亡的泡沫细胞聚集形成脂池并吸收动脉中层的平滑肌细胞迁移至内膜，随后平滑肌细胞由收缩型衍变为合成型并产生大量胶原和弹力纤维等包裹脂池形成典型粥样硬化病变。

二、危险因素

尽管动脉粥样硬化发生机制并不十分清楚，但流行病学研究显示，有些因素与动脉粥样硬化的发生发展有明显相关性，称为危险因素。

1. 高血压

收缩压或舒张压升高与冠心病发病危险性之间有明显的相关性，而且收缩压升高比舒张压升高的危险性更大。9项前瞻性研究，包括42万人的回顾性分析表明，平均随访10年后，在舒张压最高的20%人中冠心病事件的发生率是舒张压最低的20%人群的5～6倍。舒张压每增高1 kPa（7.5 mmHg），估计患冠心病的危险性增加29%，且血压越高，持续时间越长，患冠心病的危险性就越大。降压药物使高血压患者的血压降低 0.8 kPa（6 mmHg），冠心病事件减少 14%。我国冠心病患者中 50%～70% 患有高血压，而全国的成人高血压患者达 2 亿，患病率达 18.8%。

高血压引起动脉粥样硬化的可能原因：①高血压对动脉壁的侧压作用、动脉伸长等导致动脉壁机械损伤，使胆固醇和 LDL 易侵入动脉壁；②血管张力增加，使动脉内膜伸张及弹力纤维破裂，引起内膜损伤，并刺激平滑肌细胞增生，壁内黏多糖、胶原及弹力素增多；③高血压引起毛细血管破裂，使动脉壁局部血栓形成；④高血压使平滑肌细胞内溶酶体增多，减少动脉壁上胆固醇清除。

2. 吸烟

在 Framingham 心脏研究中，不论男女，每天吸 10 支烟，可使心血管病病死率增加 31%。原来每天吸烟 1 包的高血压患者，戒烟可减少心血管疾病危险 35%～40%。吸烟增加冠心病危险的机制如下。①吸烟降低 HDL 胆固醇水平，男性降低 12%，女性降低 7%。吸烟改变 LCAT 活性，对 HDL 的代谢和结构产生不良影响。吸烟可使 apoA－Ⅰ和 apoA－Ⅱ相互交联，使 HDL 的功能改变，失去保护心脏的作用，这可能是吸烟增加患冠心病危险的主要机制。②吸烟对冠状动脉血流量有不利影响。吸烟可明显增加血管痉挛的危险，对血管内皮细胞功能、纤维蛋白原浓度和血小板凝集性也产生不利影响。③吸烟可使碳氧血红蛋白显著增高，载氧血红蛋白减少，氧解离曲线左移，从而使动脉组织缺氧，平滑肌细胞对 LDL 的摄取增加而降解减少。④吸烟可使组织释放儿茶酚胺增多，前列环素释放减少，致血小板聚集和活力增强，从而促进动脉粥样硬化的发生和发展。

3. 血脂异常

血脂是血浆中的胆固醇、三酰甘油（TG）和类脂如磷脂等的总称。血脂异常指循环血液中脂质或脂蛋白的组成成分浓度异常，可由遗传基因和（或）环境条件引起。冠心病是多因素疾病，其中，总胆固醇（TC）作为危险因素积累了最多的循证证据。研究显示，LDL 每降低 1 mmol/L，冠心病死亡风险降低 20%，其他心源性死亡风险降低 11%，全因死亡风险降低 10%。在 Framingham 研究中，HDL 在 0.9 mmol/L 以下者，与 HDL 胆固醇在 1.6 mmol/L 以上者相比，冠心病的发病率增高 8 倍。据估计，HDL 胆固醇每增高 0.026 mmol/L，男性的冠心病危险性减少 2%，女性减少 3%。可见 HDL 具有保护心脏的作用。血浆三酰甘油和冠心病的关系虽然尚未明确，但流行病学资料提示，TG 在判断冠心病危险性时起重要作用。在前瞻性研究中，单变量分析显示 TG 浓度和冠心病发生率直接相关，但在多变量分析时这个相关性减弱。在控制 HDL 的分析中，TG 和冠心病发生率的相关性可以消失。TG 增高和冠心病的相关性减弱的部分原因是富含 TG 的脂蛋白和 HDL 在代谢中有相互关系。现有证据显示，载脂蛋白 B（apo B）是心血管疾病（CVD）危险因素之一，比 LDL－C 更能反映降脂治疗是否恰当，而且实验室检测中 apo B 比 LDL－C 出现错误的概率更小，尤其对于有高三酰甘油血症的患者。因此，目前 apo B 已经作为评估冠心病危险因素的重要指标。

4. 糖尿病

糖尿病使中年男性患冠心病的危险性增加 1 倍，中年女性增加 3 倍。胰岛素依赖性糖尿病（IDDM）患者有 1/3 死于冠心病。而非胰岛素依赖性糖尿病（NIDDM）患者有一半死于冠心病。若糖尿病患者同时伴有高血压，其冠心病的发生率为单纯高血压患者的 2 倍。另有报道，糖耐量不正常的男性发生冠心病的危险性较糖耐量正常者多 50%，女性则增加 2 倍。

糖尿病使患冠心病危险增高的机制：①糖尿病常与其他冠心病危险因素如高血压和肥胖同时存在；②糖尿病患者典型的血脂异常表现是血浆 HDL 胆固醇降低，TG 升高，常伴有小颗粒致密 LDL；③糖尿病患者的脂蛋白可经糖基化而改变结构，影响受体识别和结合，LDL 糖基化后在循环中积聚，使巨噬细胞中积聚的胆固醇酯增多，HDL 糖基化后可促进胆固醇酯在动脉壁中积聚；④伴有动脉粥样硬化的糖尿病患者血小板凝集性增高和纤溶酶原激活抑制剂（PAI－1）增多，导致高凝状态；⑤胰岛素促进平滑肌细胞增殖，增加动脉壁内胆固醇的积聚。近年，已把糖尿病作为冠心病的等危症。

5. 缺少体力活动

定期体育活动可减少患冠心病事件的危险。与积极活动的职业相比，久坐职业的人员冠心病相对危险是 1.9。在 MRFIT 研究的 10 年随访中，从事中等体育活动的人冠心病病死率比活动少的人减少 27%。增加体育活动减少冠心病事件的机制：体育活动有利于增高 HDL 胆固醇、减轻胰岛素抵抗、减轻体重和降低血压。

6. 肥胖

肥胖是心血管疾病的独立危险因素。年龄 <50 岁的最胖的 1/3 人群，比最瘦的 1/3 人群的心血管病发生率在男性和女性分别增加 1 倍和 1.5 倍。

7. 其他因素

（1）血栓因子：各种致血栓因子可预测冠心病事件。纤维蛋白原、凝血因子 Ⅶ 和 PAI－1 浓度增高，纤维蛋白溶解活性降低可导致高凝状态；溶解血块的能力和清除纤维蛋白片断的能力降低，在粥样硬化形成中起作用。

（2）高半胱氨酸血症：也是冠心病的一个独立危险因素。确切机制不明，可能与血管内皮损伤和抗凝活性减退有关。

（3）饮酒：在冠心病危险中的地位难以确定，中等量适度饮酒伴冠心病危险减少。这可能与饮酒增加 HDL 胆固醇浓度和增加纤溶活性有关。中国居民膳食指南建议每天红酒饮用量不超过 50 mL，白酒不超过 20 mL。

（4）A 型性格：A 型性格者患心绞痛或心肌梗死的危险性是 B 型性格者的 2 倍，但也有不同的意见，可能与不同的研究用于判断性格分型的方法不同有关。

（5）抗氧化物：血液中抗氧化物浓度低可使 LDL 和 Lp（a）易于氧化，脂蛋白氧化被认为是巨噬细胞上的清除受体识别脂蛋白的先决条件，抗氧化物浓度降低就增加了动脉粥样硬化的危险性。

8. 不可调整的危险因素

（1）家族史：是较强的独立危险因素。在控制其他危险因素后，冠心病患者的亲属患冠心病的危险性是对照组亲属的 2.0～3.9 倍。阳性家族史伴随冠心病危险增加可能是基因对其他易患因素（如肥胖、高血压、血脂异常和糖尿病）介导而起作用的。冠心病家族史是指患者的一级亲属男性在 55 岁以前、女性在 65 岁以前患冠心病。

（2）年龄：临床上大多数冠心病发生于 40 岁以上的人，随着年龄增长患冠心病的危险性增高。致死性心肌梗死患者中约 80% 是 65 岁以上的老年人。

（3）性别：男性冠心病病死率为女性的 2 倍，约 60% 的冠心病事件发生在男性中。男性发生有症状性冠心病比女性早 10 年，但绝经后女性的冠心病的发病率增加，与男性接近。

女性可调节危险因素与男性相同，但糖尿病对女性产生较大的危险。HDL 胆固醇降低和 TG 增高对女性的危险也较大。

三、病理和病理生理

（一）动脉粥样硬化的病理

动脉粥样硬化斑块是慢性进展病变，其形成需要 10 ~ 15 年的时间。动脉粥样硬化病变常位于血管分支开口的内侧或血管固定于周围组织的部位，如左冠状动脉的前降支近端、主动脉弓的弯曲部等。因为这些部位血流呈高度湍流，承受的机械应力较大，易致内皮细胞损伤。动脉粥样硬化病变可有下列 4 种情况。

1. 脂质条纹

此为早期病变，常在儿童和青年人中发现，局限于动脉内膜，形成数毫米大小的黄色脂点或长达数厘米的黄色脂肪条纹。其特征是内含大量泡沫细胞，是可逆的。

2. 弥漫性内膜增厚

此病变是由大量内膜平滑肌细胞及数量不等的结缔组织组成，尚有细胞外脂质广泛地与平滑肌、巨噬细胞、T 淋巴细胞和结缔组织混合。

3. 纤维斑块

此为进行性动脉粥样硬化最具特征性的病变。外观白色，隆起并向动脉腔内突出，可引起管腔狭窄。内含大量脂质、泡沫细胞、淋巴细胞、增生的平滑肌细胞及基质成分（如胶原、弹力蛋白、糖蛋白等）。这些细胞和细胞外基质共同形成纤维帽，覆盖着深部的粥样的黄色物质，这些物质由大量脂质和坏死崩解的细胞碎片混合而成。脂质主要是胆固醇和胆固醇酯。

4. 复合病变

此病变是由纤维斑块出血、钙化、细胞坏死而形成。钙化是复合病变的特征。斑块较大时表面可出现裂隙或溃疡，可继发血栓形成，如血栓形成发生在冠状动脉内，则导致急性冠状动脉综合征。

（二）冠心病的病理生理

冠状动脉有左、右两支，分别开口于左、右冠状窦。左冠状动脉有 1 ~ 3 cm 的总干，然后分为前降支及回旋支。前降支供血给左心室前壁中下部、心室间隔的前 2/3 及二尖瓣前外乳头肌和左心房，回旋支供血给左心房、左心室前壁上部及外侧壁、心脏膈面的左半部或全部和二尖瓣后内乳头肌。右冠状动脉供血给右心室、室间隔的后 1/3 和心脏膈面的右侧或全部。此三支冠状动脉之间有许多细小分支互相吻合。

粥样硬化病变可累及冠状动脉的一支、二支或三支。其中以左前降支受累最为多见，病变也最重，其次是右冠状动脉、左回旋支和左冠状动脉主干。病变在血管近端较远端重，主支病变较分支重。病变可局限在冠状动脉某一段造成明显的管腔狭窄甚至急性闭塞，也可节段性分布造成一支或几支冠状动脉多处狭窄，常造成慢性冠状动脉供血不全。

正常情况下，冠状动脉通过神经和体液机制调节，使心肌的需血和冠状动脉的供血保持动态平衡。当管腔轻度狭窄（<50%）时，心肌的血供未受影响，患者一般无症状，运动负荷试验也不显示心肌缺血的表现，故虽有冠状动脉粥样硬化，还不能认为已有冠心病。当

管腔狭窄加重（＞50％）时，心肌供血障碍，出现心肌缺血的表现，则称为冠心病。冠状动脉供血不足范围的大小取决于病变动脉的大小和多少，严重程度取决于管腔狭窄的程度及病变发展的速度。病变发展缓慢者细小动脉吻合支由于代偿性的血流增多而逐渐增粗，促进侧支循环，改善心肌供血。此时即使病变较重，心肌损伤也不一定严重。病变发展较快者，管腔迅速堵塞，冠状动脉分支间来不及建立侧支循环，而迅速出现心肌损伤、坏死。长期冠状动脉供血不足引起心肌萎缩、变性和纤维增生，可致心肌硬化，心脏扩大。此外，粥样斑块的出血或破裂，粥样硬化冠状动脉（也可无粥样硬化病变）发生痉挛或病变动脉内血栓形成，均可使动脉腔迅速发生严重的狭窄或堵塞，引起心肌急性缺血或坏死。现在认为粥样斑块有稳定斑块与易碎斑块两种。稳定斑块的脂质核心较小而纤维帽较厚，不易发生破裂，在临床上多表现为稳定性心绞痛；易碎斑块的脂质核心较大而纤维帽较薄，容易发生破裂，随之在破裂处形成血栓，如果血栓未完全堵塞血管，临床上表现为不稳定性心绞痛或非 ST 段抬高性心肌梗死，如完全堵塞血管，就引起 ST 段抬高性心肌梗死。

四、临床分型

1. 隐匿型或无症状性冠心病

无症状，但有客观心肌缺血的证据（包括心电图、运动负荷试验等）。心肌无组织形态改变。

2. 心绞痛

有发作性胸骨后疼痛，为短时间心肌供血不足引起。心肌多无组织形态改变。临床分为 3 种。

（1）劳力性心绞痛：由体力劳动或其他增加心肌耗氧量的因素（如运动、情绪激动等）诱发的短暂胸痛发作，休息或舌下含服硝酸甘油后疼痛可迅速消失。①如心绞痛性质稳定在 1 个月以上无明显改变，诱发疼痛的劳力和情绪激动程度相同，且疼痛程度和频度相仿者，称为稳定型劳力性心绞痛。②如心绞痛病程在 1 个月以内者称为初发型劳力性心绞痛。③如在原来稳定型心绞痛的基础上，在 3 个月内疼痛发作次数增加、疼痛程度加剧、发作时限延长（可能超过 10 min），用硝酸甘油不能使疼痛立即或完全消除，较轻的体力活动或情绪激动即能引起发作者，称为恶化型劳力性心绞痛，又称进行性心绞痛。

（2）自发性心绞痛：胸痛发作与心肌耗氧量的增加无明显关系，在安静状态下发生的心绞痛。这种心绞痛一般持续时间较长，程度较重，且不易为硝酸甘油所缓解，包括 4 种类型。①卧位型心绞痛：指在休息或熟睡时发生的疼痛。此疼痛持续时间较长，程度较重，患者常烦躁不安，起床走动。硝酸甘油的疗效不明显。发生机制尚有争论，可能与夜梦、夜间血压降低或发生未被发觉的左心室衰竭，以致狭窄的冠状动脉远端心肌灌注不足；或平卧时静脉回流增加，心脏工作量增加，耗氧增加有关。②变异型心绞痛：特点是休息时胸痛，劳力不诱发心绞痛；有定时发作倾向，常在下半夜、清晨或其他固定时间发作；发作时心电图某些导联 ST 段抬高，伴非缺血区导联 ST 段压低，发作缓解后 ST 段恢复正常；发作时间超过 15 min。其原因主要由冠状动脉大分支痉挛引起，痉挛可发生在冠状动脉狭窄的基础上，也可发生在冠状动脉造影正常的血管。可能与 α 受体受到刺激有关。心电图 ST 段抬高由受累区域全层心肌急性缺血所致。③中间综合征：心肌缺血引起的心绞痛历时较长，为 30～60 min，甚至更长时间。发作常在休息或睡眠中发生，但心电图和心肌酶检查无心肌坏死。常是心肌梗死的前奏。④梗死后心绞痛：指在急性心肌梗死后 24 h 至 1 个月内发生的心绞痛。

（3）混合性心绞痛：指劳力性和自发性心绞痛混合出现，由冠状动脉病变导致冠状动脉血流储备固定地减少，同时又发生短暂性的再减少所致。

3. 心肌梗死

症状严重，为冠状动脉闭塞致心肌急性缺血性坏死引起的。

4. 缺血性心肌病

长期心肌缺血导致的心肌逐渐纤维化，曾称为心肌纤维化或心肌硬化。表现为心脏增大、心力衰竭和（或）心律失常。

5. 猝死

突发心脏骤停而死亡，多为心脏局部发生电生理紊乱或起搏、传导功能障碍引起严重心律失常所致。

目前临床上根据病理、临床表现及治疗的不同常分为稳定型心绞痛和急性冠状动脉综合征。急性冠状动脉综合征包括：①不稳定型心绞痛；②急性非 ST 段抬高型心肌梗死；③急性 ST 段抬高型心肌梗死。不稳定型心绞痛包括初发劳力性心绞痛、恶化劳力性心绞痛、自发性心绞痛、混合性心绞痛。

（翟振丽）

第二节　不稳定型心绞痛

临床上将原来的初发型心绞痛、恶化型心绞痛和各型自发性心绞痛广义地统称为不稳定型心绞痛（UAP）。其特点是疼痛发作频率增加、程度加重、持续时间延长、发作诱因改变，甚至休息时也出现持续时间较长的心绞痛。含化硝酸甘油效果差或无效。本型心绞痛介于稳定型心绞痛和急性心肌梗死之间，易发展为心肌梗死，但无心肌梗死的心电图及血清酶学改变。

有学者认为，除了稳定的劳力性心绞痛为稳定型心绞痛外，其他所有的心绞痛均属于不稳定型心绞痛，包括初发劳力性心绞痛、恶化劳力性心绞痛、卧位型心绞痛、夜间发作的心绞痛、变异型心绞痛、梗死前心绞痛、梗死后心绞痛和混合性心绞痛。如果劳力性心绞痛和自发性心绞痛同时发生在一个患者身上，则称为混合性心绞痛。

不稳定型心绞痛具有独特的病理生理机制及临床预后，如果得不到恰当及时的治疗，可能发展为急性心肌梗死。

一、病因和发病机制

目前认为有 5 种因素与产生不稳定型心绞痛有关，它们相互关联。

1. 冠脉粥样硬化斑块上有非阻塞性血栓

此为最常见的发病原因，冠脉内粥样硬化斑块破裂诱发血小板聚集及血栓形成，血栓形成和自溶过程的动态不平衡过程，导致冠脉发生不稳定的不完全性阻塞。

2. 动力性冠脉阻塞

在冠脉器质性狭窄基础上，病变局部的冠脉发生异常收缩、痉挛导致冠脉功能性狭窄，进一步加重心肌缺血，产生不稳定型心绞痛。这种局限性痉挛与内皮细胞功能紊乱、血管收缩反应过度有关，常发生在冠脉粥样硬化的斑块部位。

3. 冠状动脉严重狭窄

冠脉以斑块导致的固定性狭窄为主，不伴有痉挛或血栓形成，见于某些冠脉斑块逐渐增大、管腔狭窄进行性加重的患者，或 PCI 术后再狭窄的患者。

4. 冠状动脉炎症

近年来的研究认为，斑块发生破裂与其局部的炎症反应有十分密切的关系。在炎症反应中感染因素可能也起一定作用，其感染物可能是巨细胞病毒和肺炎衣原体。这些患者炎症介质标志物水平检测常有明显增高。

5. 全身疾病加重的不稳定型心绞痛

在原有冠脉粥样硬化性狭窄基础上，由于外源性诱发因素影响冠脉血管导致心肌氧的供求失衡，心绞痛恶化加重。常见原因有：①心肌需氧增加，如发热、心动过速、甲状腺功能亢进等；②冠脉血流减少，如低血压、休克；③心肌氧释放减少，如贫血、低氧血症。

二、临床表现

（一）症状

临床上不稳定型心绞痛可表现为新近发生（1 个月内）的劳力性心绞痛，或原有稳定型心绞痛的主要特征近期内发生了变化，如心前区疼痛发作更频繁、程度更严重、时间也延长，轻微活动甚至休息时也发作。少数不稳定型心绞痛患者可无胸部不适表现，仅表现为颌、耳、颈、臂或上胸部发作性疼痛不适，或表现为发作性呼吸困难，其他还可表现为发作性恶心、呕吐、出汗和不能解释的乏力。

（二）体征

一般无特异性体征。心肌缺血发作时可发现反常的左室心尖冲动，听诊有心率增快和第一心音减弱，可闻及第三心音、第四心音或二尖瓣反流性杂音。当心绞痛发作时间较长或心肌缺血较严重时，可发生左室功能不全的表现，如双肺底细小水泡音，甚至急性肺水肿或伴低血压。也可发生各种心律失常。

体格检查的主要目的是寻找诱发不稳定型心绞痛的原因，如难以控制的高血压、低血压、心律失常、梗阻性肥厚型心肌病、贫血、发热、甲状腺功能亢进、肺部疾病等，并确定心绞痛对患者血流动力学的影响，如对生命体征、心功能、乳头肌功能或二尖瓣功能等的影响，这些体征的存在高度提示预后不良。

体格检查对胸痛患者的鉴别诊断至关重要，有些疾病状态如得不到及时准确诊断，即可能出现严重后果。如背痛、胸痛、脉搏不整，心脏听诊发现主动脉瓣关闭不全的杂音，提示主动脉夹层破裂，心包摩擦音提示急性心包炎，而奇脉提示心脏压塞，气胸表现为气管移位、急性呼吸困难、胸膜疼痛和呼吸音改变等。

（三）临床类型

1. 静息心绞痛

心绞痛发生在休息时，发作时间较长，含服硝酸甘油效果欠佳，病程 1 个月以内。

2. 初发劳力性心绞痛

新近发生的严重心绞痛（发病时间在 1 个月以内），CCS（加拿大心脏病学会的劳力性心绞痛分级标准，表 5 - 1）分级，Ⅲ级以上的心绞痛为初发性心绞痛，尤其注意近 48 h 内有无静息心绞痛发作及其发作频率变化。

3. 恶化劳力性心绞痛

既往诊断的心绞痛，最近发作次数频繁、持续时间延长或痛阈降低（CCS 分级增加 Ⅰ级以上或 CCS 分级Ⅲ级以上）。

4. 心肌梗死后心绞痛

急性心肌梗死后 24 h 以后至 1 个月内发生的心绞痛。

5. 变异型心绞痛

休息或一般活动时发生的心绞痛，发作时 ECG 显示暂时性 ST 段抬高。

表 5 - 1　加拿大心脏病学会的劳力性心绞痛分级标准

分级	特点
Ⅰ级	一般日常活动如走路、登楼不引起心绞痛，心绞痛发生在剧烈、速度快或长时间的体力活动或运动后
Ⅱ级	日常活动轻度受限，心绞痛发生在快步行走、登楼、餐后行走、冷空气中行走、逆风行走或情绪波动后活动
Ⅲ级	日常活动明显受限，心绞痛发生在路一般速度行走时
Ⅳ级	轻微活动即可诱发心绞痛患者不能做任何体力活动，但休息时无心绞痛发作

三、辅助检查

（一）心电图检查

不稳定型心绞痛患者中，常有伴随症状而出现的短暂的 ST 段偏移伴或不伴有 T 波倒置，但不是所有不稳定型心绞痛患者都发生这种心电图（ECG）改变。ECG 变化随着胸痛的缓解而常完全或部分恢复。症状缓解后，ST 段抬高或降低或 T 波倒置不能完全恢复，是预后不良的标志。伴随症状产生的 ST 段、T 波改变持续超过 12 h 者可能提示非 ST 段抬高心肌梗死。此外，临床上拟诊为不稳定型心绞痛的患者，胸导联 T 波呈明显对称性倒置（≥0.2 mV），高度提示急性心肌缺血，可能为前降支严重狭窄所致。胸痛患者 ECG 正常也不能排除不稳定型心绞痛可能。若发作时倒置的 T 波呈伪性改变（假正常化），发作后 T 波恢复原倒置状态；或以前心电图正常者近期内出现心前区多导联 T 波深倒，在排除非 Q 波性心肌梗死后结合临床也应考虑不稳定型心绞痛的诊断。

不稳定型心绞痛患者中有 75% ~88% 的一过性 ST 段改变不伴有相关症状，为无痛性心肌缺血。动态心电图检查不仅有助于检出上述心肌缺血的动态变化，还可用于不稳定型心绞痛患者常规抗心绞痛药物治疗的评估以及是否需要进行冠状动脉造影和血管重建术的参考指标。

（二）心脏生化标志物

心脏肌钙蛋白：肌钙蛋白复合物包括肌钙蛋白 T（TnT）、肌钙蛋白Ⅰ（TnI）和肌钙蛋白 C（TnC）3 个亚单位，目前只有 TnT 和 TnI 应用于临床。约 35% 不稳定型心绞痛患者血清 TnT 水平增高，但其增高的幅度与持续的时间与 AMI 有差别。AMI 患者 TnT >3.0ng/mL 者占 88%，非 Q 波心肌梗死中仅占 17%，不稳定型心绞痛中 TnT≤3.0ng/mL 者。因此，TnT 升高的幅度和持续时间可作为不稳定型心绞痛与 AMI 的鉴别诊断的参考。

不稳定型心绞痛患者 TnT 和 TnI 升高者较正常者预后差。临床怀疑不稳定型心绞痛者 TnT 定性试验为阳性结果者表明有心肌损伤（相当于 TnT > 0.05 μg/L），但如为阴性结果并不能排除不稳定型心绞痛的可能性。

（三）冠状动脉造影

目前冠状动脉造影仍是诊断冠心病的金标准。在长期稳定型心绞痛的基础上出现的不稳定型心绞痛常提示为多支冠脉病变，而新发的静息心绞痛可能为单支冠脉病变。冠脉造影结果正常提示可能是冠脉痉挛、冠脉内血栓自发性溶解、微循环系统异常等原因引起，或冠脉造影病变漏诊。

不稳定型心绞痛有以下情况时应视为冠脉造影强适应证：①近期心绞痛反复发作，胸痛持续时间较长，药物治疗效果不满意者可考虑及时行冠状动脉造影，以决定是否急诊介入性治疗或急诊冠状动脉旁路移植术（CABG）；②原有劳力性心绞痛近期内突然出现休息时频繁发作者；③近期活动耐量明显减低，特别是低于 Bruce Ⅱ 级或 4METs 者；④梗死后心绞痛；⑤原有陈旧性心肌梗死，近期出现由非梗死区缺血所致的劳力性心绞痛；⑥严重心律失常、LVEF < 40% 或充血性心力衰竭。

（四）螺旋 CT 血管造影（CTA）

近年来，多层螺旋 CT 尤其是 64 排螺旋 CT 冠状动脉成像（CTA）在冠心病诊断中正在推广应用。CTA 能够清晰显示冠脉主干及其分支狭窄、钙化、开口起源异常及桥血管病变。有资料显示，CTA 诊断冠状动脉病变的灵敏度 96.33%、特异度 98.16%，阳性预测值 97.22%，阴性预测值 97.56%。其中对左主干、左前降支病变及大于 75% 的病变灵敏度最高，分别达到 100% 和 94.4%。CTA 对冠状动脉狭窄病变、桥血管、开口畸形、支架管腔、斑块形态均显影良好，对钙化病变诊断率优于冠状动脉造影，阴性者不能排除冠心病，阳性者应进一步行冠状动脉造影检查。另外，CTA 也可以作为冠心病高危人群无创性筛选检查及冠脉支架术后随访手段。

（五）其他

其他有助于诊断的非创伤性检查包括运动平板试验、运动放射性核素心肌灌注扫描、药物负荷试验、超声心动图等。通过非创伤性检查可以帮助决定冠状动脉造影单支临界性病变是否需要做介入性治疗，明确缺血相关血管，为血运重建治疗提供依据。同时可以提供有否存活心肌的证据，也可作为经皮腔内冠状动脉成形术（PTCA）后判断有否再狭窄的重要对比资料。但不稳定型心绞痛急性期应避免做任何形式的负荷试验，这些检查宜放在病情稳定后进行。

四、诊断

（一）诊断依据

对同时具备下述情形者，应诊断不稳定型心绞痛。①临床新出现或恶化的心肌缺血症状表现（心绞痛、急性左心衰竭）或心电图心肌缺血图形。②无或仅有轻度的心肌酶（肌酸激酶同工酶）或 TnT、TnI 增高（未超过 2 倍正常值），且心电图无 ST 段持续抬高。应根据心绞痛发作的性质、特点、发作时体征和发作时心电图改变以及冠心病危险因素等，结合临床综合判断，以提高诊断的准确性。心绞痛发作时心电图 ST 段抬高或压低的动态变化或左束支阻滞等具有诊断价值。

（二）危险分层

不稳定型心绞痛的诊断确立后，应进一步进行危险分层，以便于对其进行预后评估和选择干预措施。

1. 中华医学会心血管分会关于不稳定型心绞痛的危险度分层

根据心绞痛发作情况、发作时 ST 段下移程度以及发作时患者的一些特殊体征变化，将不稳定型心绞痛患者分为高、中、低危险组（表5－2）。

表 5－2　不稳定型心绞痛临床危险度分层

组别	心绞痛类型	发作时 ST 段压低（mm）	持续时间（min）	肌钙蛋白 T 或 I
低危险组	初发、恶化劳力型，无静息时发作	≤1	<20	正常
中危险组	1 个月内出现的静息心绞痛，但 48 h 内无发作者（多数由劳力型心绞痛进展而来）或梗死后心绞痛	>1	<20	正常或轻度升高
高危险组	48 h 内反复发作静息心绞痛或梗死后心绞痛	>1	>20	升高

注　①陈旧性心肌梗死患者其危险度分层上调一级，若心绞痛是由非梗死区缺血所致，应视为高危险组。②左心室射血分数（LVEF）<40%，应视为高危险组。③若心绞痛发作时并发左心功能不全、二尖瓣反流、严重心律失常或低血压 [SBP≤12.0 kPa（90 mmHg）]，应视为高危险组。④当横向指标不一致时，按危险度高的指标归类。例如，心绞痛类型为低危险组，但心绞痛发作时 ST 段压低 >1 mm，应归入中危险组。

2. 美国 ACC/AHA 关于不稳定型心绞痛/非 ST 段抬高心肌梗死危险分层

ACC/AHA 关于不稳定型心绞痛/非 ST 段抬高心肌梗死危险分层见表 5－3。

表 5－3　ACC/AHA 关于不稳定型心绞痛/非 ST 段抬高心肌梗死的危险分层

项目	高危（至少有下列特征之一）	中危（无高危特点但有以下特征之一）	低危（无高中危特点但有下列特点之一）
病史	近 48 h 内加重的缺血性胸痛发作	既往 MI、外围血管或脑血管病，或 CABG，曾用过阿司匹林	近 2 周内发生的 CCS 分级 Ⅲ级或以上伴有高、中度冠脉病变可能者
胸痛性质	静息心绞痛 >20 min	静息心绞痛 >20 min，现已缓解，有高、中度冠脉病变可能性，静息心绞痛 <20 min，经休息或含服硝酸甘油缓解	无自发性心绞痛 >20 min 持续发作
临床体征或发现	第三心音、新的或加重的奔马律，左室功能不全（EF <40%），二尖瓣反流，严重心律失常或低血压 [SBP≤12.0 kPa（90 mmHg）] 或存在与缺血有关的肺水肿，年龄 >75 岁	年龄 >75 岁	

项目	高危（至少有下列特征之一）	中危（无高危特点但有以下特征之一）	低危（无高中危特点但有下列特点之一）
ECG 变化	休息时胸痛发作伴 ST 段变化 > 0.1 mV；新出现 Q 波，束支传导阻滞；持续性室性心动过速	T 波倒置 > 0.2 mV，病理性 Q 波	胸痛期间 ECG 正常或无变化
肌钙蛋白监测	明显增高（TnT 或 TnI > 0.1 μg/mL）	轻度升高（即 TnT > 0.01 μg/mL，但 < 0.1 μg/mL）	正常

五、鉴别诊断

在确定患者为心绞痛发作后，还应对其是否稳定作出判断。

与稳定型心绞痛相比，不稳定型心绞痛症状特点是短期内疼痛发作频率增加、无规律，程度加重、持续时间延长、发作诱因改变或不明显，甚至休息时出现持续时间较长的心绞痛，含化硝酸甘油效果差或无效，或出现了新的症状如呼吸困难、头晕甚至晕厥等。不稳定型心绞痛的常见临床类型包括初发劳力性心绞痛、恶化劳力性心绞痛、卧位型心绞痛、夜间发作的心绞痛、变异型心绞痛、梗死前心绞痛、梗死后心绞痛和混合性心绞痛。

临床上，常将不稳定型心绞痛和非 ST 段抬高心肌梗死（NSTEMI）以及 ST 段抬高心肌梗死（STEMI）统称为急性冠脉综合征。

不稳定型心绞痛和非 ST 段抬高心肌梗死（NSTEMI）是在病因和临床表现上相似，但严重程度不同而又密切相关的两种临床综合征，其主要区别在于缺血是否严重到导致足够量的心肌损害，以至于能检测到心肌损害的标志物肌钙蛋白（TnI、TnT）或肌酸激酶同工酶（CK - MB）水平升高。如果反映心肌坏死的标志物在正常范围内或仅轻微增高（未超过 2 倍正常值），就诊断为不稳定型心绞痛，而当心肌坏死标志物超过正常值 2 倍时，则诊断为 NSTEMI。

不稳定型心绞痛和 ST 段抬高心肌梗死（STEMI）的区别在于，后者在胸痛发作的同时出现典型的 ST 段抬高并具有相应的动态改变过程和心肌酶学改变。

六、治疗

不稳定型心绞痛的治疗目标是控制心肌缺血发作和预防急性心肌梗死。治疗措施包括药物治疗、冠状动脉介入治疗（PCI）和冠状动脉旁路移植手术（CABG）。

（一）一般治疗

对于符合不稳定型心绞痛诊断的患者应及时收住院治疗（最好收入监护病房），急性期卧床休息1~3 d，吸氧，持续心电监测。对于低危险组患者留观期间未再发生心绞痛，心电图也无缺血改变，无左心衰竭的临床证据，留观 12~24 h 期间未发现有 CK - MB 升高，TnT 或 TnI 正常者，可在留观 24~48 h 后出院。对于中危或高危的患者特别是 TnT 或 TnI 升高者，住院时间相对延长，内科治疗也应强化。

（二）药物治疗

1. 控制心绞痛发作

（1）硝酸酯类：硝酸甘油主要通过扩张静脉、减轻心脏前负荷来缓解心绞痛发作。心绞痛发作时应舌下含化硝酸甘油，初次含硝酸甘油的患者以先含 0.5 mg 为宜。对于已有含服经验的患者，心绞痛发作时若含 0.5 mg 无效，可在 3 ~ 5 分钟追加 1 次，若连续含服硝酸甘油 1.5 ~ 2.0 mg 仍不能控制疼痛症状，需应用强镇痛药以缓解疼痛，并随即采用硝酸甘油或硝酸异山梨酯静脉滴注，硝酸甘油的剂量从 5 μg/min 开始，以后每 5 ~ 10 min 增加 5 μg/min，直至症状缓解或收缩压降低 1.3 kPa（10 mmHg），最高剂量一般不超过 100 μg/min，一旦患者出现头痛或血压降低 [SBP < 12.0 kPa（90 mmHg）]，应迅速减少静脉滴注的剂量。维持静脉滴注的剂量以 10 ~ 30 μg/min 为宜。对于中危和高危的患者，硝酸甘油持续静脉滴注 24 ~ 48 h 即可，以免产生耐药性而降低疗效。

常用口服硝酸酯类药物：心绞痛缓解后可改为硝酸酯类口服药物。常用药物有硝酸异山梨酯（消心痛）和 5 - 单硝酸异山梨酯。硝酸异山梨酯作用的持续时间为 4 ~ 5 h，故以每天 3 ~ 4 次口服为妥，对劳力性心绞痛患者应集中在白天给药。5 - 单硝酸异山梨酯可采用每天 2 次给药。若白天和夜间或清晨均有心绞痛发作者，硝酸异山梨酯可每 6 h 给药 1 次，但宜短期治疗以避免耐药性。对于频繁发作的不稳定型心绞痛患者口服硝酸异山梨酯短效药物的疗效常优于服用 5 - 单硝类的长效药物。硝酸异山梨酯的使用剂量可以从每次 10 mg 开始，当症状控制不满意时可逐渐加大剂量，一般每次不超过 40 mg，只要患者心绞痛发作时含服硝酸甘油有效，即是增加硝酸异山梨酯剂量的指征，若患者反复口含硝酸甘油不能缓解症状，常提示患者有极为严重的冠状动脉阻塞病变，此时即使加大硝酸异山梨酯剂量也不一定能取得良好效果。

（2）β 受体阻滞药：通过减慢心率、降低血压和抑制心肌收缩力而降低心肌耗氧量，从而缓解心绞痛症状，对改善近、远期预后有益。

β 受体阻滞药对不稳定型心绞痛患者控制心绞痛症状以及改善其近、远期预后均有好处，除有禁忌证外，主张常规服用。首选具有心脏选择性的药物，如阿替洛尔、美托洛尔和比索洛尔等。除少数症状严重者采用静脉推注 β 受体阻滞药外，一般主张直接口服给药。剂量应个体化，根据症状、心率及血压情况调整剂量。阿替洛尔常用剂量为 12.5 ~ 25 mg，每天 2 次；美托洛尔常用剂量为 25 ~ 50 mg，每天 2 ~ 3 次；比索洛尔常用剂量为 5 ~ 10 mg，每天 1 次。不伴有劳力性心绞痛的变异性心绞痛不主张使用。

（3）钙通道阻滞药：通过扩张外周血管和解除冠状动脉痉挛而缓解心绞痛，也能改善心室舒张功能和心室顺应性。非二氢吡啶类有减慢心率和减慢房室传导作用。常用药物有两类。①二氢吡啶类钙通道阻滞药：硝苯地平能缓解冠状动脉痉挛，故为变异性心绞痛的首选用药，一般剂量为 10 ~ 20 mg，每 6 h 1 次，若仍不能有效控制变异性心绞痛的发作还可与地尔硫䓬合用，以产生更强的解除冠状动脉痉挛的作用，病情稳定后可改为缓释和控释制剂。对合并高血压患者，应与 β 受体阻滞药合用。②非二氢吡啶类钙通道阻滞药：地尔硫䓬有减慢心率、降低心肌收缩力的作用，故较硝苯地平更常用于控制心绞痛发作。一般使用剂量为 30 ~ 60 mg，每天 3 ~ 4 次。该药可与硝酸酯类合用，也可与 β 受体阻滞药合用，但与后者合用时需密切注意心率和心功能变化。

心绞痛反复发作，静脉滴注硝酸甘油不能控制时，可试用地尔硫䓬短期静脉滴注，使用方法为 5 ~ 15 μg/（kg·min），可持续静脉滴注 24 ~ 48 h，在静脉滴注过程中需密切观察心率、血压的变化，如静息心率低于 50 次/分，应减少剂量或停用。

钙通道阻滞药用于控制下列患者的进行性缺血或复发性缺血症状：①已经使用足量硝酸

酯类和 β 受体阻滞药的患者；②不能耐受硝酸酯类和 β 受体阻滞药的患者；③变异性心绞痛的患者。因此，对于严重不稳定型心绞痛患者常需联合应用硝酸酯类、β 受体阻滞药和钙通道阻滞药。

2. 抗血小板治疗

阿司匹林为首选药物。急性期剂量应在 150～300 mg/d，可达到快速抑制血小板聚集的作用，3 d 后可改为小剂量（50～150 mg/d）维持治疗，对于存在阿司匹林禁忌证的患者，可采用氯吡格雷替代治疗，使用时应注意经常检查血常规，一旦出现明显白细胞或血小板降低应立即停药。

（1）阿司匹林：阿司匹林对不稳定型心绞痛治疗的机制是抑制血小板的环氧化酶快速阻断血小板中血栓素 A_2 的形成。因小剂量阿司匹林（50～75 mg）需数天才能发挥作用。故目前主张：①尽早使用，一般应在急诊室服用第一次；②为尽快达到治疗性血药浓度，第一次应采用咀嚼法，促进药物在口腔颊部黏膜吸收；③剂量 300 mg，每天 1 次，5 d 后改为100 mg，每天 1 次，很可能需终身服用。

（2）氯吡格雷：为第二代抗血小板聚集的药物，通过选择性地与血小板表面腺苷酸环化酶偶联的 ADP 受体结合而不可逆地抑制血小板的聚集，且不影响阿司匹林阻滞的环氧化酶通道，与阿司匹林合用可明显增加抗凝效果，对阿司匹林过敏者可单独使用。噻氯匹定的最严重不良反应是中性粒细胞减少，常见于连续治疗 2 周以上的患者，易出现血小板减少和出血时间延长，也可引起血栓性血小板减少性紫癜，而氯吡格雷则不明显，目前在临床上已基本取代噻氯匹定。目前对于不稳定型心绞痛患者和接受介入治疗的患者多主张强化血小板治疗，即二联抗血小板治疗，在常规服用阿司匹林的基础上立即给予氯吡格雷治疗至少 1 个月，也可延长至 9 个月。

（3）血小板糖蛋白Ⅱb/Ⅲa 受体抑制药：为第三代血小板抑制药，主要通过占据血小板表面的糖蛋白Ⅱb/Ⅲa 受体，抑制纤维蛋白原结合而防止血小板聚集。但其口服制剂疗效及安全性令人失望。静脉制剂主要有阿昔单抗和非抗体复合物替罗非班、lamifiban、xemilofiban、eptifiban、lafradafiban 等，其在注射停止后数小时作用消失。目前临床常用药物有盐酸替罗非班注射液，是一种非肽类的血小板糖蛋白Ⅱb/Ⅲa 受体的可逆性拮抗药，能有效地阻止纤维蛋白原与血小板表面的糖蛋白Ⅱb/Ⅲa 受体结合，从而阻断血小板的交联和聚集。盐酸替罗非班对血小板功能的抑制的时间与药物的血浆浓度相平行，停药后血小板功能迅速恢复到基线水平。在不稳定型心绞痛患者盐酸替罗非班静脉输注可分两步，在肝素和阿司匹林应用条件下，可先给以负荷量 0.4 μg/（kg·min）（30 min），而后以 0.1 μg/（kg·min）维持静脉滴注 48 h。对于高度血栓倾向的冠脉血管成形术患者盐酸替罗非班两步输注方案为负荷量 10 μg/kg 于 5 min 内静脉推注，然后以 0.15 μg/（kg·min）维持 16～24 h。

3. 抗凝血酶治疗

目前临床使用的抗凝药物有普通肝素、低分子肝素和水蛭素，其他人工合成或口服的抗凝药正在研究或临床观察中。

（1）普通肝素：是常用的抗凝药，通过激活抗凝血酶而发挥抗血栓作用，静脉滴注肝素会迅速产生抗凝作用，但个体差异较大，故临床需化验部分凝血活酶时间（APTT）。一般将 APTT 延长至 60～90 s 作为治疗窗口。有学者认为，在 ST 段不抬高的急性冠状动脉综合征，治疗时间为 3～5 d，具体用法为 75 U/kg 体重，静脉滴注维持，使 APTT 在正常的

1.5 ~ 2 倍。

（2）低分子肝素：低分子肝素是由普通肝素裂解制成的小分子复合物，分子量在 2 500 ~ 7 000，具有以下特点：抗凝血酶作用弱于肝素，但保持了抗凝血因子 Xa 的作用，因而抗因子 Xa 和凝血酶的作用更加均衡；抗凝效果可以预测，不需要检测 APTT；与血浆和组织蛋白的亲和力弱，生物利用度高；皮下注射，给药方便；促进更多的组织因子途径抑制物生成，更好地抑制因子Ⅶ和组织因子复合物，从而增加抗凝效果等。研究表明，低分子肝素在不稳定型心绞痛和非 ST 段抬高心肌梗死的治疗中起作用至少等同或优于经静脉应用普通肝素。低分子肝素因生产厂家不同而规格各异，一般推荐量按不同厂家产品以千克体重计算皮下注射，连用 1 周或更长时间。

（3）水蛭素：是从药用水蛭唾液中分离出来的第一个直接抗凝血酶制药，通过重组技术合成的是重组水蛭素。重组水蛭素理论上优点有：无须通过 ATⅢ 激活凝血酶；不被血浆蛋白中和；能抑制凝血块黏附的凝血酶；对某一剂量有相对稳定的 APTT，但主要经肾脏排泄，在肾功能不全者可导致蓄积。试验证实，水蛭素能有效降低死亡与非致死性心肌梗死的发生率，但出血危险有所增加。

（4）抗血栓治疗的联合应用：常用的联合用药方案如下。①阿司匹林 + ADP 受体拮抗药，阿司匹林与 ADP 受体拮抗药的抗血小板作用机制不同，一般认为，联合应用可以提高疗效。CURE 试验表明，与单用阿司匹林相比，氯吡格雷联合使用阿司匹林可使死亡和非致死性心肌梗死降低 20%，减少冠状动脉重建需要和心绞痛复发。②阿司匹林加肝素，RISC 试验结果表明，男性非 ST 段抬高心肌梗死患者使用阿司匹林明显降低死亡或心肌梗死的危险，单独使用肝素没有受益，阿司匹林加普通肝素联合治疗的最初 5 d 事件发生率最低。目前资料显示，普通肝素或低分子肝素与阿司匹林联合使用疗效优于单用阿司匹林；阿司匹林加低分子肝素等同于甚至可能优于阿司匹林加普通肝素。③肝素加血小板 GPⅡb/Ⅲa 抑制药，PUR – SUTT 试验结果显示，与单独应用血小板 GPⅡb/Ⅲa 抑制药相比，未联合使用肝素的患者事件发生率较高。目前多主张联合应用肝素与血小板 GPⅡb/Ⅲa 抑制药。由于两者联用可延长 APTT，肝素剂量应小于推荐剂量。④阿司匹林加肝素加血小板 GPⅡb/Ⅲa 抑制药，目前，合并急性缺血的非 ST 段抬高心肌梗死的高危患者，主张三联抗血栓治疗，是目前最有效的抗血栓治疗方案。持续性或伴有其他高危特征的胸痛患者及准备做早期介入治疗的患者，应给予该方案。

4. 调脂治疗

血脂增高的干预治疗除调整饮食、控制体重、体育锻炼、控制精神紧张、戒烟、控制糖尿病等非药物干预手段外，调脂药物治疗是最重要的环节。治疗急性冠脉综合征的最大进展之一就是 3 - 羟基 - 3 - 甲基戊二酰辅酶 A（HMG – CoA）还原酶抑制药（他汀类药物）的开发和应用，该类药物除降低总胆固醇（TC）、低密度脂蛋白胆固醇（LDL – C）、三酰甘油（TG）和升高高密度脂蛋白胆固醇（HDL – C）外，还有缩小斑块内脂质核、加固斑块纤维帽、改善内皮细胞功能、减少斑块炎症细胞数目、防止斑块破裂等作用，从而减少冠脉事件，另外还能通过改善内皮功能减弱凝血倾向，防止血栓形成，防止脂蛋白氧化，起到了抗动脉粥样硬化和抗血栓作用。长期的大样本的试验结果显示，他汀类强化降脂治疗和PTCA加常规治疗可同样安全有效地减少缺血事件。他汀类药物有相同的不良反应，即胃肠道功能紊乱、肌痛及肝损害，儿童、孕妇及哺乳期妇女不宜应用。常见他汀类降调脂药见表5 - 4。

表 5 - 4 临床常用的他汀类药物

药物	常用剂量（mg）	用法
阿托伐他汀	10 ~ 80	每天 1 次，口服
辛伐他汀	10 ~ 80	每天 1 次，口服
洛伐他汀	20 ~ 80	每天 1 次，口服
普伐他汀	20 ~ 40	每天 1 次，口服
氟伐他汀	40 ~ 80	每天 1 次，口服

5. 溶血栓治疗

国际多中心大样本的临床试验（TIMI ⅢB）已证明，采用 AMI 的溶栓方法治疗不稳定型心绞痛有增加 AMI 发生率的倾向，故已不主张采用。至于小剂量尿激酶与充分抗血小板和抗凝血酶治疗相结合是否对不稳定型心绞痛有益，仍有待临床进一步研究。

6. 不稳定型心绞痛出院后的治疗

不稳定心绞痛患者出院后仍需定期门诊随诊。低危险的患者 1 ~ 2 个月随访 1 次，中、高危险的患者无论是否行介入性治疗都应 1 个月随访 1 次，如果病情无变化，随访半年即可。

UA 患者出院后仍需继续服阿司匹林、β 受体阻滞药。阿司匹林宜采用小剂量，每天 50 ~ 150 mg，β 受体阻滞药宜逐渐增量至最大可耐受剂量。在冠心病的二级预防中阿司匹林和降胆固醇治疗是最重要的。降低胆固醇的治疗应参照国内降血脂治疗的建议，即血清胆固醇 >4.68 mmol/L（180 mg/dL）或低密度脂蛋白胆固醇 >2.60 mmol/L（100 mg/dL）应服他汀类降胆固醇药物，并达到有效治疗的目标。血浆三酰甘油 >2.26 mmol/L（200 mg/dL）的冠心病患者一般也需要服降低三酰甘油的药物。其他二级预防的措施包括向患者宣教戒烟、治疗高血压和糖尿病、控制危险因素、改变不良的生活方式、合理安排膳食、适度增加活动量、减少体重等。

七、影响不稳定型心绞痛预后的因素

1. 左心室功能

为最强的独立危险因素，左心室功能越差，预后也越差，因为这些患者的心脏很难耐受进一步的缺血或梗死。

2. 冠状动脉病变的部位和范围

左主干病变和右冠开口病变最具危险性，三支冠脉病变的危险性大于双支或单支者，前降支病变危险大于右冠或回旋支病变，近端病变危险性大于远端病变。

3. 年龄

年龄是一个独立的危险因素，主要与老年人的心脏储备功能下降和其他重要器官功能降低有关。

4. 合并其他器质性疾病或危险因素

不稳定型心绞痛患者如合并肾衰竭、慢性阻塞性肺疾病、糖尿病、高血压、高脂血症、脑血管病及恶性肿瘤等，均可影响不稳定型心绞痛患者的预后。其中肾状态还明显与 PCI 术预后有关。

（段立楠）

第三节　稳定型心绞痛

稳定型心绞痛是由于劳力引起心肌耗氧量增加，而病变的冠状动脉不能及时调整和增加血流量，从而引起可逆性心肌缺血，但不引起心肌坏死。这是由于心肌供氧与耗氧之间暂时失去平衡而发生心肌缺血的临床症状，是在一定条件下冠状动脉供应的血液和氧不能满足心肌需要的结果。

本病多见于男性，多数患者年龄在 40 岁以上，常合并高血压、吸烟、糖尿病、脂质代谢异常等心血管疾病危险因子。大多数为冠状动脉粥样硬化导致血管狭窄引起，还可由主动脉瓣病变、梅毒性主动脉炎、肥厚型心肌病、先天性冠状动脉畸形、风湿性冠状动脉炎、心肌桥等引起。

一、发病机制

心肌内没有躯体神经分布，因此机械性刺激并不引起疼痛。心肌缺血时产生痛觉的机制仍不明确。当冠状动脉的供氧与心肌的耗氧之间发生矛盾时，心肌急剧的、暂时的缺血缺氧，导致心肌的代谢产物如乳酸、丙酮酸、磷酸等酸性物质，以及一些类似激肽的多肽类物质在心肌内大量积聚，刺激心脏内自主神经的传入纤维末梢，经 1~5 胸交感神经节和相应的脊髓段，传至大脑，产生疼痛感觉。因此，与心脏自主神经传入处于相同水平脊髓段的脊神经所分布的区域，如胸骨后、胸骨下段、上腹部、左肩、左上肢内侧等部位可以出现痛觉，这就是牵涉痛产生的可能原因。因为心绞痛并非躯体神经传入，所以常不是锐痛，不能准确定位。

心肌产生能量的过程需要大量的氧供，心肌耗氧量（MVO_2）的增加是引起稳定型心绞痛发作的主要原因之一。心肌耗氧量由心肌张力、心肌收缩强度和心率所决定，常用心率与收缩压的乘积作为评估心肌耗氧程度的指标。在正常情况下，冠状循环有强大的储备力量，在剧烈运动时，其血流量可增加到静息时的 6~7 倍，在缺氧状况下，正常的冠状动脉可以扩张，也能使血流量增加 4~5 倍。动脉粥样硬化而致冠状动脉狭窄或部分分支闭塞时，冠状动脉对应激状态下血流的调节能力明显减弱。在稳定型心绞痛患者，虽然冠状动脉狭窄，心肌的血液供应减少，但在静息状态下，仍然可以满足心脏的需要，故安静时患者无症状；心脏负荷突然增加，如劳力、激动、寒冷刺激、饱食等，使心肌张力增加（心腔容积增加、心室舒张末期压力增高）、心肌收缩力增加（收缩压增高、心室压力曲线最大压力随时间变化率增加）或心率增快，均可引起心肌耗氧量增加，引起心绞痛的发作。

在其他情况下，如严重贫血、肥厚型心肌病、主动脉瓣狭窄/关闭不全等，由于血液携带氧的能力下降，或心肌肥厚致心肌氧耗增加，或心排血量过少/舒张压过低，均可以造成心肌氧供和氧耗之间的失平衡，心肌血液供给不足，遂引起心绞痛发作。

在多数情况下，稳定型心绞痛常在同样的心肌耗氧量的情况下发生，即患者每次某一固定运动强度的诱发下发生症状，因此症状的出现很具有规律性。发作的规律性在短期内发生显著变化（如诱发症状的运动强度明显减低），常提示患者出现了不稳定型心绞痛。

二、病理和病理生理

一般来说，至少 1 支冠状动脉狭窄程度 >70% 才会导致心肌缺血。

（一）心肌缺血、缺氧时的代谢与生化改变

在正常情况下，心肌主要通过脂肪氧化的途径获得能量，供能的效率比较高。但相对于对糖的利用供能来说，对脂肪的利用需要消耗更多的氧。

1. 心肌的缺氧代谢及其对能量产生和心肌收缩力的影响

缺血缺氧引起心肌代谢的异常改变。心肌在缺氧状态下无法进行正常的有氧代谢，从三磷酸腺苷（ATP）或磷酸肌酸（CP）产生的高能磷酸键减少，导致依赖能源的心肌收缩和膜内外离子平衡发生障碍。缺血时由于乳酸和丙酮酸不能进入三羧酸循环进行氧化，无氧糖酵解增强，乳酸在心肌内堆积，冠状静脉窦乳酸含量增高。无氧酵解供能效率较低，而且乳酸的堆积限制了无氧糖酵解的进行，心肌能量产生障碍，以及乳酸积聚引起心肌内的乳酸性酸中毒，均可导致心肌收缩功能的下降。

2. 心肌细胞离子转运的改变对心肌收缩及舒张功能的影响

正常心肌细胞受激动而除极时，细胞内钙离子浓度增高，钙离子与原肌凝蛋白上的肌钙蛋白 C 结合后，解除了肌钙蛋白 I 的抑制作用，促使肌动蛋白和肌浆球蛋白合成肌动球蛋白，引起心肌收缩。当心肌细胞缺氧时，细胞膜对钠离子的渗透性异常增高，细胞内钠离子增多以及细胞内的酸中毒，使肌浆网内的钙离子流出障碍，细胞内钙离子浓度降低并妨碍钙离子与肌钙蛋白的结合，使心肌收缩功能发生障碍。缺氧也使心肌松弛发生障碍，可能因心肌高能磷酸键的储备降低，导致细胞膜上钠－钙离子交换系统功能的障碍以及肌浆网钙泵对钙离子的主动摄取减少，因此钙离子与肌钙蛋白的解离缓慢，心肌舒张功能下降，左室顺应性减低，心室充盈的阻力增加。

3. 心肌缺氧对心肌电生理的影响

肌细胞受缺血性损伤时，钠离子在细胞内积聚而钾离子向细胞外漏出，使细胞膜在静止期处于部分除极化状态，当心肌细胞激动时，由于除极不完全，从而产生损伤电流。在心电图上表现为 ST 段的偏移。由于心腔内的压力，在冠状动脉血供不足的情况下，心内膜下的心肌更容易发生急性缺血。受急性缺血性损伤的心内膜下心肌，其静息电位较外层高（部分除极化状态），而在心肌除极后其电位则较外层低（除极不完全）；因此，在左心室表面记录的心电图上出现 ST 段的压低。心肌缺血发作主要累及心外膜下心肌时，心电图可以表现为 ST 段抬高。

（二）左心室功能及血流动力学改变

缺血部位心室壁的收缩功能，在心肌缺血发生时明显减弱甚至暂时完全丧失，而正常心肌区域代偿性收缩增强，可以表现为缺血部位收缩期膨出。但存在大面积的心肌缺血时，可影响整个左心室的收缩功能，心室舒张功能受损，充盈阻力也增加。

在稳定型心绞痛患者，各种心肌代谢和功能障碍是暂时、可逆性的，心绞痛发作时患者自动停止活动，使缺血部位心肌的血液供应恢复平衡，从而减轻或缓解症状。

三、临床表现

稳定型心绞痛通常为劳力性心绞痛，其发作的性质通常在 3 个月内无改变，即每天和每

周疼痛发作次数大致相同，诱发疼痛的劳力和情绪激动程度相同，每次发作疼痛的性质和部位无改变，用硝酸甘油后，也在相同时间内发生疗效。

（一）症状

稳定型心绞痛的发作具有其较为特征性的临床表现，对临床的冠心病诊断具有重要价值，可以通过仔细的病史询问获得这些有价值的信息。心绞痛以发作性胸痛为主要临床表现，疼痛的特点如下。

1. 性质

心绞痛发作时，患者常无明显的疼痛，而表现为压迫、发闷或紧缩感，也可有烧灼感，但不尖锐，非针刺样或刀割样痛，偶伴濒死、恐惧感。发作时，患者往往不自觉地停止活动，至症状缓解。

2. 部位

主要位于心前区、胸骨体上段或胸骨后，界线不清楚，约有手掌大小。常放射至左肩、左上肢内侧达无名指和小指、颈、咽或下颌部，也可以放射至上腹部甚至下腹部。

3. 诱因

常由体力劳动或情绪激动（如愤怒、焦急、过度兴奋等）、饱食、寒冷、吸烟、心动过速等诱发。疼痛发生于劳力或激动的当时，而不是在劳累以后。典型的稳定型心绞痛常在类似活动强度的情况下发生。早晨和上午是心肌缺血的好发时段，可能与患者体内神经体液因素在此阶段的激活有关。

4. 持续时间和缓解因素

心绞痛出现后常逐步加重，在患者停止活动后 3~5 min 逐渐消失。舌下含服硝酸甘油症状也能在 2~3 min 缓解。如果患者在含服硝酸甘油后 10 min 内无法缓解症状，则认为硝酸甘油无效。

5. 发作频率

稳定型心绞痛可数天或数周发作一次，也可一天内发作多次。一般发作频率固定，如短时间内发作频率较以前明显增加，应该考虑转为不稳定型心绞痛（恶化劳力性心绞痛）。

（二）体征

稳定型心绞痛患者在心绞痛发作时常见心率增快、血压升高。通常无其他特殊发现，但仔细的体格检查可以明确患者存在的心血管病危险因素。体格检查对鉴别诊断有很大的意义，如在胸骨左缘闻及粗糙的收缩期杂音应考虑主动脉瓣狭窄或肥厚梗阻型心肌病的可能。在胸痛发作期间，体格检查可能发现乳头肌缺血和功能失调引起的二尖瓣关闭不全的收缩期杂音；心肌缺血发作时可能出现左心室功能障碍，听诊时有时可闻及第四心音或第三心音奔马律、第二心音逆分裂或出现交替脉。

四、辅助检查

（一）心电图检查

心电图是发现心肌缺血、诊断心绞痛最常用、最便宜的检查方法。

1. 静息心电图检查

稳定型心绞痛患者静息心电图多数是正常的，所以静息心电图正常并不能排除冠心病。

一些患者可以存在 ST – T 改变，包括 ST 段压低（水平型或下斜型），T 波低平或倒置，可伴有或不伴有陈旧性心肌梗死的表现。单纯、持续的 ST – T 改变对心绞痛并无显著的诊断价值，可以见于高血压、心室肥厚、束支传导阻滞、糖尿病、心肌病变、电解质紊乱、抗心律失常药物或化疗药物治疗、吸烟、心脏神经官能症患者。因此，单纯根据静息心电图诊断心肌缺血很不可靠。虽然冠心病患者可以出现静息心电图 ST – T 异常，并可能与冠状动脉病变的严重程度相关，但绝对不能仅根据心电图存在 ST – T 的异常即诊断冠心病。

心绞痛发作时特征性的心电图异常是 ST – T 较发作前发生明显改变，在发作以后恢复至发作前水平。由于心绞痛发作时心内膜下心肌缺血常见，心电图改变多表现为 ST 段压低（水平型或下斜型）0.1 mV 以上，T 波低平或倒置，ST 段改变往往比 T 波改变更具特异性；少数患者在发作时原来低平、倒置的 T 波变为直立（假性正常化），也支持心肌缺血的诊断。虽然 T 波改变对心肌缺血诊断的特异性不如 ST 段改变，但如果发作时的心电图与发作之前比较有明显差别，发作后恢复，也具有一定的诊断意义。部分稳定型心绞痛患者可以表现为心脏传导系统功能异常，最常见的是左束支传导阻滞和左前分支传导阻滞。此外，心绞痛发作时还可以出现各种心律失常。

2. 心电图负荷试验

心电图负荷试验是对疑有冠心病的患者，通过给心脏增加负荷（运动或药物）而激发心肌缺血来诊断冠心病。运动试验的阳性标准为运动中出现典型心绞痛，运动中或运动后出现 ST 段水平或下斜型下降≥1 mm（J 点后 60～80 ms），或运动中出现血压下降者。心电图负荷试验检查的指征为：临床上怀疑冠心病，为进一步明确诊断；对稳定型心绞痛患者进行危险分层；冠状动脉搭桥及心脏介入治疗前后的评价；陈旧性心肌梗死患者对非梗死部位心肌缺血的监测。禁忌证包括：急性心肌梗死；高危的不稳定型心绞痛；急性心肌、心包炎；严重高血压（收缩压≥200 mmHg 和/或舒张压≥110 mmHg）心功能不全；严重主动脉瓣狭窄；肥厚型梗阻性心肌病；静息状态下有严重心律失常；主动脉夹层。负荷试验终止的指标：ST – T 降低或抬高≥0.2 mV；心绞痛发作；收缩压超过 220 mmHg；血压较负荷前下降；室性心律失常（多源性、连续 3 个室性期前收缩和持续性室性心动过速）。

通常运动负荷心电图的敏感性约为 70%，特异性为 70%～90%。有典型心绞痛并且负荷心电图阳性，诊断冠心病的准确率达 95% 以上。运动负荷试验为最常用的方法，运动方式主要为分级踏板或蹬车，其运动强度可逐步分期升级。目前通常是以达到按年龄预计的最大心率（HRmax）或 85%～90% 的最大心率为目标心率，前者为极量运动试验，后者为次极量运动试验。运动中应持续监测心电图、血压的改变并记录，运动终止后即刻和此后每 2 min 均应重复心电图记录，直至心率恢复运动前水平。

Duke 活动平板评分是可以用来进行危险分层的指标。

Duke 评分 = 运动时间（min）－5×ST 段下降（mm）－（4×心绞痛指数）

心绞痛指数 0：运动中无心绞痛；1：运动中有心绞痛；2：因心绞痛需终止运动试验。

Duke 评分≥5 分低危，1 年病死率 0.25%；－10～－4 分为中危，1 年病死率 1.25%；≤－11 分为高危，1 年病死率 5.25%。Duke 评分系统适用于 75 岁以下的冠心病患者。

3. 心电图连续监测（动态心电图）

连续记录 24 h 的心电图，可从中发现心电图 ST – T 改变和各种心律失常，通过将 ST – T 改变出现的时间与患者症状的对照分析，从而确定患者症状与心电图改变的意义。心电图中显示缺血性 ST-T 改变而当时并无心绞痛发作者称为无痛性心肌缺血，诊断无痛性心肌缺血时，ST 段呈水平或下斜型压低≥0.1 mV，并持续 1 min 以上。进行 12 导联的动态心电图监测对心肌缺血的诊断价值较大。

（二）超声心动图检查

稳定型心绞痛患者的静息超声心动图大部分无异常表现，但在心绞痛发作时，如果同时进行超声心动图检查，可以发现节段性室壁运动异常，并可以出现一过性心室收缩与舒张功能障碍的表现。超声心动图负荷试验是诊断冠心病的手段之一，可以帮助识别心肌缺血的范围和程度，敏感性和特异性均高于心电图负荷试验。超声心动图负荷试验按负荷的性质可分为药物负荷试验（常用多巴酚丁胺）、运动负荷试验、心房调搏负荷试验以及冷加压负荷试验。根据负荷后室壁的运动情况，可将室壁运动异常分为运动减弱、运动消失、矛盾运动及室壁瘤。

（三）放射性核素检查

^{201}Tl-静息和负荷心肌灌注显像：^{201}Tl（铊）随冠状动脉血流很快被正常心肌所摄取。静息时铊显像所示灌注缺损主要见于心肌梗死后瘢痕部位；而负荷心肌灌注显像可以在运动诱发心肌缺血时，显示出冠状动脉供血不足导致的灌注缺损。不能运动的患者可做双嘧达莫（潘生丁）试验，静脉注射双嘧达莫使正常或较正常的冠状动脉扩张，引起"冠状动脉窃血"，产生狭窄血管供应的局部心肌缺血，可取得与运动试验相似的效果。近年还用腺苷或多巴酚丁胺做药物负荷试验。近年用^{99m}Tc-MIBI 作心肌显像取得良好效果，并已推广，它在心肌内分布随时间变化相对固定，无明显再分布，显像检查可在数小时内进行。

（四）多层 CT 或电子束 CT

多层 CT 或电子束 CT 平扫可检出冠状动脉钙化并进行积分。人群研究显示钙化与冠状动脉病变的高危人群相联系，但钙化程度与冠状动脉狭窄程度却并不一致，因此，不推荐将钙化积分常规用于心绞痛患者的诊断。

CT 冠状动脉造影（CTA）为显示冠状动脉病变及形态的一种无创检查方法，具有较高的阴性预测价值，若 CTA 未见狭窄病变，一般无须进行有创检查。但 CT 冠状动脉造影对狭窄部位病变程度的判断仍有一定局限性，特别是存在明显的钙化病变时，会显著影响狭窄程度的判断，而冠状动脉钙化在冠心病患者中相当普遍，因此，CTA 对冠状动脉狭窄程度的显示仅能作为参考。

（五）左心导管检查

左心导管检查主要包括冠状动脉造影术和左心室造影术，是有创性检查方法，目前前者仍然是诊断冠心病的金标准。左心导管检查通常采用穿刺股动脉（Judkins 技术）、肱动脉（Sones 技术）或桡动脉的方法。选择性冠状动脉造影将导管插入左、右冠状动脉口，注射造影剂使冠状动脉主支及其分支显影，可以较准确地反映冠状动脉狭窄的程度和部位。左心室造影术是将导管送入左心室，用高压注射器将造影剂以12~15 mL/s 的速度注入左心室以评价左心室整体收缩功能及局部壁运动状况。心导管检查的风险与疾病的严重程度以及术者经验直接相关，并发症约为 0.1%。根据冠状动脉的灌注范围，将冠状动脉分为左冠状动脉优势型、右冠状动脉优势型和均衡型。"优势型"是指哪一支冠状动脉供应左室间隔和左室后壁；85%为右冠状动脉优势型，7%为右冠状动脉和左冠的回旋支共同支配，即均衡型，8%为左冠状动脉优势型。

五、危险分层

通过危险分层，定义出发生冠心病事件的高危患者，对采取个体化治疗，改善长期预后具有重要意义。根据以下各个方面对稳定型心绞痛患者进行危险分层。

1. 临床评估

患者的病史、症状、体格检查及实验室检查可为预后提供重要信息。冠状动脉病变严重、有外周血管疾病、心力衰竭者预后不良。心电图有陈旧性心肌梗死、完全性左束支传导阻滞、左心室肥厚、二至三度房室传导阻滞、心房颤动、分支阻滞者，发生心血管事件的危险性增高。

2. 负荷试验

Duke 活动平板评分可用于危险分层。此外，运动早期出现阳性（ST 段压低 >1 mm）、试验过程中 ST 段压低 >2 mm、出现严重室律失常时，预示患者高危。超声心动图负荷试验有很好的阴性预测价值，年死亡或心肌梗死发生率 <0.5%。而静息时室壁运动异常、运动引发更严重的室壁运动异常者高危。

核素检查显示运动时心肌灌注正常一般预后良好，年心脏性猝死、心肌梗死的发生率 <1%，与正常人群相似；运动灌注明显异常提示有严重的冠状动脉病变，预示患者高危，应动员患者行冠状动脉造影及血运重建治疗。

3. 左心室收缩功能

左心室射血分数（LVEF） <35% 的患者年病死率 >3%。男性稳定型心绞痛伴心功能不全者 5 年存活率仅 58%。

4. 冠状动脉造影

冠状动脉造影显示的病变部位和范围决定患者预后。CASS 注册登记资料显示正常冠状动脉 12 年的存活率 91%，单支病变 74%，双支病变 59%，三支病变 50%，左主干病变预后不良，左前降支近端病变也能降低存活率，但血运重建可以降低病死率。

六、诊断和鉴别诊断

根据典型的发作特点，结合年龄和存在的其他冠心病危险因素，排除其他疾病所致的胸痛，即可建立诊断。发作时典型的心电图改变为：以 R 波为主的导联中，ST 段压低，T 波平坦或倒置，发作过后数分钟内逐渐恢复。心电图无改变的患者可考虑做心电图负荷试验。发作不典型者，诊断要依靠观察硝酸甘油的疗效和发作时心电图的变化，如仍不能确诊，可以考虑做心电图负荷试验或 24 h 动态心电图连续监测。诊断困难者可考虑行超声心动图负荷试验、放射性核素检查和冠状动脉 CTA。考虑介入治疗或外科手术者必须行选择性冠状动脉造影。在有 CTA 设备的医院，单纯进行冠心病的诊断已经很少使用选择性冠状动脉造影检查。

稳定型心绞痛尤其需要与以下疾病进行鉴别。

1. 心脏神经症

患者胸痛常为短暂（数秒）的刺痛或持久（数小时）的隐痛，胸痛部位多在左胸乳房下心尖部附近，部位常不固定。症状多在劳力之后出现，而不在劳力的当时发生。患者症状多在安静时出现，体力活动或注意力转移后症状反而缓解，常可以耐受较重的体力活动而不出现症状。舌下含服硝酸甘油无效或在 10 min 后才"见效"，常伴有心悸、疲乏及其他神经衰弱的症状，常喜欢叹息性呼吸。

2. 不稳定型心绞痛和急性心肌梗死

不稳定型心绞痛包括初发型心绞痛、恶化劳力性心绞痛、静息心绞痛等。通常疼痛发作较频繁、持续时间延长、对药物治疗反应差，常伴随出汗、恶心呕吐、濒死感等症状。

3. 肋间神经痛

本病疼痛常累及 1～2 个肋间，沿肋间神经走向，疼痛性质为刺痛或灼痛，持续性而非发作性，咳嗽、用力呼吸和身体转动可使疼痛加剧，局部有压痛。

4. 其他疾病

主动脉严重狭窄或关闭不全、冠状动脉炎引起的冠状动脉口狭窄或闭塞、肥厚型心肌病、X 综合征等疾病均可引起心绞痛，要根据其他临床表现来鉴别。此外，还需与胃食管反流、食管动力障碍、食管裂孔疝等食管疾病以及消化性溃疡、颈椎病等鉴别。

七、治疗

治疗有两个主要目的，一是预防心肌梗死和猝死，改善预后；二是减轻症状，提高生活质量。

（一）一般治疗

症状出现时立刻休息，在停止活动后 3～5 min 症状即可消除。应尽量避免各种确知的诱发因素，如过度的体力活动、情绪激动、饱餐等，冬天注意保暖。调节饮食，特别是一次进食不宜过饱，避免油腻饮食，禁绝烟酒。调整日常生活与工作量；减轻精神负担；同时治疗贫血、甲状腺功能亢进等相关疾病。

（二）药物治疗

在选择治疗药物时，应首先考虑预防心肌梗死和死亡。此外，应积极处理心血管危险因素。

1. 预防心肌梗死和死亡的药物治疗

（1）抗血小板治疗：冠状动脉内血栓形成是急性冠心病事件发生的主要特点，而血小板的激活和白色血栓的形成是冠状动脉内血栓的最早期形式。因此，在冠心病患者，抑制血小板功能对于预防事件、降低心血管死亡具有重要意义。

1）阿司匹林：通过抑制血小板环氧化酶从而抑制血栓素 A_2（TXA_2）诱导的血小板聚集，防止血栓形成。研究表明，阿司匹林治疗能使稳定型心绞痛的心血管不良事件的相对危险性降低 33%，在所有缺血性心脏病的患者，无论有否症状，只要没有禁忌证，应常规、终身服用阿司匹林 75～150 mg/d。阿司匹林不良反应主要是胃肠道症状，并与剂量有关。阿司匹林引起消化道出血的年发生率为 1‰～2‰，其禁忌证包括过敏、严重未经治疗的高血压、活动性消化性溃疡、局部出血和出血体质。因胃肠道症状不能耐受阿司匹林的患者，在使用氯吡格雷代替阿司匹林的同时，应使用质子泵抑制药（如奥美拉唑）。

2）二磷酸腺苷（ADP）受体拮抗药：通过 ADP 受体抑制血小板内 Ca^{2+} 活性，从而发挥抗血小板作用，主要抑制 ADP 诱导的血小板聚集。常用药物包括氯吡格雷和噻氯匹定，氯吡格雷的应用剂量为 75 mg，每天 1 次；噻氯匹定为 250 mg，每天 1~2 次。噻氯匹定可以引起白细胞、中性粒细胞和血小板减少，因此要定期做血常规检查，目前已经很少使用。在使用阿司匹林有禁忌证时可口服氯吡格雷。在稳定型心绞痛患者，目前尚无足够证据推荐联合使用阿司匹林和氯吡格雷。

（2）β 肾上腺素能受体阻滞药（β 受体阻滞药）：β 受体阻滞药对冠心病病死率影响的荟萃分析显示，心肌梗死后患者长期接受 β 受体阻滞药治疗，可以使病死率降低 24%。而具有内在拟交感活性的 β 受体阻滞药心脏保护作用较差，故推荐使用无内在拟交感活性的 β 受体阻滞药（如美托洛尔、比索洛尔、阿罗洛尔、普萘洛尔等）。β 受体阻滞药的使用剂量应个体化，从较小剂量开始，逐级增加剂量，以达到缓解症状、改善预后的目的。β 受体阻滞药治疗过程中，以清醒时静息心率不低于 50 次/分为宜。

β 受体阻滞药长期应用可以显著降低冠心病患者心血管事件的患病率和病死率，为冠心病二级预防的首选药物，应终身服用。如果必须停药时应逐步减量，突然停用可能引起症状反跳，甚至诱发急性心肌梗死。对慢性阻塞性肺部/支气管哮喘、心力衰竭、外周血管病患者，应谨慎使用 β 受体阻滞药，对显著心动过缓（用药前清醒时心率 <50 次/分），或高度房室传导阻滞者不用为宜。

（3）HMG - CoA 还原酶抑制药（他汀类药物）：他汀类药物通过抑制胆固醇合成，在治疗冠状动脉粥样硬化中起重要作用，大量临床研究和荟萃分析均证实，降低胆固醇（主要是低密度脂蛋白胆固醇，LDL - C）治疗与冠心病病死率和总死亡率的降低有明显的相关性。他汀类药物还可以改善血管内皮细胞的功能、抑制炎症反应、稳定斑块、促使动脉粥样硬化斑块消退，从而发挥调脂以外的心血管保护作用。稳定型心绞痛的患者（高危）应长期接受他汀类治疗，建议将 LDL - C 降低至 100 mg/dL 以下，对合并糖尿病者（极高危），应将 LDL - C 降低至 80 mg/dL 以下。

（4）血管紧张素转换酶抑制药（ACEI）：ACEI 治疗在降低稳定型冠心病缺血性事件方面有重要作用。ACEI 能逆转左心室肥厚、血管增厚，延缓动脉粥样硬化进展，减少斑块破裂和血栓形成，还有利于心肌氧供/氧耗平衡和心脏血流动力学，并降低交感神经活性。推荐用于冠心病患者的二级预防，尤其是合并高血压、糖尿病和心功能不全的患者。HOPE、PEACE 和 EUROPA 研究的荟萃分析显示，ACEI 用于稳定型心绞痛患者，与安慰剂相比，可以使所有原因死亡降低 14%、非致死性心肌梗死降低 18%、所有原因卒中降低 23%。下述情况不应使用：收缩压 <90 mmHg、肾衰竭、双侧肾动脉狭窄和过敏者。其不良反应包括干咳、低血压和罕见的血管性水肿。

2. 抗心绞痛和抗缺血治疗

（1）β 受体阻滞药：通过阻断儿茶酚胺对心率和心收缩力的刺激作用，减慢心率、降低血压、抑制心肌收缩力，从而降低心肌氧耗量，预防和缓解心绞痛的发作。心率减慢后心室射血时间和舒张期充盈时间均延长，舒张末心室容积（前负荷）增加，在一定程度上抵消了心率减慢引起的心肌耗氧量下降，因此与硝酸酯类药物联合可以减少舒张期静脉回流，而且 β 受体阻滞药可以抑制硝酸酯给药后对交感神经系统的兴奋作用，获得药物协同作用。

（2）硝酸酯类药物：这类药物可以扩张容量血管、减少静脉回流、降低心室容量、心腔内压和心室壁张力，同时对动脉系统有轻度扩张作用，降低心脏后负荷，从而降低心肌耗氧量。此外，硝酸酯可以扩张冠状动脉，增加心肌供氧，从而改善心肌供氧和耗氧的失平衡，缓解心绞痛症状。研究发现，硝酸酯还具有抑制血小板聚集的作用，其临床意义有待于进一步证实。

1）硝酸甘油：为缓解心绞痛发作，可给予起效较快的硝酸甘油舌下含片，1～2片（0.3～0.6 mg），舌下含化，通过口腔黏膜迅速吸收，给药后1～2 min即开始起作用，约10 min后作用消失。大部分患者在给药3 min内见效，如果用药后症状仍持续10 min以上，应考虑舌下硝酸甘油无效。延迟见效或无效时，应考虑药物是否过期或未溶解，或应质疑患者的症状是否为稳定型心绞痛。硝酸甘油口腔气雾剂也常用于缓解心绞痛发作，作用方式同舌下含片。用2%硝酸甘油油膏或贴片（含5～10 mg）涂或贴在胸前或上臂皮肤而缓慢吸收，适用于预防心绞痛发作。

2）二硝酸异山梨酯：二硝酸异山梨酯口服每天3次，每次5～20 mg，服后30 min起作用，持续3～5 h。本药舌下含化后2～5 min见效，作用维持2～3 h，每次可用5～10 mg。口服二硝酸异山梨酯肝脏首过效应明显，生物利用度仅20%～30%气雾剂通过黏膜直接吸收，起效迅速，生物利用度相对较高。

3）5-单硝酸异山梨酯：为二硝酸异山梨酯的两种代谢产物之一，半衰期长达4～6 h，口服吸收完全，普通剂型每天给药2次，缓释剂型每天给药1次。

硝酸酯药物持续应用的主要问题是产生耐药性，其机制尚未明确，可能与体内疏基过度消耗、肾素-血管紧张素-醛固酮（RAS）系统激活等因素有关。防止发生耐药的最有效方法是偏心给药，保证每天足够长（8～10 h）的无硝酸酯期。硝酸酯药物的不良作用有头晕、头胀痛、头部跳动感、面红、心悸等，偶有血压下降（静脉给药时相对多见）。

（3）钙通道阻滞药：本类药物抑制钙离子进入心肌内，抑制心肌细胞兴奋-收缩偶联中钙离子的作用。因而抑制心肌收缩；扩张周围血管，降低动脉压，降低心脏后负荷，因此减少心肌耗氧量。钙通道阻滞药可以扩张冠状动脉，解除冠状动脉痉挛，改善心内膜下心肌的供血；研究发现，钙通道阻滞药还可以降低血黏度，抑制血小板聚集，改善心肌的微循环。常用制剂包括二氢吡啶类钙通道阻滞药（氨氯地平、硝苯地平等）和非二氢吡啶类钙通道阻滞药（硫氮唑酮等）。

钙通道阻滞药在减轻心肌缺血和缓解心绞痛方面，与β受体阻滞药疗效相当。在单用β受体阻滞药症状控制不满意时，二氢吡啶类钙通道阻滞药可以与β受体阻滞药合用，获得协同的抗心绞痛作用。与硝酸酯联合使用，也有助于缓解症状。应避免将非二氢吡啶类钙通道阻滞药与β受体阻滞药合用，以免两类药物的协同作用导致对心脏的过度抑制。

推荐使用控释、缓释或长效剂型，避免使用短效制剂，以免明显激活交感神经系统。常见的不良反应包括胫前水肿、便秘、头痛、面部潮红、嗜睡、心动过缓和房室传导阻滞等。

（三）经皮冠状动脉介入治疗

经皮冠状动脉介入治疗（PCI）包括经皮冠状动脉球囊成形术（PTCA）、冠状动脉支架植入术和粥样斑块消蚀技术。自1977年首例PTCA应用于临床以来，PCI成为冠心病治疗的重要手段之一。COURAGE研究显示，与单纯理想的药物治疗相比，PCI+理想药物治疗能减少血运重建的次数，提高患者的生活质量（活动耐量增加），但是心肌梗死的发生和病死率与单纯药物治疗无显著差异。对COURAGE研究进一步分析显示，对左心室缺血面积大于10%的患者，PCI+理想药物治疗对硬终点的影响优于单纯药物治疗。随着新技术的出现，尤其是药物洗脱支架（DES）及新型抗血小板药物的应用，远期疗效明显提高。冠状动脉介入治疗不仅可以改善生活质量，而且可明显降低高危患者的心肌梗死发生率和病死率。

（四）冠状动脉旁路手术

冠状动脉旁路手术（CABG）是使用患者自身的大隐静脉、内乳动脉或桡动脉作为旁路移植材料，一端吻合在主动脉，另一端吻合在有病变的冠状动脉段的远端，通过引流主动脉血流以改善病变冠状动脉所供血心肌区域的血流供应。CABG 术前进行选择性冠状动脉造影，了解冠状动脉病变的程度和范围，以供制订手术计划（包括决定移植血管的根数）的参考。目前在发达的国家和地区，CABG 已成为最普通的择期心脏外科手术，对缓解心绞痛、改善冠心病长期预后有很好效果。随着动脉化旁路手术的开展，极大提高了移植血管桥的远期开通率；微创冠状动脉手术及非体外循环的 CABG 均在一定程度上减少创伤及围手术期并发症的发生，患者能够很快恢复。目前 CABG 总的手术死亡率在 1% ~4%。

对于低危（年病死率 <1%）的患者，CABG 并不比药物治疗给患者更多的预后获益。因此，CABG 的适应证主要包括：①冠状动脉多支血管病变，尤其是合并糖尿病的患者；②冠状动脉左主干病变；③不适合于行介入治疗的严重血管病变患者；④心肌梗死后合并室壁瘤，需要进行室壁瘤切除的患者；⑤闭塞段的远段管腔通畅，血管供应区有存活心肌。

（五）其他治疗措施

1. 患者的教育

对患者进行疾病知识的教育，对长期保持病情稳定，改善预后具有重要意义。有效的教育可以使患者全身心参与治疗和预防，并减轻对病情的担心与焦虑，协调患者理解其治疗方案，更好地依从治疗方案和控制危险因素，从而改善和提高患者的生活质量，降低病死率。

2. 戒烟

吸烟能使心血管疾病病死率增加 50%，心血管死亡的风险与吸烟量直接相关。吸烟还与血栓形成、斑块不稳定及心律失常相关。资料显示，戒烟能降低心血管事件的风险。医务工作者应向患者讲明吸烟的危害，动员并协助患者完全戒烟，并且避免被动吸烟。一些行为及药物治疗措施，如尼古丁替代治疗等，可以协助患者戒烟。

3. 运动

运动应与多重危险因素的干预结合起来，成为冠心病患者综合治疗的一部分。研究显示，适当运动能减少心绞痛发作次数、改善运动耐量。建议每天运动 30 min，每周运动不少于 5 d。运动强度以不引起心绞痛发作为度。

4. 控制血压

目前高血压治疗指南推荐，冠心病患者的降压治疗目标应将血压控制在 130/80 mmHg 以下。选择降压药物时，应优先考虑 β 受体阻滞药和 ACEI。

5. 糖尿病

糖尿病合并稳定型心绞痛患者为极高危患者，应在改善生活方式的同时及时使用降糖药物治疗，使糖化血红蛋白（HbA1c）在正常范围（≤7%）。

6. 肥胖

按照中国肥胖防治指南定义，体重指数（BMI）在 24 ~27.9 kg/m^2 为超重，BMI≥28 kg/m^2 为肥胖；腹形肥胖指男性腰围≥90 cm，女性≥80 cm。肥胖多伴随着其他冠心病发病的危险因素，如高血压、胰岛素抵抗、HDL - C 降低和 TG 升高等。减轻体重（控制饮食、活动和锻炼、减少饮酒量）有利于控制其他多种危险因素，也是冠心病二级预防的重要组成部分。

八、预后

稳定型心绞痛患者在接受规律的冠心病二级预防后，大多数患者的冠状动脉粥样斑块能长期保持稳定，患者能够长期存活。决定稳定型心绞痛患者预后的主要因素包括冠状动脉病变的部位和范围、左心室功能、合并的心血管危险因子（如吸烟、糖尿病、高血压等）控制情况、是否坚持规律的冠心病二级预防治疗。一旦患者心绞痛发作在短期内变得频繁、程度严重、对药物治疗反应差，应考虑发生急性冠脉综合征，应采取更积极的药物治疗和血运重建治疗。

（曹　阳）

第四节　非 ST 段与 ST 段抬高型心肌梗死

一、非 ST 段抬高型心肌梗死

非 ST 段抬高型心肌梗死（NSTEMI）属于急性冠脉综合征（ACS）的一种类型，通常由动脉粥样硬化斑块破裂引起，临床表现为突发胸痛但不伴有 ST 段抬高。通常心电图表现为持续性或短暂 ST 段压低或 T 波倒置或低平，但也有部分患者无变化；此外，多数非 ST 段抬高心肌梗死的患者伴有血浆肌钙蛋白水平升高，这一点有别于不稳定型心绞痛，后者通常不升高或仅有轻度升高。

（一）流行病学特点与自然病程

研究显示，非 ST 段抬高心肌梗死的发病率高于 ST 段抬高急性心肌梗死，就临床预后而言，住院期间 ST 段抬高心肌梗死的病死率（7%）高于非 ST 段抬高心肌梗死（5%），出院后 6 个月随访两者的病死率接近（12% 和 13%）。但是，4 年的长期随访研究发现，非 ST 段抬高心肌梗死的病死率反而高于 ST 段抬高心肌梗死的 2 倍。这种时间依赖性预后差异可能与非 ST 段抬高心肌梗死的患者基础情况有一定关系，通常此类患者多半是合并有各种并发症的老年人，尤其常见于合并糖尿病和肾功能不全的患者，这类患者往往血管病变较重，多合并血浆炎性因子升高，提示血管病变复杂且多不稳定。因此，对于非 ST 段抬高心肌梗死患者的治疗需要兼顾急性期和远期的治疗效果。

（二）病理生理

非 ST 抬高心肌梗死与不稳定型心绞痛相似，多数是由于不稳定的冠状动脉粥样硬化斑块破裂，伴或不伴有血管收缩，随后血小板血栓附着于血管壁，引起冠脉血流量突然严重下降，导致一系列的临床后果。不过，也有少数患者没有冠状动脉粥样硬化的基础，可能的原因为外伤、大动脉夹层、动脉炎、栓子栓塞、先天性异常、导管操作并发症等。

（三）临床表现

1. 症状

非 ST 段抬高心肌梗死包括多种临床表现，比较严重或典型的临床症状有：①长时间的静息心绞痛（＞20 min）；②新发的严重心绞痛（加拿大分级Ⅲ级）；③近期稳定型心绞痛加重（加拿大分级Ⅲ级以上）；④心肌梗死后心绞痛。

非 ST 段抬高心肌梗死表现为胸骨后压榨性疼痛，伴有向左侧肩部、颈部以及下腭放射，常伴有冷汗、恶心、腹痛、呼吸困难、晕厥等症状。也有部分患者表现为上腹痛、新出现的消化不良、胸部刺痛、肋软骨炎样疼痛或者进行性的呼吸困难等不典型症状，这种不典型的临床症状经常发生在 24～40 岁和年龄大于 75 岁、女性及合并糖尿病、慢性肾衰竭或痴呆的患者。

在临床实践中，80% 的患者表现为胸痛时间的延长，20% 的患者是心绞痛症状的加重。当然，仅仅通过症状来判断是否是非 ST 段抬高心肌梗死是不可靠的。在诊断过程中，病史具有协助诊断意义。

2. 体征

通常缺乏特异性的阳性体征，部分患者由于伴有心力衰竭或血流动力学不稳定，可能会出现肺部啰音、心率加快等非特异性体征，肺部啰音的出现和范围、Killip 分级对临床预后有影响。另有部分体征的发现，对于判断危险性的高低有帮助。如收缩期低血压（收缩压＜100 mmHg）、心动过速（心率＞100 次/分）和呼吸窘迫可能提示可能发生心源性休克；新出现的二尖瓣关闭不全性杂音、原有的杂音增强提示乳头肌或二尖瓣缺血性功能失调；出现第三心音或第四心音或左心室扩大提示心肌缺血范围可能较大。

（四）辅助检查

1. 心电图

ST–T 压低性动态改变是非 ST 段抬高心肌梗死的特征性心电图变化，通过分析 ST 段压低的导联数和压低的幅度可以大致判断病变的严重性及预后情况。ST 段在相邻 2 个或 2 个以上导联压低≥0.05 mV 提示可能是非 ST 段抬高心肌梗死，但轻微 ST 段压低不能作为诊断的有力依据，部分患者的心电图表现可完全正常。

部分心电图特点对判断预后具有重要的价值，如症状发作时出现短暂的 ST 段改变（＞0.05 mV）并随着症状缓解而消失，提示有严重的冠状动脉疾病；胸前导联上对称的 T 波倒置（＞0.2 mV）提示左前降支或左主干的急性缺血；aVR 导联上 ST 段抬高，常提示存在左冠状动脉主干或三支病变，通常住院期间缺血复发和心力衰竭的危险性很高；ST 段压低伴有一过性 ST 段抬高，提示可能发生过短暂的血管闭塞性血栓形成、冠脉痉挛，或病变血管闭塞后侧支循环快速形成，此种情况表明冠脉病变极不稳定，很容易进展为 ST 段抬高性心肌梗死，临床上要高度重视。需要强调的是，心电图正常不能除外非 ST 段抬高心肌梗死的诊断，临床上一定要结合症状、心电图、生化指标进行综合分析。

2. 实验室检查

所有患者，一旦怀疑非 ST 段抬高心肌梗死，应即刻检测肌酸激酶同工酶（CK–MB）、肌钙蛋白 T 或肌钙蛋白 I。目前，已经不主张传统的心肌酶谱全套检查，因为其他的心肌酶对诊断的特异性极低。通常非 ST 段抬高心肌梗死发病后 48～72 h 会有肌钙蛋白的升高，而肌钙蛋白的灵敏度和特异度明显高于肌酸激酶，在肌酸激酶正常的患者中，有将近 1/3 的人高敏肌钙蛋白检测可以表现为肌钙蛋白水平增高。尽管肌钙蛋白的特异性极高，也并非所有肌钙蛋白升高的患者都诊断为非 ST 段抬高性心肌梗死。某些非心肌梗死性胸痛也可伴有肌钙蛋白升高，而且有些疾病是十分严重甚至是致命性的，在临床诊断上同样要给予高度重视。

有时根据临床需要，需行其他的实验室检查，包括全血细胞计数、全身代谢情况和甲状腺功能，以此来鉴别其他少见病因，并用于指导治疗由于贫血和肾衰竭引起的严重不良后果。血脂检查作为常规应在入院后 24 h 内进行，评估是否患有高胆固醇血症，以此决定是否进行强化降脂治疗。另外，行脑钠肽及 C 反应蛋白检查，利于对预后进行评估，前者可判断患者的心功能受损情况，后者则可反映血管病变的炎性状态。

3. 胸部 X 线摄片

所有的患者均应行胸部 X 线摄片检查，一方面判断心脏的形态和大小，另一方面了解肺部情况，尤其对于诊断是否有血流动力学不稳定或肺水肿的患者很有用，可以用来判断心脏功能情况。

（五）鉴别诊断

非 ST 段抬高心肌梗死的诊断需与一些心源性以及非心源性疾病进行鉴别。

1. 心源性疾病

心肌炎、心包炎、心肌心包炎、心肌病、瓣膜病、心尖球样综合征。

2. 肺源性疾病

肺栓塞、肺梗死、肺炎、胸膜炎、气胸。

3. 血液系统疾病

镰刀样细胞贫血。

4. 血管性疾病

主动脉夹层、主动脉瘤、主动脉窄缩、脑血管疾病。

5. 胃肠道疾病

食管痉挛、食管炎、消化道溃疡、胰腺炎、胆囊炎。

6. 伤骨科疾病

颈椎病、肋骨骨折、肌肉损伤或炎症、肋软骨炎。

（六）诊断及危险分层

1. 非 ST 段抬高心肌梗死的诊断及短期危险分层

需结合病史、症状、心电图、生化指标以及危险评分结果。

2. 要根据患者的病情变化动态评估其风险性

（1）入院即应及时进行 12 导联心电图检查，同时由具有经验的临床医师进行分析。怀疑有下壁和右心室心肌梗死的患者，还应有附加导联（V_3R，V_4R，$V_7 \sim V_9$）。如果患者持续有症状发作，应在 6 h、12 h 以及出院前复查心电图。

（2）60 min 内及时检测肌钙蛋白（cTnT 或 cTnI），如果检测结果阴性，应在 6 ~ 12 h 后复查肌钙蛋白。

（3）要对患者进行危险评分（如 GRACE 评分），以此对患者早期及晚期的病情和预后做出风险评估。

（4）进行心脏超声检查鉴别诊断。

（5）对无再发胸痛、心电图正常、肌钙蛋白阴性的患者，出院前应检测运动负荷试验，进一步评估心肌缺血的风险。

3. 根据以下结果对患者的远期病死率及心肌梗死的可能性预测进行危险分层

（1）临床情况：年龄、心率、血压、Killip 分级、糖尿病史、既往心肌梗死或冠心病史。

（2）心电图：ST 段持续压低情况。

（3）实验室检查：肌钙蛋白、肾小球滤过率/肌酐清除率/半胱氨酸蛋白酶抑制药 C、BNP/NT proBNP、hsCRP 等的结果。

（4）影像学检查：是否有低射血分数、左主干病变、三支病变。

（5）危险评分结果：目前，对非 ST 段抬高心肌梗死的危险分层有多个评分标准。GRACE 危险评分是一项基于急性冠脉综合征患者的全球性研究，其危险因素的评判来源于住院期间死亡和治疗开始后 6 个月内死亡的独立预测因子，因此 GRACE 危险评分对于预测住院期间及 6 个月的病死率具有一定意义。

（七）治疗

1. 治疗原则

关于非 ST 段抬高心肌梗死的治疗策略，目前争论的焦点在于早期介入抑或早期保守治疗。早期介入治疗策略为 48 h 内接受冠状动脉造影及血管重建术，而早期保守治疗策略为先行积极的抗心肌缺血、抗凝、抗血小板治疗，根据病情择期进行冠状动脉造影及血管重建术。尽管尚无统一的意见，但都认为应该在入院时进行危险分层，根据危险性的高低决定选择哪种策略。

2. 早期保守治疗

早期药物治疗应该包括积极的抗心肌缺血、抗凝、抗血小板治疗，目的在于缓解心绞痛症状、稳定斑块、纠正血流动力学不稳。

（1）缓解缺血性疼痛。

1）β 受体阻滞药：减轻心脏负荷、快速缓解缺血是治疗非 ST 段抬高心肌梗死的基础，目前推荐无禁忌证的胸痛患者应立即静脉滴注 β 受体阻滞药，随后口服治疗。β 受体阻滞药通过减弱心肌收缩力、降低心率和心室壁压力前负荷而缓解缺血。治疗时应首选心脏选择性 β 受体阻滞药（阿替洛尔和美托洛尔），对于正在疼痛或高/中危患者首次给予 β 受体阻滞药时应静脉给药；对于患有高度房室传导阻滞、心源性休克和气道高反应性疾病的患者，不建议使用 β 受体阻滞药，此时可考虑使用非二氢吡啶类钙通道阻滞药。

2）硝酸酯类药物：硝酸酯类药物应该用于所有无禁忌证的患者，此类药物通过静脉舒张减轻心脏负荷，可以明显缓解急性胸痛的发作。硝酸酯类药物最初应舌下含服以利于机体快速吸收，如果疼痛未能缓解，且患者没有低血压时应静脉给药。硝酸酯类药物在下列患者中禁用：在过去 24 h 服用磷酸二酯酶抑制药、肥厚型心肌病和怀疑右心室梗死的患者；严重的主动脉瓣狭窄的患者慎用。

（2）抗血小板治疗：抗血小板治疗是非 ST 段抬高心肌梗死的最基本治疗手段，目前常用的抗血小板治疗药物有 3 种：环氧化酶 -1 抑制药（阿司匹林）、ADP 抑制药（噻氯匹定及氯吡格雷）、糖蛋白 Ⅱb/Ⅲa 受体阻滞药（阿昔单抗、依替巴肽、替罗非班）。

1）阿司匹林：为环氧合酶 -1 抑制药，可以明显减少非 ST 段抬高心肌梗死患者发生血管性死亡的危险，在没有绝对禁忌证时，所有患者均应在初次给予 300 mg 负荷剂量嚼服，以后每天 75 ~ 100 mg 长期维持。对阿司匹林过敏的患者，可以用氯吡格雷替代治疗。

2）氯吡格雷：为 ADP 受体阻滞药，初次给予 300 mg，如果接受急诊介入治疗，应给予 600 mg，以后每天 75 mg 维持。目前推荐所有患者，如果没有禁忌证，均应联合应用阿司匹林和氯吡格雷。CURE 研究（氯吡格雷预防不稳定型心绞痛再次发生缺血事件试验）显示，患者同时接受两种抗血小板药物治疗时 1 年内发生心血管病性死亡、非致死性心肌梗死或脑卒中联合终点事件的相对危险性减少 20%（绝对危险降低是由 11.4% 降至 9.3%）。ACC/AHA 建议所有非 ST 段抬高急性冠脉综合征患者应在入院治疗后持续应用氯吡格雷至少 9 个月。介入治疗后，双重抗血小板治疗尤为重要。PCI - CURE（经皮冠状动脉介入治疗 - UA 使用氯吡格雷预防再次发生缺血事件）试验分析和 CREDO（保守治疗时应用氯吡格雷可减少心血管事件）试验都显示氯吡格雷可减少脑卒中联合终点事件。对于计划早期进行手术治疗的患者，应衡量早期应用氯吡格雷的利弊，由于服用氯吡格雷后 5 d 内接受冠状动脉旁路移植术的患者在受益同时会增加出血概率。因此，ACC/AHA 建议如果在入院后决定 48 h 内安排诊断性血管造影，在造影之前先不使用氯吡格雷。

3）GP Ⅱb/Ⅲa 受体阻滞药：机制为抑制纤维蛋白原与糖蛋白 Ⅱb/Ⅲa 受体的相互作用，对介入治疗的缺血并发症有预防作用，因此推荐早期介入治疗的患者使用。目前使用的 GP Ⅱb/Ⅲa 受体阻滞药有 3 种，即阿昔单抗、依替巴肽、替罗非班，在早期保守治疗时 GP Ⅱb/Ⅲa 受体阻滞药的作用不是很清楚。决定保守治疗时再次发生缺血、生化指标阳性或有其他高危特征的患者，ACC/AHA 推荐持续静脉输入替罗非班和依替巴肽。具体用法：①阿昔单抗，0.25 mg/kg 静脉负荷，而后 0.125 μg/（kg·min）维持量持续 12～24 h（最大剂量为 10 μg/min）；②依替巴肽，180 μg/kg 静脉负荷（PCI 术后 10 min 再次负荷），而后静脉持续 2.0 μg/（kg·min）维持 72～96 h；③替罗非班，30 min 内以 0.4 μg/（kg·min）静脉负荷，而后以 0.1 μg/（kg·min）静脉维持 48～96 h。有一项大剂量试验仍在临床试验阶段［负荷剂量 0.4 μg/（kg·min）静脉维持 18 h］。

由于缺乏比较三重抗血小板治疗和双重抗血小板治疗的临床试验，最佳的抗血小板治疗策略尚有待于完善。

（3）抗凝治疗：如果没有活动性出血或肝素引起的血小板减少或过敏反应，在阿司匹林基础上加用普通肝素或低分子肝素对所有患者有益。有关低分子肝素的比较研究及伊诺肝素的比较试验显示，其在减少心血管事件的复发方面优于普通肝素。ACC/AHA 指南指出伊诺肝素优于普通肝素，与普通肝素相比，低分子肝素的优点包括不用检测血液指标而简化管理、较少引起肝素诱发的血小板减少症和可能改善结果。低分子肝素在肾衰竭患者慎用，如果患者在 12 h 内行冠脉造影，低分子肝素无法检测准确的抗凝效果又无法完全对抗，应考虑使用普通肝素。但是，任何一种抗凝血药物均存在出血的风险，因此在决定使用抗凝血药物时，应权衡利弊。

（4）溶栓治疗：非 ST 段抬高心肌梗死的病理基础是在不稳定斑块破裂的基础上血小板血栓形成，因此，适用于 ST 段抬高心肌梗死的溶栓治疗对非 ST 段抬高心肌梗死没有益处，TIMI - ⅢA 和 ⅢB 试验中，溶栓治疗和常规治疗相比并无优势，反而可能有增加心肌梗死的危险，因为溶栓剂可激活血小板，促进血栓形成。

（5）主动脉内球囊反搏：当上述治疗对心肌缺血患者无效、持续低血压或在冠状动脉造影时有高危闭塞性病变（显著的左主干或左前降支近端病变）时可考虑应用主动脉内球囊反搏，以增加冠状动脉灌注压。其禁忌证包括重度外周血管疾病；重度主动脉瓣关闭不全；严重的髂总动脉疾病，包括腹主动脉瘤。

3. 早期介入治疗——冠状动脉造影和血管重建术

非 ST 段抬高心肌梗死患者应该行冠状动脉血管造影检查，ACC/AHA 建议对于出现新的 ST 段压低、肌钙蛋白升高、药物治疗下仍反复发作的胸痛、左心室功能不全及伴有其他高危因素者，应行冠状动脉造影检查。ESC 指南对冠状动脉造影和血管重建术的建议如下。

（1）合并有动态 ST 段改变、心力衰竭、危及生命的心律失常和血流动力学紊乱的顽固性和反复发作的心绞痛患者，需行紧急冠脉造影。

（2）中、高危的患者建议行早期（<72 h）冠脉造影及血运重建术（PCI 或 CABG）。

（3）非中、高危的患者不建议行早期冠脉造影检查，但建议行能够诱发缺血症状的无创性检查。

（4）不建议对冠脉造影显示的非严重病变行 PCI 术。

（5）如果短期内患者需要行非心脏的外科手术而必须停用抗血小板药，PCI 手术考虑选用裸金属支架；而对于较长时间以后才行外科手术者，可选用药物洗脱支架（如无多聚糖载体支架或载体可降解支架）。

（八）并发症及处理

1. 出血

出血可以增加非 ST 段抬高心肌梗死患者 30 d 内死亡、心肌梗死以及卒中的风险，在长期随访中这些风险的发生率较无出血者提高 4～5 倍。因此，预防出血与治疗缺血同等重要。

引起出血的因素很多，其中许多危险因素是诱发死亡、心肌梗死和卒中等缺血事件的危险因子。有不少报道指出，输血也是引起出血的一个重要因素，因此应严格把握冠心病患者的输血指征。ESC 指南对出血及处理的建议如下。

（1）治疗前慎重评估患者出血风险，增加出血风险的因素有过量或过度的使用抗血栓药物、联合应用抗血栓药物、不同的抗凝药物交替使用、患者年龄、女性、低体重、肾功能下降、基础血红蛋白水平低以及介入治疗等。

（2）选择治疗方案时应考虑出血风险，对有高危出血风险的患者多选用药物治疗。选用介入治疗方式时，优先考虑经桡动脉的路径，便于创口压迫止血，降低出血风险。

（3）轻微出血不影响正常的治疗。

（4）有严重出血的患者应停止和（或）中和抗凝及抗血小板药物，或采用特殊的止血方法控制出血。

（5）输血对预后有不良影响，红细胞比容 >25%，血红蛋白 >8 g/L 且血流动力学稳定的出血患者不考虑输血。

2. 血小板减少症

在非 ST 段抬高心肌梗死的治疗过程中，使用肝素或 GP Ⅱ b/ Ⅲ a 抑制药的患者可能会发生血小板减少。血小板减少的处理原则如下。

（1）对使用了肝素（UFH 或 LMWH）和（或）GP Ⅱ b/ Ⅲ a 抑制药的患者来说，一旦血小板明显下降（$<100 \times 10^9$/L 或下降 >50%），建议立即停用这些药物。

（2）对 GP Ⅱ b/ Ⅲ a 抑制药诱导的严重血小板下降（$<100 \times 10^9$/L），进行血小板输注同时可以合用或不用纤维蛋白原。也可以输注新鲜血浆或冷凝蛋白来防止出血。

（3）在有证据或怀疑有肝素诱导的血小板减少症（HIT）建议停用肝素（UFH 或

LMWH），同时为了预防血栓事件，可以应用直接血栓抑制剂抗凝（DTI）。

（4）预防肝素诱导的血小板减少症可以通过使用非肝素抗凝药，类似于磺达肝癸钠或比伐卢定或是短时间的使用肝素。

二、ST 段抬高型心肌梗死

（一）流行病学特点

急性心肌梗死（AMI）是心肌缺血性坏死，为在冠状动脉病变的基础上，发生冠状动脉血供急剧减少或中断，使相应的心肌严重而持久地急性缺血导致心肌坏死。目前，全球每年约有 1 700 万人死于心血管疾病，其中有一半以上死于 AMI。美国心脏病学会估计每年约100 万人次发生心肌梗死（MI）事件，其中 30% ~ 45% 为急性 ST 段抬高心肌梗死（STEMI）。近年来，我国 AMI 的发病率一直呈明显上升趋势，已接近国际上的平均水平。AMI 起病突然，急性期病死率约为 30%。

（二）病因

基本病因是冠状动脉粥样硬化疾病（偶为冠状动脉栓塞、炎症、创伤、先天性畸形、痉挛和冠状动脉口阻塞），造成一支或多支血管管腔狭窄和心肌供血不足，而侧支循环未充分建立。在此基础上，一旦血供急剧减少或中断，使心肌严重而持久地发生急性缺血达 20 min 以上，即可发生 AMI。大量研究已证明，绝大多数 AMI 是由于不稳定的粥样斑块溃破，继而出血和管腔内血栓形成，而使管腔闭塞。少数情况下粥样斑块内或其下发生出血或血管持久痉挛，也可使冠状动脉完全闭塞。

促使斑块破裂出血及血栓形成的诱因有：①晨起 6 ~ 12 时交感神经活动增加，机体应激反应增强，心肌收缩力、心率、血压增高，冠状动脉张力增高；②在饱餐特别是进食多量脂肪后，血脂增高，血黏稠度增高；③重体力活动、情绪过分激动、血压剧升或用力大便时，左心室负荷明显加重；④休克、脱水、出血、外科手术或严重心律失常，致心排血量骤降，冠状动脉灌流量锐减。

AMI 可发生在频发心绞痛的患者，也可发生在原来从无症状者中。AMI 后发生的严重心律失常、休克或心力衰竭等并发症，均可使冠状动脉灌流量进一步降低，心肌坏死范围扩大。

（三）病理

1. 冠状动脉病变

绝大多数 AMI 患者冠状动脉内可见在粥样斑块的基础上有血栓形成使管腔闭塞，但是由冠状动脉痉挛引起的管腔闭塞者中，个别可无严重粥样硬化病变。此外梗死的发生与原来冠状动脉受粥样硬化病变累及的支数及其所造成的管腔狭窄程度之间未必呈平行关系。

（1）左冠状动脉前降支闭塞，可引起左心室前壁、心尖部、下侧壁、前间隔和二尖瓣前乳头肌梗死。

（2）右冠状动脉闭塞，可引起左心室膈面（右冠状动脉占优势时）、后间隔和右心室梗死，并可累及窦房结和房室结。

（3）左冠状动脉回旋支闭塞，可引起左心室高侧壁、膈面（左冠状动脉占优势时）和左心房梗死，可能累及房室结。

（4）左冠状动脉主干闭塞，可引起左心室广泛梗死。

2. 心肌病变

冠状动脉闭塞后20~30 min，受其供血的心肌即有少量坏死，开始了 AMI 的病理过程。2 h 后绝大部分心肌呈凝固性坏死，心肌间质充血、水肿，伴大量炎症细胞浸润。以后坏死的心肌纤维逐渐溶解，形成肌溶灶，随后渐有肉芽组织形成。大面积的梗死累及心室壁的全层或大部分者十分常见，心电图上相继出现 ST 段抬高和 T 波倒置、Q 波，称为 Q 波性心肌梗死，或称为透壁性心肌梗死，是临床上常见的典型 AMI。它可波及心包引起心包炎症，波及心内膜诱使心室腔内附壁血栓形成。冠状动脉闭塞不完全或自行再通形成小范围呈灶性分布的心肌梗死，急性期心电图上仍可出现 ST 段抬高、但不出现 Q 波，此种心肌梗死称为非 Q 波性心肌梗死，较少见。

过去将 AMI 分为 Q 波性心肌梗死和非 Q 波性心肌梗死，这是一种回顾性分类，已不适合临床工作的需要，目前强调以 ST 段是否抬高进行分类，分为 ST 段抬高心肌梗死(STEMI)和非 ST 段抬高心肌梗死（NSTEMI）。因心电图上 Q 波形成已是心肌坏死的表现，而从心肌急性缺血到坏死其中有一个发展过程。心肌缺血心电图上出现相应区域 ST 段抬高时，除变异性心绞痛外，表明相应的冠状动脉已经闭塞而导致心肌全层损伤，如伴有心肌坏死标志物升高，临床上应当诊断为 STEMI。此类患者绝大部分进展为较大面积 Q 波性心肌梗死。如果处理非常及时，在心肌坏死以前充分开通闭塞血管，可使 Q 波不致出现。目前主张尽早实施干预性再灌注治疗，以争取更多的心肌存活。目前临床上通常视 STEMI 等同于 Q 波性心肌梗死。

继发性病理变化有：在心腔内压力的作用下，坏死心壁向外膨出，产生心脏破裂（包括心室游离壁破裂、心室间隔穿孔或乳头肌断裂）或逐渐形成心室壁瘤。坏死组织1~2周开始吸收，并逐渐纤维化，在6~8周形成瘢痕愈合，此期称为陈旧性或愈合性心肌梗死。

（四）临床表现

AMI 临床表现不尽相同，虽然发作前大多数患者有胸部不适，20% 以上患者 AMI 胸痛为缺血性心脏病的首发表现。20%~30% 的 AMI 患者不能立刻做出心肌梗死的诊断，但通常具有临床症状。

1. 先兆

有50%~81.2%患者在发病前数天有乏力，胸部不适，活动时心悸、气急、烦躁、心绞痛等前驱症状，其中以新发生心绞痛（初发型心绞痛）或原有心绞痛加重（恶化型心绞痛）为最突出。后者表现为心绞痛发作较以往频繁、程度较剧、持续较久、硝酸甘油疗效差、诱发因素不明显，同时心电图示 ST 段一过性明显抬高（变异型心绞痛）或压低，T 波倒置或增高（"假性正常化"），即前述不稳定型心绞痛的表现。如及时住院处理，可使部分患者避免发生心肌梗死。

2. 症状

（1）疼痛：是最先出现的症状，多发生在清晨，疼痛部位和性质与心绞痛相同，但诱因多不明显，且常发生于安静时，程度较重，持续时间较长，可达数小时或更长，休息和含服硝酸甘油片多不能缓解。患者常烦躁不安、出汗、恐惧感、胸闷或有濒死感。老年患者多无疼痛，一开始即表现为休克、急性心力衰竭或晕厥。部分患者疼痛位于上腹部，易被误诊为急腹症；部分患者疼痛放射至下颌、颈部、背部上方，易被误诊为骨关节痛。

（2）全身症状：有发热、心动过速、白细胞增多和红细胞沉降率增快等，由坏死物质被吸收而引起。一般在疼痛发生后 24～48 h 出现，程度与梗死范围常呈正相关，体温一般在 38 ℃左右，很少达到 39 ℃，持续约 1 周。

（3）胃肠道症状：疼痛剧烈时常伴有频繁的恶心、呕吐和上腹胀痛，与迷走神经受坏死心肌刺激和心排血量降低导致组织灌注不足等有关。肠胀气也不少见。重症者可发生呃逆。

（4）心律失常：见于 70%～95% 的患者，多发生在起病 1～2 d，而以 24 h 内最多见，可伴乏力、头晕、晕厥等症状。各种心律失常中以室性心律失常最多，尤其是室性期前收缩，如室性期前收缩频发（每分钟 5 次以上）、成对出现或呈短暂室性心动过速、多源性或落在前一心搏的易损期时（R 波落在 T 波上），常为心室颤动的先兆。心室颤动是 AMI 早期特别是入院前主要的死因。房室传导阻滞和束支传导阻滞也较多见，室上性心律失常则较少，多发生在心力衰竭患者中。前壁心肌梗死如发生房室传导阻滞表明梗死范围广泛，病情严重。

（5）低血压和休克：AMI 患者胸痛发作中血压下降常见，未必是休克。如疼痛缓解而收缩压仍低于 80 mmHg，有烦躁不安、面色苍白、皮肤湿冷、脉细而快、大汗淋漓、尿量减少（<20 mL/h），反应迟钝，甚至晕厥者，则为休克表现。休克多在起病后数小时至数天内发生，见于约 20% 的患者，主要是心源性，为心肌广泛（40% 以上）坏死，心排血量急剧下降所致，其次为神经反射引起的周围血管扩张，有些患者尚有血容量不足的因素参与。

（6）心力衰竭：主要是急性左心衰竭，可在起病最初几天内发生，或在疼痛、休克好转阶段出现，为梗死后心脏舒缩力显著减弱或不协调所致，发生率为 32%～48%。出现呼吸困难、咳嗽、发绀、烦躁等症状，随后可有颈静脉怒张、肝大、水肿等，严重者可发生肺水肿。右心室 MI 者可一开始即出现右心衰竭表现，伴血压下降。

3. 体格检查

（1）心脏体征：心浊音界可正常，也可轻至中度增大；心率多增快，少数也可减慢；心尖区第一心音减弱；可出现第四心音（心房性）奔马律，少数有第三心音（心室性）奔马律；10%～20% 的患者在起病第 2～3 天出现心包摩擦音，为反应性纤维性心包炎所致；心尖区可出现粗糙的收缩期杂音或伴收缩中晚期喀喇音，为二尖瓣乳头肌功能失调或断裂所致，可有各种心律失常。

（2）血压：除极早期血压可增高外，几乎所有患者均有血压降低。起病前有高血压者，血压可降至正常，且可能不再恢复到起病前的水平。

（3）其他：可有与心律失常、休克或心力衰竭相关的其他体征。

（五）辅助检查

1. 实验室检查

（1）起病 24 h 后白细胞可增至（10～20）×10^9/L，中性粒细胞增多，嗜酸性粒细胞减少或消失，红细胞沉降率增快，C 反应蛋白增高，以上指标增高均可持续 1～3 周；起病数小时至 2 d 血中游离脂肪酸增高。

（2）心肌坏死标志物水平增高与心肌梗死的范围及预后明显相关。

肌红蛋白起病后 2 h 内升高，12 h 内达高峰，24～48 h 恢复正常；肌钙蛋白 I（cTNI）

或 T（cTNT）起病 3 ~ 4 h 升高，cTNI 于 11 ~ 24 h 达高峰，7 ~ 10 d 降至正常；cTNT 于 24 ~ 48 h 达高峰，10 ~ 14 d 降至正常。这些心肌结构蛋白含量的增高是诊断 MI 的敏感指标。肌酸激酶同工酶（CK - MB）在起病后 4 h 内增高，16 ~ 24 h 达高峰，3 ~ 4 d 恢复正常，其增高的程度能较准确地反映梗死的范围，其高峰出现时间是否提前有助于判断溶栓治疗是否成功。

对心肌坏死标志物的测定应进行综合评价，如肌红蛋白在 AMI 后出现最早，也十分敏感，但特异性不很强，因为轻微骨骼肌损伤也释放肌红蛋白，肌红蛋白经肾排出，肾小球滤过率的轻度下降也可使肌红蛋白升高；cTNT 和 cTNI 出现稍延迟，而特异性很高，在症状出现 6 h 内测定为阴性的患者，则 6 h 后应再复查，其缺点是持续时间可长达 10 ~ 14 d，对在此期间出现胸痛的患者，判断是否有新的梗死没有价值；CK - MB 虽不如 cTNT、cTNI 敏感，但对早期（< 4 h）AMI 的诊断有较重要价值。

以往沿用多年的 AMI 心肌酶测定，包括 CK、天门冬氨酸氨基转移酶以及乳酸脱氢酶，其特异性及敏感性均远不如上述心肌损伤标志物，但仍有参考价值。三者在 AMI 发病后 6 ~ 10 h 开始升高，按序分别于 12 h、24 h 及 2 ~ 3 d 达高峰，又分别于 3 ~ 4 d、3 ~ 6 d 及 1 ~ 2 周回降至正常。

如存在冠状动脉再通，无论为自发性、药物性或机械性，都可以改变所有的标志物在循环中出现的时段，因为标志物从心脏洗出迅速地增加，导致其在血浆中的浓度迅速增加，从而能在心肌梗死后 2 h 内做出诊断。虽然血管开放能根据标志物升高来判定，但对区别恢复心肌梗死溶栓试验（TIMI）血流 2 级或 3 级则十分不准确。如想利用峰值作为心肌梗死面积的替代指标，应根据峰值高低而定。

2. 心电图检查

仅有小部分心电图具有心肌梗死特异性。一般来说，ST 段弓背抬高对诊断 AMI 具有高度特异性。下壁心肌梗死的患者应检测全部右心导联，V_3R 或 V_4R 导联 ST 段抬高可诊断为右室梗死，V_1、V_2 导联 ST 段压低要考虑回旋支冠状动脉完全阻塞所致的后壁心肌梗死，后者可通过 V_8、V_9 后壁导联 ST 段升高证实。Q 波的出现表明此类患者存在冠状动脉闭塞，结合闭塞发生的可能时间，可考虑行血运重建治疗，这类心肌梗死患者再灌注治疗可加速 Q 波的出现。在有传导障碍的情况下，心电图不显示典型改变，如完全性左束支阻滞（LBBB）可掩盖心肌梗死表现，如无急性 ST 段抬高及新的 Q 波形成，不如其他心电图改变特异性强。甚至有 ST 段抬高及 Q 波形成，这不是 AMI 100% 特异性诊断。AMI 时心电图甚至可以完全正常。在无以往心电图做比较时，任何变化均应考虑为新出现的改变。

（1）特征性改变。

1）ST 段抬高呈弓背向上型，在面向坏死区周围心肌损伤区的导联上出现。

2）宽而深的 Q 波（病理性 Q 波），在面向透壁心肌坏死区的导联上出现。

3）T 波倒置，在面向损伤区周围心肌缺血区的导联上出现。

在背向心肌梗死区的导联则出现相反的改变，即 R 波增高，ST 段压低和 T 波直立并增高。

（2）动态性改变。

1）起病数小时内，可无异常或出现异常高大两肢不对称的 T 波，为超急性期改变。

2）数小时后，ST 段明显抬高，弓背向上，与直立的 T 波连接，形成单相曲线。数小时至 2 d 出现病理性 Q 波，同时 R 波减低，是为急性期改变。Q 波在 3 ~ 4 d 稳定不变，以后有 70% ~ 80% 的患者永久存在。

3）在早期如不进行治疗干预，ST 段抬高持续数天至 2 周，逐渐回到基线水平，T 波则变为平坦或倒置，是为亚急性期改变。

4）数周至数月后，T 波呈 V 形倒置，两支对称，波谷尖锐，是为慢性期改变。T 波倒置可永久存在，也可在数月或数年内逐渐恢复。

3. 影像学检查

AMI 患者应做床旁胸部 X 线检查，必要时行胸主动脉增强 CT 扫描或磁共振成像（MRI）以便排除主动脉夹层。但这不应影响实施再灌注治疗（除非疑有主动脉夹层等潜在禁忌证）。单电子发射 CT（SPECT）能用于证实心肌梗死存在与否，但不应常规用于心电图能够明确诊断 STEMI 的患者，对于有提示急性心肌缺血症状而心电图正常或不具备诊断 AMI 意义的患者，可提供有价值的诊断和预后信息。STEMI 患者住院的恢复期，SPECT 可应用于研究心肌灌注和发现左室室壁运动异常。超声也用于检测 AMI，某些作者认为如果超声心动图无局部室壁运动异常不考虑 AMI。但是，超声的敏感性取决于所得到的平面质量，超声心动图无异常不能排除缺血性心脏病的存在；而且，超声心动图不能区别 AMI 与陈旧性心肌梗死。因此，目前超声心动图被用于临床病史不确切时心肌梗死的辅助诊断。另外，经胸和（或）经食管超声心动图检查有助于 STEMI 和部分主动脉夹层病例的鉴别。

（六）诊断和鉴别诊断

1. 诊断

（1）检测到心肌损伤标志物（最好是肌钙蛋白）至少有一次数值较正常上限值的 99% 百分位值升高，同时存在至少一项下列心肌缺血证据：缺血症状；心电图改变提示新的缺血（新的 ST – T 改变或新出现的 LBBB）；心电图出现病理性 Q 波；影像学有存活心肌的丧失或新出现的局部室壁运动异常。

（2）突发意外的心源性死亡，包括心脏骤停，常有心肌缺血的症状，伴随新出现的 ST 段抬高、新发的 LBBB 和（或）冠状动脉造影或病理检查到的冠状动脉新鲜血栓证据，但是死亡发生于抽血化验前，或患者于心肌坏死标志物血中水平升高之前死亡。

（3）对肌钙蛋白基础值正常的经皮冠状动脉介入治疗（PCI）患者，心肌坏死标志物高于正常上限值的 99% 百分位值时提示有围术期心肌坏死。一般来讲，心肌坏死标志物高于 3 倍正常上限值的 99% 百分位值时可定义为 PCI 相关的心肌梗死。其中一个亚型是支架血栓导致的心肌梗死。

（4）对肌钙蛋白基础值正常的冠状动脉旁路移植术（CABG）患者，心肌坏死标志物高于正常上限值的 99% 百分位值时提示有围手术期心肌坏死。心肌坏死标志物高于正常上限值的 99% 百分位值 5 倍，加上新出现的病理性 Q 波或新出现的 LBBB，或冠状动脉造影检测到新的桥血管或原发冠状动脉堵塞，或有新出现的存活心肌丧失的影像学证据时，可定义为 CABG 相关的心肌梗死。

2. 鉴别诊断

（1）心绞痛：心绞痛的疼痛性质与心肌梗死相同，但发作较频繁，每次发作历时短，一般不超过 15 min，发作前常有诱发因素，不伴有发热、白细胞增多、红细胞沉降率增快或血清心肌酶增高，心电图无变化或有 ST 段暂时性压低或抬高，很少发生心律失常、休克和心力衰竭，含服硝酸甘油片疗效好。

变异型心绞痛：变异型心绞痛发作时可有典型的胸痛症状，有时可伴有大汗，持续时间也较一般心绞痛长，心电图上可表现为 ST 段抬高，因此在极早期易被诊断为 AMI，此类患者含化硝酸甘油后，疼痛易于缓解，ST 段很快回落，疼痛多短于 30 min，如含化药物不缓解，并持续 30 min 以上，应考虑已发展成 AMI。

（2）急性病毒性心肌炎：部分病毒性心肌炎患者可表现为剧烈胸痛，伴有大汗、恶心呕吐，心电图 ST 段抬高类似 AMI，但这些患者年龄多偏轻，剧烈胸痛前当天或 2 ~ 3 周前有发热感染的病史，胸痛吸气时加重，心电图 ST 段抬高的导联缺乏冠状动脉分布的特点，难以确定具体的部位，查体时可发现心包摩擦音，床旁超声心动图可发现有心包积液，室壁运动一般改变较少。此类患者心电图 ST – T 的动态演变比较缓慢，酶学升高的幅度相对较低，呈缓慢升高、缓慢下降的势态。病毒检查或抗体滴度的动态检查可进一步明确诊断。如果病毒性心肌炎误诊为 AMI 而错误地进行了溶栓，易造成心肌内出血或心包积血。

（3）急性心包炎：尤其是急性非特异性心包炎可有较剧烈而持久的心前区疼痛，心电图出现 ST 段和 T 波变化，但心包炎患者在疼痛的同时或以前已有发热和血白细胞计数增高，疼痛常于深呼吸和咳嗽时加重，体检可发现心包摩擦音，病情一般不如 MI 严重，心电图除 aVR 外，各导联均有 ST 段弓背向下的抬高，无异常 Q 波出现。

（4）急性肺动脉栓塞：常有突发胸痛、咯血、呼吸困难、发绀和休克，多有骨折、盆腔或前列腺手术史、长期卧床史或下肢静脉曲张病史。突然发生胸痛后，有些有血压下降、过度换气，或有咯血的表现。血气分析检查应成为常规，表现为低氧血症、二氧化碳分压下降等，心脏体格检查方面可发现肺动脉瓣区第二心音亢进，心电图表现为急性电轴右偏，$S_I Q_{III} T_{III}$（ I 导联新出现 S 波，Q 波出现在 III 导联，有时在 aVF、III 导联伴有 T 波倒置），下壁肢体导联可有 ST 段的轻度抬高，但 II 导联不出现 Q 波，V_1 导联呈 QR 型，急性肺栓塞时心电图的改变快速而短暂。超声心动图可见右室扩大或肺动脉扩张，X 线胸片显示肺梗死阴影，放射性核素肺灌注扫描可见放射性稀疏或缺失区。肺动脉造影是最后的确诊手段。值得注意的是，AMI 患者可并发急性肺栓塞，由于 AMI 患者最初几天卧床，下肢静脉回流减慢，加之血液呈高凝状态，容易形成下肢血栓，进而导致肺栓塞。

（5）主动脉夹层：主动脉夹层多有长时间高血压病史，症状较 AMI 更为突然，更为剧烈，一开始即达高峰。根据夹层累及的部位不同，疼痛可极为广泛，除胸痛外，背部、腰部、颈部、腹部及下肢均可有剧烈的疼痛。发病常伴有休克症状，但与血压不符，血压可以很高，有时可见某一肢体血压下降或无脉。累及升主动脉根部时，造成主动脉瓣关闭不全，听诊时可发现主动脉瓣区的舒张期杂音。在颈动脉、锁骨下动脉起始部可听到杂音，两上肢血压、脉搏不对称。胸部 X 线示纵隔增宽，血管壁增厚。超声心动图和 MRI 可见主动脉双重管腔图像。心电图无典型的心肌梗死演变过程，除非主动脉夹层累及到冠状动脉的开口，造成一支冠状动脉完全闭塞，导致心肌梗死。增强 CT 检查可明确诊断。如果将主动脉夹层误诊为 AMI 并给予溶栓，将使病情更加严重。近几年主动脉夹层的发生率逐年升高，在 AMI 的鉴别诊断时应引起注意。

（6）急腹症：急性胰腺炎、消化性溃疡穿孔、急性胆囊炎和胆石症等均有上腹部疼痛，易与以上腹部剧烈疼痛为突出表现的心肌梗死相混淆，但腹部有局部压痛或腹膜刺激征。无心肌酶及心电图特征性变化。

（7）其他疾病：急性胸膜炎、自发性气胸、带状疱疹等心脏以外疾病引起的胸痛，依据特异性体征、X 线胸片和心电图特征不难鉴别。

（七）治疗

1. 院外急诊处理

（1）AMI 的初步诊断。

1）胸痛、胸部不适的症状。

2）入院时的心电图显示 ST 段抬高或新发 LBBB。通常需要重复心电图检查。

3）心肌坏死标志物（肌钙蛋白、CK－MB）升高。不要等待心肌坏死标志物的检查结果才开始再灌注治疗。

4）二维超声心动图和灌注显像有助于排除 AMI 的诊断。

（2）疼痛、气短和焦虑的缓解。

1）可静脉给予类罂粟碱（如吗啡 4～8 mg），每隔 5 min 可再给 2 mg。

2）如果有气短和心力衰竭时可给氧气（2～4 L/min）。

3）如果类罂粟碱不能缓解疼痛，可考虑静脉给予 β 受体阻滞药或硝酸酯类药物。

4）镇静剂可能有益。

（3）转运和急救：医疗急救系统在接到呼救后 8 min 内到达救护现场，实施患者转运和急救。描记 12 导联心电图，明确诊断，力争 AMI 患者自发病起 3 h 内实现再灌注治疗，也可于 30 min 内实施院前溶栓。对于溶栓治疗有禁忌或溶栓不成功的 AMI 患者，建议转上一级医院行急诊 PCI，力争使 AMI 患者到达上一级医院 90 min 内或自溶栓治疗后 60 min 内完成急诊或补救性 PCI。

2. 院内急救和治疗

对于所有胸痛/胸部不适症状 <12 h、心电图显示相邻两个以上导联 ST 段抬高或新发（假性）LBBB 的患者都要进行再灌注治疗，包括溶栓和急诊 PCI。要求做到患者到达医院 30 min 内开始溶栓（door-to-needle time <30 min）或 90 min 内完成 PCI（door-to-balloon time <90 min），黄金时间窗是 STEMI 症状出现后 60 min 内。

下列情况首选溶栓治疗。①发病早期（症状出现 <3 h 且不能及时行介入治疗）；②不能选择介入治疗：导管室被占用或不能使用，血管入路困难，缺乏熟练进行 PCI 的导管室条件；③不具备 24 h 急诊 PCI 治疗条件或不具备迅速转运条件，符合溶栓适应证及无禁忌证的 STEMI 患者；④具备 24 h 急诊 PCI 治疗条件，但是就诊－球囊扩张与就诊－溶栓时间相差超过 60 min，就诊－球囊扩张时间超过 90 min；⑤对于再梗死的患者应该及时进行血管造影并根据情况进行血运重建治疗，包括 PCI 或 CABG，如果不能立即（症状发作后 60 min内）进行血管造影和 PCI，则给予溶栓治疗。

溶栓治疗后是否进行 PCI，需要判断溶栓疗效和临床情况。溶栓治疗失败后，应积极进行补救性 PCI。溶栓治疗后患者出现下列情况为 PCI 的适应证：再灌注治疗失败；休克和（或）血流动力学不稳定；心力衰竭和（或）肺水肿；严重心律失常；持续存在缺血。

下列情况首选介入治疗。①有熟练 PCI 技术的导管室且有心外科支持，就诊－球囊扩张时间 <90 min，就诊－球囊扩张比就诊－溶栓治疗的时间差 <60 min。②高危 STEMI 患者，如心源性休克、Killip 3 级以上、前壁 AMI 等。③有溶栓禁忌证，如出血高危或颅内出血等。④患者到达医院较晚（发病 >3 h）。⑤疑诊 STEMI 者。

（1）溶栓治疗。

1）常用溶栓药物的剂量和用法：患者明确诊断后应该尽早用药，理想的就诊至静脉用药时间是 30 min 内，但是很难达到，应该越早越好，规范用药方法和剂量是获得最佳疗效的保证。①阿替普酶：90 min 加速给药法，首先静脉推注 15 mg，随后 30 min 持续静脉滴注 50 mg，剩余的 35 mg 于 60 min 持续静脉滴注，最大剂量 100 mg。3 h 给药法，首先静脉推注 10 mg，随后 1 h 持续静脉滴注 50 mg，剩余剂量按 10 mg/30 min 静脉滴注，至 3 h 末滴完，最大剂量 100 mg。辅助抗凝治疗参见下述的"抗凝治疗"。②链激酶：链激酶150 万 U，30～60 min 静脉滴注。辅助抗凝治疗参见下述的"抗凝治疗"。③尿激酶：150 万 U（2.2 万 U/kg）溶于 100 mL 注射用水，30～60 min 静脉滴入。溶栓结束 12 h 皮下注射普通肝素7 500 U 或低分子量肝素，共 3～5 d。④瑞替普酶：10MU 瑞替普酶溶于 5～10 mL 注射用水，静脉推注 >2 min，30 min 后重复上述剂量。辅助抗凝治疗参见下述的"抗凝治疗"。

2）出血并发症及其处理：溶栓治疗的危险主要是出血，尤其是颅内出血，致死率很高。减少出血并发症的关键是除外有严重出血倾向的患者。一旦患者在开始治疗后 24 h 内出现神经系统状态变化，应怀疑颅内出血，并应：停止溶栓、抗血小板和抗凝治疗；立即进行影像学检查排除颅内出血；请神经内科、神经外科和血液学专家会诊，根据临床情况，颅内出血患者应当输注冻干血浆、鱼精蛋白、血小板或冷沉淀物，一旦明确脑实质出血或脑室内出血或蛛网膜下腔出血或硬膜下血肿或硬膜外血肿，给予 10 U 冷凝蛋白质，新鲜冰冻血浆可以提供 V 因子和Ⅷ因子，并能增加血容量。使用普通肝素的患者，用药 4 h 内可给予鱼精蛋白（1 mg 鱼精蛋白对抗 100 U 普通肝素）；如果出血时间异常，可输入 6～8 U 的血小板。同时控制血压和血糖；使用甘露醇、气管内插管和高通气降低颅内压力；考虑外科抽吸血肿治疗。

3）溶栓的辅助治疗。

抗血小板治疗。①阿司匹林，STEMI 患者只要没有阿司匹林过敏，应立即嚼服阿司匹林 300 mg，此后应长期服用阿司匹林，75～160 mg/d。阿司匹林过敏者，应用噻吩吡啶类药物替代。②二磷酸腺苷（ADP）受体拮抗药，目前常用的 ADP 受体拮抗药有氯吡格雷和噻氯匹定，由于噻氯匹定粒细胞减少症和血小板减少症的发生率高于氯吡格雷，故优先使用氯吡格雷，在患者不能应用氯吡格雷时可以用噻氯匹定替代。COMMIT-CCS 2 研究和氯吡格雷作为再灌注的辅助治疗/心肌梗死溶栓研究 28（CLARITY-TIMI 28）证实，药物溶栓治疗的患者联合应用氯吡格雷和阿司匹林优于单用阿司匹林。溶栓治疗的患者如没有明显出血危险，可以联合氯吡格雷（75 mg/d）治疗。因阿司匹林过敏或胃肠道不能耐受而不能使用阿司匹林的溶栓治疗患者，建议使用氯吡格雷。正在使用噻氯匹定或氯吡格雷并准备 CABG 的患者，应当暂停用药至少 5 d，最好 7 d，除非紧急血管再通的益处超过出血风险。③糖蛋白Ⅱb/Ⅲa 受体抑制药，这类药物与溶栓联合可提高疗效，但出血并发症增加。阿昔单抗和半量瑞替普酶或替奈普酶联合使用进行再灌注治疗可能在下列患者预防再梗死以及 STEMI 的其他并发症：前壁心肌梗死、年龄 <75 岁，没有出血危险因素。对 75 岁以上的患者，因为颅内出血风险明显增加，不建议药物溶栓与糖蛋白受体Ⅱb/Ⅲa 抑制药联合应用。

抗凝治疗。溶栓治疗的患者需要抗凝血酶治疗作为辅助治疗，可以选择普通肝素或低分子量肝素，以及Ⅱa 和 Xa 因子抑制剂。①普通肝素：应用纤维蛋白特异性的溶栓药物（如阿替普酶、瑞替普酶或替奈普酶）治疗的患者需要联合静脉应用普通肝素。普通肝素剂量为溶栓前给予冲击量 60 U/kg 体重（最大量 4 000 U），溶栓后给予每小时 12 U/kg 体重（最大量 1 000 U/h），将活化部分凝血活酶时间（APTT）调整至 50～70 s，持续 48 h。应用非选择性溶栓药物（链激酶、尿激酶）治疗的高危患者（大面积或前壁心肌梗死、心房颤动、既往栓塞史或左室血栓）也可给予普通肝素皮下注射（溶栓 12 h 后）。使用肝素期间应当每天监测血小板计数，避免肝素诱导的血小板减少症。②低分子量肝素：与普通肝素比较，低分子量肝素用药方便，无须监测。依诺肝素与溶栓再灌注治疗 AMI/MI 溶栓研究 25（EXTRAC‑TIMI25）为低分子量肝素与多种溶栓药物（链激酶、阿替普酶、瑞替普酶、替奈普酶）联合应用提供了证据。可以选择那屈肝素、达肝素和依诺肝素，例如依诺肝素 30 mg 静脉注射，随后 1 mg/kg 体重皮下注射，每天 2 次；年龄 >75 岁或肾功能不全的患者，依诺肝素减少剂量至 0.75 mg/kg 体重，每天 2 次。严重肾功能不全，肌酐清除率 <30 mL/min，减量至 1 mg/kg 体重皮下注射，每天 1 次，或改用普通肝素并监测 APTT。③Xa 抑制剂——磺达肝癸钠：磺达肝癸钠是人工合成的戊糖，为间接 Xa 因子抑制剂。剂量为 2.5 mg，每天 1 次皮下注射，共 8 d。缺血综合征策略评价组织（OASIS‑6）研究显示，磺达肝癸钠与普通肝素比较，死亡和再梗死的危险明显减少，同时联合溶栓治疗的严重出血发生率明显低于普通肝素。④直接凝血酶抑制剂：对发生或怀疑肝素诱导的血小板减少患者，应当考虑直接凝血酶抑制剂替代肝素，水蛭素类似物与早期再灌注或闭塞（HERO‑2）研究中使用比伐卢定（bivalirudin）代替肝素与链激酶合用。给药方法为两段给药（0.25 mg/kg 体重冲击量后，第一个 12 h 每小时静脉注射 0.5 mg/kg 体重，随后 36 h 每小时 0.25 mg/kg 体重），如果 12 h 内 APTT >75 s 应当减量。国内目前有阿加曲班，剂量为 30～100 μg/kg 体重静脉推注，然后每分钟 2～4 μg/kg 体重滴注 72 h，根据 APTT 调整剂量。

虽然 PCI 在冠心病治疗中应用越来越广泛，但是基于溶栓治疗具有快速、简便、经济、易操作的特点，仍然是减少 STEMI 患者病死率和改善预后的重要方法。对溶栓治疗应当选择恰当的适应证，减少出血并发症，对达到在最短的时间内溶解血栓、开通血管治疗仍然具有不可替代的价值。溶栓药物种类较多，不同药物在不同适应证的用药方法也存在较大差异。同时需要进行规范的溶栓辅助治疗，以便最大程度地减少出血并发症。

（2）介入治疗：2007 ACC/AHA STEMI 诊疗指南中关于紧急有创治疗策略和挽救性 PCI 建议如下。

Ⅰ类建议：已行溶栓治疗并具有以下任一情况的患者，建议采用冠状动脉造影并拟行 PCI 或急诊 CABG 的治疗策略：①<75 岁适宜血运重建的心源性休克患者；②重度充血性心力衰竭和（或）肺水肿；③导致血流动力学紊乱的室性心律失常。

Ⅱa 类建议：年龄 ≥75 岁、已接受溶栓治疗且发生心源性休克的患者，如适宜血运重建，有理由采用冠状动脉造影并拟行 PCI 或急诊 CABG 的治疗策略；伴有以下一项或多项情况的患者有理由接受挽救性 PCI：①血流动力学或电活动不稳定；②持续的缺血症状；③溶栓治疗失败（初始损伤导联 ST 段在溶栓治疗 90 min 后回落幅度 <50%）且具有中等或大面积心肌梗死风险（前壁心肌梗死、合并右室心肌梗死或心前区 ST 段压低的下壁心肌梗死）。

Ⅲ类建议：已接受溶栓者，如不愿进一步接受侵入性治疗或具有禁忌证，不推荐行冠状动脉造影。

（3）泵衰竭和休克的治疗。

1）轻度和中度心力衰竭的治疗：①氧气；②呋塞米 20～40 mg 静脉注射，如果必要可于 1~4 h 重复给药；③硝酸酯类药物，如果没有低血压可应用；④血管紧张素转换酶抑制药（ACEI），在无低血压、低血容量或肾衰竭的情况下应用。

2）重度心力衰竭的治疗：①氧气；②呋塞米 20~40 mg 静脉注射，如果必要可于 1~4 h 重复给药；③硝酸酯类药物，如果没有低血压可应用；④正性肌力药，多巴胺和（或）多巴酚丁胺；⑤血流动力学评估，应用球囊漂浮导管；⑥通气支持，如果氧分压较低应考虑早期再灌注治疗。

3）休克的治疗：①氧气；②血流动力学评估，应用球囊漂浮导管；③正性肌力药，多巴胺和（或）多巴酚丁胺；④通气支持，如果氧分压较低应考虑早期通气支持；⑤主动脉内球囊反搏；⑥考虑左室辅助装置和早期再灌注。

（4）室性心律失常的治疗：AMI 患者恶性室性心律失常的发生率已减少，可能因再灌注治疗或其他干预措施如 β 受体阻滞药产生的益处。虽然预防性使用利多卡因可减少心室颤动发生，但可能因为抑制了心动过缓时室性逸搏而增加心脏性死亡的可能，弊大于利，不再推荐预防使用。

对于无脉室性心动过速或心室颤动，其治疗与心脏骤停治疗相同。应立即开始标准的高级心脏生命支持方案，包括非同步电除颤后，判断气道通畅情况并进行心肺复苏。

对于持续性单形或多形性室速的治疗：①QRS 波增宽的心动过速诊断不清时，按室性心动过速治疗；②对持续性单形室性心动过速伴有血流动力学不稳定时，立即同步直流电复律（如果心室率过快，QRS 波过宽，则需非同步直流电复律）；③持续性单形室性心动过速如血流动力学尚稳定，可首选药物治疗，指南推荐静注普罗卡因胺，但国内目前无此药，故也可应用胺碘酮，150 mg 于 10 min 左右静脉注入，必要时可重复，然后 1~2 mg/min 静脉滴注 6 h，再减量维持。如果患者心功能正常，也可应用索他洛尔或利多卡因静脉注射。但如果心功能降低，推荐静脉应用胺碘酮，其后口服胺碘酮。

AMI 时，加速性室性自主节律发生率高达 40%，有时为再灌注的标志，此种心律失常为良性，一般无须治疗。

心肌梗死超过 40 d，左心室射血分数 ≤0.40，NYHA 心功能 Ⅱ 或 Ⅲ 级者，猝死的一级预防应置入埋藏式心脏复律除颤器（ICD）；血流动力学不稳定的持续性室性心动过速或心脏骤停，猝死的二级预防应置入 ICD。

3. 二级预防

完全戒烟、控制血压（β 受体阻滞药和 ACEI）以及严格降脂。要求患者不但要完全戒烟，而且不能处于吸烟的环境中。血压控制在 140/90 mmHg 以下，合并糖尿病或慢性肾损害者血压应控制在 130/80 mmHg 以下，糖化血红蛋白应低于 7%，体重指数控制在 18.5~24.9kg/m²，鼓励患者活动，减轻患者心理负担，建议每年接种流感疫苗。

STEMI 患者 LVEF <40% 或合并高血压、糖尿病或慢性肾损害而无 ACEI 禁忌证者应尽早开始 ACEI 治疗，尤其适合于前壁 AMI、伴肺淤血、LVEF <40% 的患者，血管紧张素受体拮抗药则适于不能耐受 ACEI 者。指南推荐 STEMI 合并收缩功能不全的心力衰竭患者联合应用血管紧张素受体拮抗药和 ACEI 可能更有效。低危 STEMI 患者服用 ACEI 仍可获得益处。

正在服用 ACEI 或 β 受体阻滞药的心肌梗死后患者，如 LVEF <40%，或合并糖尿病或临床心力衰竭而无明显肾功能障碍或高血钾者，应服用醛固酮受体拮抗药。

患者入院 24 h 内即应开始调脂治疗，使低密度脂蛋白胆固醇（LDL-C）低于

100 mg/dL，并可能进一步降低至 70 mg/dL 以下。如患者治疗前 LDL - C 基线在 70 ~ 100 mg/dL，应进一步降低至 70 mg/dL 以下。

（八）预后

预后与梗死范围的大小、侧支循环产生的情况以及治疗是否及时有关。急性期住院病死率过去一般为 30% 左右，采用监护治疗后降至 15% 左右，采用溶栓疗法后再降至 8% 左右，住院 90 min 内施行介入治疗后进一步降至 4% 左右。死亡多发生在第 1 周内，尤其在数小时内，发生严重心律失常、休克或心力衰竭者，病死率尤高。

（王智琪）

第六章

心肌疾病

心肌病是指以心肌直接受累为主要特征的且不是由心包疾病、高血压、先天性疾病及瓣膜病等引起的一组疾病。虽然诊断心肌病需要排除所有这些致病因素，但是这组疾病本身有许多固有的特征。随着对疾病本身认识的提高及诊断技术的改进，人们已经充分认识到心肌病是致病和致死的重要原因之一。无论是由于对疾病的认识的提高还是其他原因，与心肌病相关的心力衰竭的发病率都在增加。心肌病累及心肌，导致心肌机械和（或）电的功能异常，常表现为心室肥厚或扩张，病因多种多样，但遗传性很常见。心肌病可以仅累及心脏也可能仅是全身系统性疾病的一部分。心肌病常导致心血管原因死亡或进行性心力衰竭及其他相关事件。

WHO/ISFC 分类定义 3 种基本的功能损害。①扩张型心肌病（DCM）是最常见的类型，占心肌病的绝大多数。其特点为心室扩大，收缩功能减弱，表现为充血性心力衰竭的症状。②肥厚型心肌病（HCM）特点为左心室异常肥厚，通常是非对称性的室间隔肥厚。而心脏的收缩功能在病程末期之前基本保持正常或者略增强。③限制型心肌病（RCM），以舒张期心室充盈的受损为特点。此三大功能性分类间并无截然的界限，常存在重叠。尤其是 HCM 患者心室壁的僵硬程度增加（可能是心肌肥厚的结果），因此部分表现为 RCM 的特征。其他两种少见的心肌病包括致心律失常性右心室心肌病（ARVC）和未分类型。后者包括纤维弹性组织增生，收缩功能不全伴轻度扩张，孤立性心室致密化不全，该疾病表现为心内膜的显著增厚，肌小梁突出，凹陷加深。此外，HCM 的病程末期可能出现心室扩大和收收缩性心功能不全等类似 DCM 的表现。

第一节　扩张型心肌病

扩张型心肌病（DCM）是一类既有遗传又有非遗传原因造成的复合型心肌病，以左心室、右心室或双心腔扩大和收缩功能障碍等为特征，通常经二维超声心动图诊断。DCM 导致左心室收缩功能降低、进行性心力衰竭、室性和室上性心律失常、传导系统异常、血栓栓塞和猝死。DCM 是心肌疾病的常见类型，是心力衰竭的第 3 位原因。

一、发病机制

DCM 大多数是散发疾病。研究证实，DCM 的发生与持续性病毒感染和自身免疫反应有关，以病毒感染，尤其是柯萨奇病毒引发病毒性心肌炎最终转化为 DCM 关系最为密切，认为病毒持续感染对心肌组织的持续损害、诱导免疫介导心肌损害可能是重要致病原因与发病机制，抗心肌抗体如抗 ABC 抗体、抗 β_1 受体抗体、抗肌球蛋白重链抗体和抗胆碱受体抗体等被公认为是免疫学标志物。仍然有一些 DCM 患者病因和发病机制不明。

DCM 常呈现家族性发病趋势。25%～30% 的 DCM 患者携带遗传获得的突变致病基因。多数家族性的病例为常染色体显性遗传。不同的基因产生突变和同一基因的不同突变都可以引起 DCI 并伴随不同的临床表型，发病可能与环境因素和病毒感染等因素有关。到目前为止，在 DCM 的家系中采用候选基因筛查和连锁分析策略已定位了 26 个染色体位点与该病相关，并从中成功找出 22 个致病基因。研究表明，不伴有传导障碍和（或）骨骼肌病变的致病基因通常定位于肌钙蛋白 C，肌联蛋白 T，结蛋白，β 肌糖蛋白，δ - 肌糖蛋白，β 肌球蛋白重链，α 原肌球蛋白，肌动蛋白，而伴传导障碍的绝大多数与定位于核纤层蛋白基因，伴随骨骼肌病变的通常是 I 染色体连锁的遗传方式，由定位于 X 染色体的 XP21 的肌营养不良蛋白基因及 XQ28 的 tafazzin 基因缺陷所致。DCM 的心腔扩大，以左心室扩大为主，心肌细胞减少、间质增生、心内膜增厚及纤维化，常有附壁血栓形成。心肌纤维化使心肌收缩力减弱，左心室射血分数降低，收缩期末容积增大，舒张期末压增高，静脉系统淤血，晚期出现继发性肺动脉高压。心肌纤维化病变累及传导系统，常合并各种类型心律失常。

二、危险因素

1. 特发性 DCM

原因不明，需要排除全身疾病和有原发病的 DCM，有文献报道约占 DCM 的 50%。

2. 家族遗传性 DCM

DCM 中有 30%～50% 有基因突变和家族遗传背景，原因不明，可能与下列因素有关。

（1）除家族史外，尚无临床或组织病理学标准来对家族性和非家族性的患者进行鉴别，一些被认为是散发的病例实际上是基因突变所致，能遗传给后代。

（2）由于疾病表型，与年龄相关的外显率，或没有进行认真全面的家族史调查易导致一些家族性病例被误诊为散发病例。

（3）DCM 在遗传上的高度异质性，即同一家族的不同基因突变可导致相同的临床表型，同一家族的相同基因突变也可能导致不同的临床表型，除了患者的生活方式和环境因素可导致该病的表型变异外，修饰基因可能也起了重要的作用。

3. 继发性 DCM

由其他疾病、免疫或环境等因素引起，常见以下类型。

（1）缺血性心肌病：冠状动脉粥样硬化是最主要的原因。

（2）感染/免疫性 DCM：病毒性心肌炎最终转化为 DCM，既有临床诊断也有动物模型的证据，最常见的病原有柯萨奇病毒、流感病毒、腺病毒、巨细胞病毒、人类免疫缺陷病毒等，以及细菌、真菌、立克次体和寄生虫（如 Chagas 病由克氏锥虫感染引起）等，也有报道可引起 DCM，在克山病患者心肌中检测出肠病毒。

（3）中毒性 DCM：包括长时间暴露于有毒环境，如乙醇性、化疗药物、放射性、微量元素缺乏致心肌病等。

（4）围生期心肌病：发生于妊娠最后 1 个月或产后 5 个月内，发生心脏扩大和心力衰竭，其原因不明。

（5）部分遗传性疾病伴发 DCM：见于多种神经肌肉疾病，如 Duchenne 肌肉萎缩症、Backer 征等均可累及心脏，出现 DCM 临床表现。

（6）自身免疫性心肌病：如系统性红斑狼疮、胶原血管病等。

（7）代谢内分泌性和营养性疾病：如嗜铬细胞瘤、甲状腺疾病、卡尼汀代谢紊乱、硒缺乏、淀粉样变性、糖原贮积症等。

三、临床表现

1. 症状

虽然 DCM 在任何年龄的人群中均有可能发生，但此病好发于中年男性。DCM 患者的临床症状呈逐渐进展。虽然一些患者的心室扩大已有数月甚至数年，但仍可无任何症状。此类心脏扩大仅当症状出现或是进行常规胸部 X 线检查时才能发现。一小部分患者在全身性病毒感染后，首次出现心力衰竭症状。另一些患者在心肌炎病程中迅速出现严重的心力衰竭症状。虽然心功能可有部分恢复，但慢性的心功能储备降低表现可持续存在，数月或数年后可再次出现心力衰竭症状。仔细向患者及其家属询问饮酒史十分重要，因为过度的饮酒是 DCM 的主要病因之一，并且一旦停止饮酒临床症状可逐渐改善。DCM 最主要的症状是左心功能衰竭。由心排血量减少导致的疲劳及其乏力较常见。右心衰竭症状出现较迟较隐秘，尤其提示预后不佳。少数患者出现胸痛提示伴发心肌缺血。

2. 体格检查

常发现不同程度心脏扩大及充血性心力衰竭的体征。体循环动脉压一般正常或偏低，脉压减小，反映心排血量降低。当出现严重左心衰竭时，常见交替脉。若出现潮式呼吸（又称 Cheyne-Stokes 呼吸），则提示预后不良。出现右心衰竭时颈静脉可怒张。但当颈静脉怒张初发时，多数患者尚无右心衰竭之证据。显著 a 和 V 波常可见。粗大的颈静脉搏动伴显著的反流波提示存在三尖瓣反流，这常是比较晚期和提示病情严重的体征。肝脏可肿胀并存在搏动感。右心衰竭晚期可出现外周水肿及腹水。心前区视诊可发现左心室搏动，偶尔也可及右心室搏动；但并不像心室肥大患者那样出现持续的心前区膨隆。心尖冲动位置常向外侧移位，反映左心室扩大。偶尔可触及收缩期前 a 波，其产生机制类似于听诊时收缩期前奔马律（S_4）；第二心音（S_2）常正常分裂，如果存在左束支传导阻滞，也可出现反常分裂。DCM 患者的心电图常可有此阳性表现，如果出现肺高压，则 S_2 的肺动脉成分可增强，分裂变狭窄。收缩期前奔马律（S_4）常见，一般出现在显著的充血性心力衰竭症状之前。一旦出现心脏失代偿，总会出现室性奔马律（S_3）。如有伴发心动过速，则可出现重叠奔马律弱。收缩中期杂音常见，多由于二尖瓣反流、三尖瓣反流引起。二尖瓣反流是由于二尖瓣瓣环的扩大及异常二瓣下结构的位置偏移造成的，心室扩大本身引起反流的影响。左心房或左心室来源的心腔内血栓造成的体循环血栓栓塞，以及来源于下肢静脉系统血栓造成的肺栓塞是常见的晚期并发症。

四、辅助检查

1. 实验室检查

（1）测定血磷（低磷血症）、血钙（低钙血症）、血肌酐和尿素氮（尿毒症）、甲状腺功能（甲状腺功能亢进或减退），以及血铁离子检查（血色病）。

（2）HIV 检测：因为 HIV 感染是相当重要的和容易识别的 DCM 病因。

（3）肌钙蛋白 T 的升高对于 DCM 的诊断虽无特别意义，但提示患者预后不良。

2. 胸部 X 线检查

胸部 X 线摄片常显示为心脏的广泛增大，以及肺血管血流的再分布，但初期一般无间质或者肺泡水肿的表现。当并发右心功能不全时可出现胸腔积液，以及奇静脉和上腔静脉扩张的表现。

3. 心电图检查

（1）当出现心力衰竭时，心电图常表现为窦性心动过速，各种房性和室性的快速性心律均可出现。R 波振幅异常及室内传导阻滞，尤其是左束支传导阻滞常见。

（2）若存在广泛的左心室纤维化，即使没有散在的心肌瘢痕或者冠状动脉疾病的证据，也可有心前区导联 Q 波出现。常可见 ST 段，以及 T 波改变，P 波也有改变常提示左心房异常。

4. 动态心电图检查

提示 DCM 患者室性心律失常多发，多数为非持续性室性心动过速。目前对于复杂的或频发性室性心律失常是否是猝死的预测因子尚未达成共识，但有迹象表明其可预示总体死亡率的升高。动态心电图中发现室性心律失常可能是 DCM 患者心肌损伤程度的一种标志，因此与猝死相关，而不一定是猝死的直接原因。偶尔在某些患者，尤其是儿童患者中反复发作或无法终止的室上性或者室性快速心律失常是心室功能不全的原因。

5. 超声心动图检查

二维及多普勒超声心动图在评估左心室功能损伤程度，以及排除伴发的瓣膜或心包疾病非常有效。除检查心脏四个瓣膜明确结构及功能异常外，超声心动图尚能评估心室腔大小及心室壁厚度。偶尔可见心包积液。多普勒超声检查可以有效评估二尖瓣（和三尖瓣）反流的严重程度。若左心室充盈的图像类似于限制性心肌病的表现，则提示病情严重。将超声心动图检查与多巴酚丁胺负荷试验相结合有助于鉴别冠心病相关的左心室功能不全，因为多巴酚丁胺可诱导此类患者发生室壁节段运动异常，以此与特发性 DCM 相鉴别。此外，若巴酚丁胺负荷试验中患者表现出较好的收缩储备，则预后相对较佳。

6. 放射性核素显像

心肌显像技术采用新的放射性核素及操作流程，可以有效地鉴别缺血性和非缺血原因引起的心力衰竭。如超声心动图一样，放射性核素心肌显像可测量舒张，以及收缩末期左心室容量、单个或双个心室腔射血分数的减少，以及室壁运动异常。当超声心动图技术尚未成熟时，该检查十分常用。

7. 心导管及血管造影检查

只有某些特殊的 DCM 患者需要心导管检查（尤其是存在胸痛，并怀疑有缺血性疾病）。或者怀疑患有可治疗的全身性疾病，如类肉瘤或血色病等。对此类患者来说，心肌活检是心导管检查中的重要部分。在进行心导管检查时，左心室舒张末压或者肺动脉楔压一般均升高。中度肺动脉高压常见。严重病例可见右心室扩张和功能不全，并可造成右心室舒张末压，右心房压力，以及中心静脉压升高。左心室造影提示心室腔增大，一般可见整体性的室壁运动减弱。节段性室壁运动异常不常见，如出现则有可能合并缺血性疾病。显著的局灶性的室壁运动障碍是缺血性心脏疾病的典型表现，而整体性的舒缩功能不全则于 DCM 多见。左心室收缩功能异常导致射血分数降低，以及收缩末心室血容量增加。有时左心室内可见充盈缺损，显示心室内血栓形成。轻度二尖瓣反流常见。心室扩大可继发于基础二尖瓣病变导致的严重二尖瓣反流，而二尖瓣反流也可继发于 DCM 的左心室扩大，有时很难将两者鉴别开来。虽然 DCM 患者的冠状动脉舒张能力下降，但一般冠状动脉造影结果显示正常血管。

五、诊断

主要以超声心动图作为诊断依据，胸部 X 线摄片、心脏放射性核素、心脏计算机断层扫描有助于诊断，磁共振检查对于一些心脏局限性肥厚的患者，具有确诊意义。在进行 DCM 诊断时需要排除引起心肌损害的其他疾病，如高血压、冠心病、心脏瓣膜病、先天性心脏病、乙醇性心肌病、心动过速性心肌病、心包疾病、系统性疾病、肺源性心脏病和神经肌肉性疾病等。诊断标准：①左心室舒张期末内径（LVEDd）女性 > 5.0 cm，男性 > 5.5 cm；②LVEF < 45% 和（或）左心室缩短速率（FS）< 25%；③更为科学的是LVEDd > 2.7 cm/m², 体表面积（m²）= 0.006 × 身高（cm）× 体重（kg）− 0.153；④更为保守的评价 LVEDd 大于年龄和体表面积预测值的 117%，即预测值的 2 倍 SD + 5%。

1. 特发性 DCM

符合 DCM 的诊断标准，排除任何引起心肌损害的其他疾病。结合目前国内多数基层医院现有设备和条件，暂保留特发性 DCM 的临床诊断，有条件的单位应尽可能进行病因诊断。

2. 家族遗传性 DCM

符合 DCM 的诊断标准，家族性发病是依据在一个家系中包括先证者在内有两个或两个以上 DCM 患者，或在 DCM 患者的一级亲属中有不明原因的 35 周岁以下猝死者。仔细询问家族史对于 DCM 的诊断极为重要。

3. 继发性 DCM

特指心肌病变由其他疾病、免疫或环境因素等引起心脏扩大的病变，心脏受累的程度和频度变化很大（表 6 − 1）。

表 6 − 1　常见继发性心肌病及其诊断依据

继发性心肌病	诊断依据
感染/免疫性心肌病	（1）符合 DCM 的诊断标准
	（2）有心肌炎病史或心肌活检证实存在炎症浸润、检测到病毒 RNA 的持续表达、血清免疫标志物抗心肌抗体等
乙醇性心肌病	（1）符合 DCM 的诊断标准
	（2）长期过量饮酒（WHO 标准：女性 > 40 g/d，男性 > 50 g/d，饮酒 5 年以上）
	（3）既往无其他心脏病病史
	（4）早期发现戒酒 6 个月后 DCM 临床状态得到缓解
围生期心肌病	（1）符合扩张型心肌病的诊断标准
	（2）妊娠最后 1 个月或产后 5 个月内发病
心动过速性心肌病	（1）符合 DCM 的诊断标准
	（2）慢性心动过速发作时间超过每天总时间的 12%～15% 或以上，包括窦房折返性心动过速、房性心动过速、持续性交界性心动过速、心房扑动、心房颤动和持续性室性心动过速等
	（3）心室率多在 160 次/分以上，少数可能只有 110～120 次/分，与个体差异有关
	（4）部分患者因心力衰竭就诊，超声心动图检查心脏扩大、心室腔内存在粗大突起肌小梁和深陷隐窝，将其诊断为心肌致密化不全（遗传性心肌病）

六、治疗

治疗目标是阻止基础病因介导的心肌损害，有效地控制心力衰竭和心律失常，预防猝死和栓塞，提高 DCM 患者的生活质量和生存率。对于不明原因的 DCM 要积极寻找病因，排除任何引起心肌疾病的可能病因并给予积极的治疗，如控制感染、严格限酒或戒酒、改变不良的生活方式等。

（一）药物治疗

1. 心力衰竭

美国慢性心力衰竭诊断与治疗指南将心力衰竭分为 4 个阶段。DCM 初次诊断时患者的心功能状态各异，近年来由于 DCM 得到早期诊断和治疗，患者的预后有了明显改善。因此，有必要针对 DCM 心力衰竭各个阶段进行治疗，国内多中心资料将 DCM 分为 3 期。

（1）早期阶段：仅是心脏结构的改变，超声心动图显示心脏扩大、收缩功能损害但无心力衰竭的临床表现。此阶段应积极地进行早期药物干预治疗，包括 β 受体阻滞药、血管紧张素转化酶抑制药（ACEI），可减少心肌损伤和延缓病变发展。在 DCM 早期针对病因和发病机制的治疗更为重要。

（2）中期阶段：超声心动图显示心脏扩大、LVEF 降低并有心力衰竭的临床表现。此阶段应按慢性收缩性心力衰竭治疗建议进行治疗。①液体潴留的患者应限制盐的摄入，合理使用利尿药：利尿药通常从小剂量开始，如每天 20 mg 呋塞米或 25 mg 氢氯噻嗪，并逐渐增加剂量直至尿量增加，体重每天减轻 0.5~1.0 kg。②无禁忌证者应积极使用 ACEI，不能耐受者使用血管紧张素受体拮抗药（ARB）：ACEI 治疗前应注意利尿药已维持在最合适的剂量，从小剂量开始，逐渐递增，直至达到目标剂量，滴定剂量和过程需个体化。③所有病情稳定、LVEF <40% 的患者应使用 β 受体阻滞药：目前有证据用于心力衰竭的 β 受体阻滞药是卡维地洛、美托洛尔和比索洛尔，应在 ACEI 和利尿药的基础上加用 β 受体阻滞药（无液体潴留、体重恒定），需从小剂量开始，患者能耐受则每 2~4 周将剂量加倍，以达到静息心率≥55 次/分为目标剂量或最大耐受量。④在有中、重度心力衰竭表现又无肾功能严重受损的患者可使用螺内酯 20 mg/d，地高辛 0.125 mg/d。⑤有心律失常导致心源性猝死发生风险的患者可针对性选择抗心律失常药物治疗（如胺碘酮等）。

（3）晚期阶段：超声心动图显示心脏扩大、LVEF 明显降低并有顽固性终末期心力衰竭的临床表现。此阶段在上述利尿药、ACEI/ARB、地高辛等药物治疗基础上，可考虑短期应用 cAMP 正性肌力药物，不能改善症状者可考虑心脏移植等非药物治疗方案。

2. 预防栓塞

DCM 患者心房心室扩大，心腔内形成附壁血栓很常见，栓塞是本病的常见并发症，对于有心房颤动或深静脉血栓形成等发生栓塞性疾病风险且没有禁忌证的患者口服阿司匹林 75~100 mg/d，预防附壁血栓形成。对于已经有附壁血栓形成和发生血栓栓塞的患者必须长期抗凝治疗，口服华法林，调节剂量使国际化标准比值（INR）保持在2.0~2.5。

3. 改善心肌代谢

家族性 DCM 由于存在与代谢相关酶缺陷，改善心肌代谢紊乱可应用能量代谢药。辅酶 Q_{10} 参与氧化磷酸化及能量的生成过程，并有抗氧自由基及膜稳定作用，用法为辅酶 Q_{10} 片 25 mg，每天 3 次。曲美他嗪通过抑制游离脂肪酸 β 氧化，促进葡萄糖氧化，利用有限的氧，产生更多 ATP，优化缺血心肌能量代谢作用，有助于心肌功能的改善，可以试用于缺血性心肌病，曲美他嗪 20 mg 口服，每天 3 次。

（二）非药物治疗

1. 预防猝死

室性心律失常和猝死是 DCM 常见症状，预防猝死主要是控制诱发室性心律失常的可逆性因素。

（1）纠正心力衰竭，降低室壁张力。

（2）纠正低钾低镁。

（3）改善神经激素功能紊乱，选用 ACEI 和 β 受体阻滞药。

（4）避免药物因素，如洋地黄、利尿药的毒不良反应。

（5）胺碘酮（200 mg/d）可有效控制心律失常，对预防猝死有一定作用。

（6）少数 DCM 患者心率过于缓慢，有必要置入永久性起搏器。

（7）少数患者有严重的心律失常，危及生命，药物治疗不能控制 LVEF ＜30%，伴轻至中度心力衰竭症状、预期临床状态预后良好的患者建议置入心脏电复律除颤器（ICD），预防猝死的发生。

2. CRT

约 1/3 LVEF 降低和 NYHA 心功能Ⅲ～Ⅳ级的心力衰竭患者，QRS 增宽 ＞120 ms，提示心室收缩不同步。有证据表明，心室收缩不同步导致心力衰竭病死率增加，通过双腔起搏器同步刺激左、右心室即 CRT，可纠正不同步收缩，改善心脏功能和血流动力学而不增加氧耗，并使衰竭心脏产生适应性生化改变，能改善严重心力衰竭患者的症状、提高 6 min 步行能力和显著改善生活质量。临床试验资料提示，LVEF ＜35%、NYHA 心功能Ⅲ～Ⅳ级、QRS 间期 ＞120 ms 伴有室内传导阻滞的严重心力衰竭患者是 CRT 的适应证。

（王 也）

第二节 肥厚型心肌病

肥厚型心肌病（HCM）是一种常见原发于心肌的遗传性疾病，心室肥厚是其重要的病理标志；心肌结构紊乱，间质纤维化，肥大心肌细胞与无序的核相互卷曲，局限性或弥散性间质纤维化，胶原骨架无序和增厚。HCM 病理变化包括心肌细胞和结缔组织两个方面，心肌内小血管病变（心血管壁增厚）可能受到心室增厚的团块和自分泌的影响。

WHO/IAFC 提出，肥厚型心肌病是原发于心肌的疾病，形态显示心肌细胞肥大，排列紊乱，间质中结缔组织增多。左心室或右心室肥厚，室间隔肥厚，收缩期左心室流出道阶差升高。20 世纪 90 年代我国较大样本的流行病调查，南京地区 HCM 发病率 1.8/10 万。近年来，我国最大的调查以超声心动图资料为基础，HCM 的发病率为 0.16%，在中国至少有 100 万的 HCM 患者，如将没有就诊的 HCM 患者、FHCM 家族成员无症状但心肌肥厚基因变异的患者统计在内，发病率会更高。

一、发病机制

至少 50% 的家族性肥厚型心肌病是常染色体显性孟德尔遗传性疾病，故有学者把肥厚型心肌病定义为"先天性心脏病"。目前已发现至少 13 个基因 400 多种突变可导致肥厚型心肌病。编码下列蛋白的基因突变可致肥厚型心肌病：β 肌球蛋白重链、肌球蛋白结合蛋白、肌钙蛋白 T、肌钙蛋白 I、α 原肌球蛋白、肌球蛋白轻链必需链、肌球蛋白轻链调节链、肌动蛋白、α 肌球蛋白重链、肌性 LIM 蛋白、肌联蛋白。其中大多数为错义突变。目前对于各种突变导致 HCM 形态学，以及临床上的特征的确切机制仍然处于推测的阶段，但是这些突变都有可能是参与随后的致肥厚反应的驱动力。肥厚型心肌病的表现可能是各种因素相互作用的结果。很罕见的情况下，家族性 HCM 可由 1 个以上基因突变引起。多数家族性的HCM 是由 3 种主要基因突变中的一种造成。β 肌球蛋白重链基因（MYH7）导致的 HCM 所占比例最高，为 35% ～ 50%，其次为心脏型肌球蛋白结合蛋白 C 基因（MYBPC3）（15% ～25%）和肌钙蛋白 T（cTnT）基因（15%），其他致病基因所占比例较少。既往研究表明，携带 MYH7 突变的 HCM 患者发病较早，临床表型较严重，猝死发生率高；MYBPC3突变携带者发病年龄较晚（ >40 岁），中老年人发病多见，心肌肥厚的程度较轻，预后好于MYH7。即使在成年人其外显率也不完全，并且发病与年龄有关，随年龄增长而外显率增加。对于某个基因的特异性变异来说其表现型差异巨大，相应的临床症状及心肌肥厚出现的时程和严重程度也有很大区别。例如，肌钙蛋白 T 基因的突变通常只引起中等程度的（甚至没有）肥厚，但是其预后却很差。猝死的风险却相当高（虽然其中一种突变类型的预后较好）。其他几种"恶性"的突变发生于 MYH7 分子和原肌球蛋白。致病基因型预测患者的预后目前仍存在争议，仍有部分学者不支持基因型与临床表型的关联，理由是携带同一突变的不同家系及家系内不同患者的临床表型差异很大，Mogenson 等发现，TNNI3 基因Asp190His 突变在同一个家系中既可以导致肥厚型心肌病，也可以导致限制型心肌病。有研究表明，TNNI3 基因 Arg145Trp 突变能够引起限制型心肌病，而同样的突变在我国患者中却表现为肥厚型心肌病。这说明肥厚型心肌病的最终临床表型是基因突变类型、修饰基因和环境因素共同作用的结果。尽管如此，建立基因型和表型联系、通过基因型解释、判断或预测临床表型变化一直肥厚型心肌病研究的一个主要方向，因为这是进行肥厚型心肌病临床诊断、早期预防致病基因突变携带者进展为肥厚型心肌病，并进行合理危险分层，有效预防猝死发生的前提。

二、临床表现

1. 呼吸困难

患者最常见的症状是呼吸困难，近 90% 的患者有呼吸困难症状。这主要是由于左心室舒张功能不全，左心室充盈受损，随之引起左心室舒张压（以及左心房和肺静脉）升高所致。心绞痛（出现于 3/4 有症状患者中）疲倦、晕厥前期、晕厥也十分常见。心悸、夜间阵发性呼吸困难、显著的充血性心力衰竭、眩晕等相对少见。有时也可见到严重的充血性心力衰竭导致患者死亡。劳累可加重症状。

2. 心绞痛症状

由多种机制导致：部分是由于心肌供氧和需要之间的失衡引起的，心肌的肥厚导致耗氧增加。小冠状动脉的异常也导致了心肌缺血的发生，尤其是在劳累时。约有 20% 的 HCM 老年患者同时合并冠心病。透壁心肌梗死可发生于没有心外膜冠状动脉狭窄的情况。心室舒张功能的受损、心室壁高张力时间的延长、冠状动脉血流的阻力降低较正常时慢，故可导致心内膜下缺血。

3. 晕厥

劳力或心律失常导致心排血量不足可引起晕厥及先兆晕厥发作，一般发生于直立位，平卧位可迅速缓解症状。但是与主动脉瓣狭窄不同，成年 HCM 患者中发生晕厥或先兆晕厥并不代表预后不良。许多患者有多年的晕厥病史，但病情并无恶化。但是若在儿童或青少年中发生先兆晕厥和晕厥，则提示患者猝死的风险增加。

4. 心律失常

虽然血流动力学障碍和心肌缺血等机制可能是造成 HCM 患者（尤其是年轻患者）死亡的原因，但是某些死亡的病例，尤其是猝死的病例可能是由于室性心动过速或心室颤动造成的。HCM 患者中室上性心动过速比较常见，可发生于 1/4 ~ 1/2 的患者。由于该病本身存在收缩和舒张功能的异常，患者对于节律的异常更加难以耐受。心房颤动是最常见的持续性心律失常，最终约 1/4 的患者可发生心房颤动。年龄增长，以及左心房增大均增加心房颤动的发病风险。约有 3/4 的患者能够耐受心房颤动，但仍可引起血栓性脑卒中、进展性心力衰竭，以及死亡。室性心律失常在 HCM 患者中亦常见。连续动态心电图监测显示，超过 3/4 的患者可发生室性心律失常。1/4 的患者可出现非持续性的短阵室性心动过速，但持续性单形性室性心动过速少。对某些患者来说，这是猝死的先兆；但是其对于鉴别具较高猝死风险患者的预测价值十分有限。平板运动试验可能发现静息时未发生的心律失常，但持续的心电图动态监测对于发现反复发作的室性心动过速更加有效。目前没有发现平均信号心电图或QT 离散程度检查对于筛查致死性的室性心律失常高危患者有帮助。虽然动态心电图监测显示心率变异性降低可以作为心急梗死后猝死风险增加的预测指标，但用于 HCM 的危险分层效果不佳，未被广泛使用。

5. 体格检查

可能无异常体征，尤其是在没有症状的没有压力阶差的患者、轻度心肌肥厚的患者及心尖肥厚型的患者中。但如果是有左心室流出道压力阶差的患者，其体征常十分明显。胸前区心尖冲动位置往往向外侧移位，并且异常有力，其搏动范围也弥散。听诊可能有以下发现。

（1）S_1 一般正常，其前面一般可闻及与心尖收缩期前搏动相应的 S_4。

（2）S_2 一般正常分裂，但是某些患者分裂变窄，另一些患者尤其是存在严重压力阶差的患者中可闻及反常分裂。偶尔也能听到收缩期喷射音，可能是血流迅速加快引起的。

（3）收缩期杂音：典型情况下音质比较粗糙并且音调呈递增递减型。一般开始于 S_1，在心尖到胸骨左缘之间最清晰。该杂音可广泛传递到胸骨缘下端、腋部，以及心底部，但是不传导到颈部血管。在存在较大压力阶差的患者中，杂音往往反映左心室流出道的湍流，以及伴发的二尖瓣关闭不全。相应的，杂音在心尖部和腋部呈现为全收缩期和吹风样（由于二尖瓣反流）；而在胸骨缘下端，杂音出现在收缩中期且更加粗糙（由于流过狭窄流出道的湍流）。收缩期杂音的强度，以及时程均是容易变化的，动作与体位变化可使其增强或减弱。

（4）舒张期杂音：显著的二尖瓣反流患者由于流经瓣膜的血流增加，可产生舒张期杂音；少数患者可闻及主动脉反流的杂音，常发生于手术纠正流出道压力阶差，以及感染性心内膜炎之后。

三、辅助检查

1. 心电图检查

HCM 患者一般存在心电图异常，尤其在有症状的存在流出道压力阶差的患者更是如此，其异常的形式非常多样。仅有 15% ~ 25% 患者的心电图完全正常，多数是仅有局限性的左心室肥厚的患者。最常见的心电图异常的是 ST 段和 T 波的变化，其次是左心室肥厚的表现——QRS 的波幅在心前区导联中间区最高。但是这些表现均是非特异性的，在完全正常的人群中也能发现，尤其在接受高强度训练的运动员身上，这些异常可反映运动的情况。心电图上反映的左心室肥厚的程度与超声心动图反映的心肌肥厚程度之间只存在微弱的联系。心前区导联中间区巨大的负性 T 波往往提示心尖肥厚型的 HCM。显著的 Q 波也相对常见，发生于 20% ~ 50% 的患者中。异常 Q 波常出现在下壁导联或胸导联或者均出现。另外可以发现其他一系列的 ECG 异常，包括心电轴异常和 P 波异常。

2. 电生理检查

利用电生理检查鉴别具有高度猝死风险 HCM 患者仍然存在争议。虽然先前许多医师对此抱有相当大的热情，但是目前认为其预测价值有限。电生理检查能发现 HCM 患者的许多异常，包括发生于许多患者的多形性室性心动过速。但是目前认为该反应是非特异性的而且无法甄别高危患者。

3. 胸部 X 线检查

变化各异，心影大小可能正常，也可能明显增大。常见左心房扩大，尤其是在伴有严重二尖瓣反流的情况下。

4. 超声心动图检查

超声心动图具有高诊断价值且无风险等优点，故被广泛应用于 HCM 的评估。既可用于 HCM 疑似患者的研究，又可以对 HCM 患者的亲属进行筛查。超声心动图在形态学（如室间隔肥厚的分布）、功能学（左心室收缩增强）及（当联合使用多普勒技术时）血流动力学（流出道压力阶差的程度）等方面的定性定量研究十分有价值。

（1）左心室肥厚：HCM 主要的超声心动图表现是左心室肥厚。虽然典型累及的部位是室间隔和前侧游离壁，但是超声心动图也可发现左心室其他部位的累及，包括其他游离壁和心尖。肥厚的程度和类型的差异相当大。在某些患者中，左心室中不同部位的肥厚程度不尽相同。室间隔最大的肥厚部位位于左心室心尖和心底的中部。室间隔厚度是左心室后壁的 1.3 ~ 1.5 倍就达到了 HCM 的诊断标准。室间隔不但相对于左心室后壁要肥厚，而且至少达到 15 mm 的标准，超声心动图检出的平均心室壁厚度是 20 mm，但差异程度相当大，其范围从非常轻度肥厚（13 ~ 15 mm）到巨大肥厚（60 mm）不等。流出道梗阻：HCM 第 2 个特征性的超声心动图表现是左心室流出道狭窄。左心室流出道的前部由室间隔构成，其后部由二尖瓣前瓣构成。二尖瓣可发生异常增大和延长，导致左心室流出道的几何构型异常，以及引起左心室流出道压力阶差。流出道几何构型的异常与压力阶差同时伴发的二尖瓣反流相关。二尖瓣反流的程度与二尖瓣前叶及后叶的错位程度相关。

（2）二尖瓣前瓣收缩期异常前向运动：当 HCM 存在压力阶差时，二尖瓣前瓣可出现收缩期异常前向运动。二尖瓣后叶也可能参与其中。收缩期二尖瓣前向运动的程度，以及由此引起的二尖瓣反流的程度与流出道压力阶差的程度密切相关。室间隔与二尖瓣装置接接触的时间延长的情况仅仅存在静息流出道压力阶差的 HCM 患者。而且流出道压力阶差的出现与二尖瓣装置和室间隔接触的发生存在密切的时间联系。收缩期二尖瓣前瓣的向前移动的机制有以下 3 种解释：①异常的乳头肌收缩，以及伸长的二尖瓣瓣叶使收缩期二尖瓣向室间隔方向牵拉；②由于流出道位置异常，二尖瓣（可能是被左心室后壁）被推向室间隔方向；③当血流从狭窄的流出道快速射出，可在周围形成低压区（Venturi 效应），将二尖瓣向室间隔牵拉。收缩期二尖瓣前向运动和动力性压力阶差并非 HCM 的特征性表现，许多其他的情况下也有类似发现，包括心室收缩过强的状态、左心室肥厚、大动脉转位及室间隔的浸润性病变。

超声心动图的其他表现：①左心室腔减小；②收缩期室间隔活动减弱，以及增厚幅度减小，尤其是室间隔的上部（可能是由于肌纤维结构的排列紊乱及收缩功能异常造成）；③后壁的运动正常或增强；④由于左心室顺应性降低，以及异常的舒张期跨瓣血流造成的舒张中期二尖瓣关闭程度减小；⑤二尖瓣脱垂；⑥收缩期主动脉瓣部分关闭，但主动脉瓣的粗大扑动则更为常见。可能与流出道的血液湍流相关。伴随流出道压力阶差出现的超声心动图表现（收缩期二尖瓣前向运动，主动脉瓣部分关闭）是易变而不定的，故有时需要使用如 Valsava 动作、亚硝酸异戊酯等扩张血管药物、异丙肾上腺素等刺激收缩的药物，以及其他诱发心室期前收缩等方法来促发上述现象。

（3）收缩期流出道压力阶差：80% 左右的 HCM 患者，无论是否存在收缩期流出道压力阶差，均可在超声心动图及多普勒检查中发现心室舒张功能异常。由于室间隔活动普遍减弱，故心室充盈的速度主要取决于游离壁的变薄的速度。心室肥厚程度与舒张功能异常的程度并不存在联系。

5. 磁共振成像

当超声心动图操作技术有限，或者需要与其他心肌增厚原因鉴别（如鉴别是肥厚还是浸润病变时）时，使用磁共振成像（MRI）技术评估 HCM 患者十分有效。使用钆作为造影剂时，多数 HCM 患者的 MRI 表现为心肌影像增强，可能提示心肌的纤维化或心肌细胞排列紊乱或者两者兼具。具有早年死亡风险高的患者，其心肌影像增强的程度更高。故该技术有望运用于 HCM 患者的危险分层。

6. 血管造影

血管造影可显示心室肥厚。当存在流出道压力阶差时，可见收缩期二尖瓣前叶前向运动，阻塞左心室流出道。左、右心室造影时，采用头位加左前斜位的投照可以更好地对室间隔的大小、形态及构型进行显像。对年龄 >45 岁的患者，有阻塞性冠状动脉疾病者胸痛的症状无法与冠状动脉造影正常的 HCM 相鉴别，可行血管造影。

四、诊断

（1）劳力性胸痛、呼吸困难和晕厥等症状，心脏杂音，典型超声心动图表现：非对称性心室肥厚，≥15 mm，舒张期室间隔厚度与左心室后壁厚度之比≥1.3 即可确诊，伴或不伴有左心室流出道梗阻。根据上述症状可以诊断肥厚型心肌病。

（2）家族性肥厚型心肌病的诊断标准：除先证者外，三代直系亲属中有 2 个或 2 个以上成员诊断为肥厚型心肌病，或存在相同位点 DNA 突变。

五、鉴别诊断

要鉴别 HCM 与固定的流出道梗阻，最主要的是主动脉瓣狭窄，必须十分重视体格检查。其中颈动脉搏动及心脏杂音的特征最具有意义。因为在固定的瓣膜狭窄中，左心室的排空从心室收缩的开始阶段就存在，故颈动脉搏动波升段缓慢且波幅降低。而对于 HCM，左心室收缩的最初阶段其射血数量实际较正常情况下增加，故其颈动脉搏动波上升迅速。HCM 的杂音与主动脉狭窄不同，在患者做 Valsalva 运动，以及从直立位转变为蹲位时增强；从蹲位转变为直立位，下肢被动抬高，以及握拳时减弱，并借此能将两者可靠地鉴别开。其他有助于鉴别但无重大意义的特征，包括杂音的位置（主动脉瓣膜狭窄的杂音可传导到颈动脉而 HCM 则不可），收缩期震颤的出现，以及位置（在主动脉瓣狭窄患者中收缩期震颤并不少见，且在胸骨右缘第 2 肋间隙最明显；而 HCM 患者中少见而在胸骨左缘第 4 肋间最明显）。

六、治疗

治疗目的主要是缓解症状、防止并发症和减少死亡危险等。多数患者须进行危险评估及分层，包括完整的病史询问及体格检查、二维超声心动图检查，24～48 h 动态心电图监测（Holter）平板或单车运动试验等项目。

无症状患者是否应给予药物治疗因缺乏足够的对照研究，迄今未得到确认。HCM 患者一般应避免使用洋地黄类药物，除非伴发心房颤动或收缩功能不全。以往认为利尿药属禁忌，以免促发或加重流出道压力阶差。现在认为，谨慎使用利尿药常有助于减轻肺淤血症状，尤其是与 β 肾上腺素能受体阻滞药或钙通道阻滞药结合使用效果更佳。β 肾上腺素能受体激动药虽可改善舒张期充盈，但因其可引起心肌缺血并常使流出道压力阶差恶化，故不宜使用。绝大多数 HCM 患者仅需药物治疗即可，半数以上症状严重的患者通过药物治疗得到明显改善。仅有 5%～10% 的患者具有流出道压力阶差，虽经充分的药物治疗后症状仍然严重的患者需要介入治疗。

（一）药物治疗

1. β 受体阻滞药

一般用药后，心绞痛、呼吸困难及先兆晕厥等症状均有改善。对于具有静息或者可诱发的流出道压力阶差的患者，β 受体阻滞药可预防劳力性的流出道梗阻加重，但静息流出道压力阶差大多无改变。这类药物可减少心肌耗氧，从而减少心绞痛发作，可能还具有抗心律失常作用。一般 β 受体阻滞药治疗心绞痛的反应要较呼吸困难为好。有研究认为，β 受体阻滞药可能具有预防猝死发生、减少 HCM 死亡率的作用。故有学者给予无症状 HCM 患者预防性使用 β 受体阻滞药。β 受体阻滞药也可减弱心脏的变时性反应，从而限制了心肌对氧传递需求的增加。以往认为，β 受体阻滞药可改善舒张期心室充盈，但目前认为此类效益是心律减慢所致。然而，对 β 受体阻滞药的总体临床疗效差异巨大，仅有 1/3～2/3 的患者呈现明显的症状改善。如欲中断 β 受体阻滞药治疗，应缓慢撤药，以防出现反跳性肾上腺素能高敏反应。

2. 钙通道阻滞药

可作为 β 受体阻滞药的一种替代性选择，维拉帕米的使用经验较为丰富，而硝苯地平地尔硫䓬及氨氯地平的使用经验有限。HCM 的起始治疗应该首先使用 β 阻滞药还是钙通道阻滞药，目前尚未达成明确的共识，然而在应用 β 受体阻滞药治疗无效的患者中，换用维拉帕米往往仍能有效地改善症状。当 β 受体阻滞药更换为维拉帕米时，患者的运动能力尤见改善。收缩功能过度增强和舒张期充盈异常，两者均与钙动力学异常有关，而阻断跨心肌细胞膜钙离子内流的药物则可矫治上述两种异常。事实上，在家族性 HCM 的动物模型中，地尔硫䓬可防止 HCM 的形态学改变进展。维拉帕米已成为治疗肥厚型心肌病时应用最广泛的钙通道阻滞药。维拉帕米的临床应用的提出至少是基于下列试验基础：维拉帕米对于遗传性心肌病产生有益的保护作用；维拉帕米的血管扩张作用对 HCM 虽无益处，但无论是静脉或口服给予维拉帕米，均可能通过抑制心肌收缩力而降低左心室流出道压力阶差。也许更重要是从改善症状的角度来说，维拉帕米能够改善 HCM 的舒张期充盈，这一效益至少一部分是通过减轻区域性舒张性能不协调产生。维拉帕米还可改善某些患者的区域性心肌血流灌注，此效益可归功于舒张期功能的好转。研究表明，2/3 以上应用维拉帕米的 HCM 患者运动能力提高，症状改善。在长期服用维拉帕米的非卧床患者中可以观察到症状的持久改善。但是在小部分接受治疗的患者中可发生包括猝死在内的严重不良反应。维拉帕米的并发症包括窦房结自律性受抑制、房室传导阻滞、血管扩张作用，以及负性肌力作用等，这些不良反应可最终导致低血压、肺水肿和死亡；抗心律失常药物，尤其是奎尼丁可加剧维拉帕米对血流动力学的不良作用。鉴于此类不良反应的存在，故对于左心室充盈压增高者或有夜间阵发性呼吸困难或端坐呼吸等症状的患者，不主张使用维拉帕米，如要使用必须极为谨慎。

对于单药治疗效果不佳的患者，β 受体阻滞药和钙通道阻滞药的合并治疗可能有效。但是合并治疗优于单药治疗的结论仅仅来自一些无对照的研究。

3. 其他药物

（1）丙吡胺：可改变钙离子活动，故能改善 HCM 患者的症状，减轻甚至消除其压力阶差。这些效果可能是左心室收缩性能受抑和射血速度减缓所致。当与 β 受体阻滞药合用时，丙吡胺减轻流出道压力阶差的效果十分明显。丙吡胺长期用药的经验有限，尤其是对无症状患者，以及无流出道压力阶差患者更是如此，而且其最初的效果随时间而减弱。β 受体阻滞药、钙通道阻滞药和常规的抗心律失常药似乎都不能抑制严重的室性心律失常或者减少室上性心律失常的发作频率。然而，胺碘酮治疗 HCM 患者的室上性及室性快速性心律常有效。虽然有学者相信胺碘酮可改善 HCM 的预后，但现有资料有限且非结论性。

（2）胺碘酮：心房颤动时，血流动力学上心房对心室充盈的促进作用丧失，故应及时给予药物复律或电复律术。胺碘酮可减少成功转律以后心房颤动再发。慢性心房颤动者若无禁忌证，应给予抗凝药治疗。约 5% 的 HCM 患者可发生感染性心内膜炎，但一般仅限于存在流出道压力阶差的患者。故该类患者具有恰当地预防性应用抗生素治疗的指征。感染往往好发于主动脉瓣或二尖瓣装置，心内膜或室间隔上接触性损伤部位；由此可见，慢性心内膜损伤可成为随后发生感染的 1 个病灶源。

（二）预防措施

重点是防止猝死。肥厚型心肌病的死亡大多很突然，可发生于以往无症状、对自己的病情并不知情或其他方面的病程都很稳定的患者。要想识别那些猝死极高危的患者极为困难。不过一些最可靠的特征可以识别出 10% ~ 20% 的高危患者，包括：先前发生过心搏骤停或持续性室性心动过速，反复发作的非持续性室性心动过速；首次确诊时年龄较轻（< 30 岁）

（尤其是左心室严重肥厚的患者，室壁厚度≥30 mm 者）；有 HCM 猝死家族史（所谓的恶性家族史）；运动后血压反应异常（尤其在小于 50 岁的患者中）（可能与心内膜下缺血造成短暂左心室收缩功能障碍有关）；存在与猝死发生增加有关的遗传异常。肥厚程度与预后相关，严重肥厚的患者（≥30 mm）其 20 年猝死发生的风险近 40%。流出道压力阶差的存在（及其严重程度）对于死亡的风险有中等的预测价值。多普勒超声提示存在静息压力阶差的患者，其死亡风险增加 1.6 倍。功能限制的程度，以及一般症状与死亡的危险性无关。但晕厥病史（尤其在年轻患者中）提示猝死的风险增加，据推测多数患者的猝死是由室性心律失常引起，但房性心律失常可使心脏变得更敏感，随即可出现室性心律失常。缓慢型心律失常，以及房室传导系统的病变也可导致猝死。

尽管辨别猝死高危患者比较困难，但是如果患者不存在下列特征（包括无严重症状、恶性家族史、非持续性心动过速、严重肥厚、严重左心室扩张，以及运动后异常血压反应），则认为属于低危人群，约占 HCM 患者总数的 1/2。无须常规治疗。在一项大型研究中，轻度肥厚的患者（如窄壁厚度＜19 mm）在 20 年内几乎不出现猝死。虽然在此低危人群中最好避免参与剧烈的体育运动，但是可进行娱乐性的体育活动。

儿童的致死机制可能有所不同，因为自发性室性心律失常和经电生理检测所能诱发出的室性心律失常均较成年人少见。血流动力学机制也可能参与其中，因为年轻患者对运动反应常出现外周血管阻力异常改变。

目前制订了参与竞技性运动的相关指南，凡是肥厚型心肌病患者，无论病症是否明显，均应禁止剧烈运动，尤其是有高危临床特征者。在猝死的年轻竞技运动员的尸体解剖中，最常见的异常是未曾疑及的肥厚型心肌病。在参与竞技性体育以前对运动员进行心血管筛查可以发现处于静止期的无症状的 HCM，从而减少不可预测的猝死发生的概率。心肌显著肥厚者均属高危。一般患者能够耐受妊娠但母亲死亡的相对风险略有增加，尤其是那些已知高危的妇女。

（三）生活工作建议

1. 运动

约 1/3 年轻运动员猝死是由于心肌病。诊断为心肌病的青年人，建议不参加竞技性运动，特别是能使心率突然增加的运动，举重、鞍马、单或双杠等爆发力运动和加减速很快的运动；环境气候不好，如冷、热、潮湿等也建议不运动；建议不参加为"上新台阶"的目标而进行的训练；不参加时间长、运动量大的运动。

2. 禁酒

特别是有流出道梗阻（包括运动后梗阻），因即使饮酒量很少，也会引起周围血管扩张，加重梗阻。啤酒、葡萄酒尚可。

3. 避免服用增强性功能药

柠檬酸西地那非、瓦地那非、他达那非等增强性功能的药物可扩张动静脉，加重左心室流出道梗阻。

4. 急性出血、体液丢失

腹泻、呕吐、利尿、在热环境站立太久、洗浴水太热、洗桑拿，气候环境太冷太热，使血容量减少，加重左心室流出道梗阻。

5. 妊娠

理论上父母的肥厚型心肌病有 50% 概率会遗传给子女，但具体到一个家庭，概率难以预测。即使子女遗传到该病，父母与受累子女的病情可以差异很大。父母症状轻或无症状，受累子女可能很重；或相反。若这一家系的基因突变已找到，生殖中心可与分子遗传科配合，通过试管婴儿方法，确定胚胎是否携带突变基因，决定取舍。这是患者及家庭的选择。

6. 分娩

多数肥厚型心肌病妇女可以耐受妊娠，且安全，阴道生产不增加危险。但症状重，有严重心律失常者除外。分娩时最好要有心脏科医师在场，出现症状及时处理。必要时行剖宫产。分娩时尽量不用硬膜外麻醉，特别有流出道梗阻者，麻醉引起明显血压下降，加重梗阻。β 受体阻滞药、钙通道阻滞药维拉帕米可透过胎盘，理论上可影响胎儿，但没有直接证据表明其真正影响胎儿。在妊娠第 1~3 个月，应尽量不用药物，鼓励妊娠的患者早与心脏科及产科医师讨论。剖宫产麻醉时注意防止血压突然下降。硬膜外麻醉可导致血管扩张，使流出道梗阻加重。

7. 驾车

有晕厥症状，严重心律失常，应在症状完全控制后才可以驾驶。但可申请残疾停车证（医师签字）。植入型心律转复除颤器（ICD）装后 6 个月内不要开车。商业驾驶：若超声确诊肥厚型心肌病，不论有无症状，医师应建议不能从事商业驾驶及出租车司机、公共汽车司机、飞行员、轮船船员职业。

8. 口腔科治疗

肥厚型心肌病伴流出道梗阻患者，任何口腔科操作前（包括洗牙），均应给与抗生素预防感染。

（赵广阳）

第三节　特殊心肌病

一、酒精性心脏病

慢性过量摄入酒精（乙醇）可导致充血性心力衰竭、高血压、脑血管意外、心律失常及猝死。在西方国家，过度饮酒是继发性、非缺血性 DCM 的主要病因，约占 DCM 病例总数的 1/3。若在病程早期停止饮酒，便可能阻止病情进一步进展甚至逆转左心室收缩功能不全。这与一般非酒精性心肌病不同，后者常表现为临床症状的进展性恶化。

（一）发病机制

摄入酒精损伤心肌的机制：①酒精或其他代谢产物对心肌可能有直接毒性作用；②营养作用，造成维生素 B_1 的缺乏而致脚气性心脏病；③少数含酒精饮料的添加剂产生毒性作用（如钴）。有学者推测酒精仅仅通过造成营养素缺乏而对心肌造成损害。目前已经明确在没有营养素缺乏的情况下也能够导致酒精性心肌病。典型的东方脚气病可并发酒精性心肌病，但此病现在罕有发现。两病相鉴别的特点在于：前者以外周血管扩张、高心排血量及以右心衰竭多见。后者以典型的收缩功能不全，低心排血量的左心衰竭为特点。酒精为心脏抑制作用用的确切机制仍不明了，但是酒精可能对横纹肌有直接的毒性作用（尤其是因为酗酒者常同时伴发骨骼肌病和心肌病）。在一些急性期的研究中，酒精及其代谢物乙醛能干预一系列膜和细胞作用，包括细胞钙的结合与转运、线粒体呼吸、心肌脂肪代谢、心肌蛋白合成及信号转导。其他与之相关的电解质失衡（如低钾血症、低磷血症、低镁血症）是否与酒精介导的损伤相关目前尚未有定论。由于并非所有的酗酒者均发展成为心肌病，故心功能不全的发生与酒精的摄入量关系是十分复杂并有可能是多因素参与的。似乎心肌病的发生存在遗传易感性。若酗酒者的血管紧张素转化酶基因型为 DD 型，则其发展为心功能不全的风险是其他酗酒者的 16 倍。酒精摄入的累积剂量与最终是否发展为心肌病相关。有数据显示，适度的饮酒具有减少心功能不全的发生和死亡率等心脏保护作用。

（二）病理改变

大体及镜下标本的发现与特发性 DCM 类似，主要有间质纤维化、心肌溶解、小冠状动脉异常及心肌肥大等表现。电镜下可发现不规则增大的线粒体，内有含糖原的大型空泡。

（三）临床表现

（1）多为 30～55 岁的男性，通常大量饮用威士忌、红酒或啤酒超过 10 年时间以上。

（2）女性酗酒者发展为酒精性心肌病所需的酒精累计摄入量可能较男性少。

（3）对于不明原因的心脏扩大或者心肌病患者，要获得其酗酒史往往需要对患者尤其是他们的家属进行详细询问。

（4）在心功能不全临床症状出现之前，常有可能在慢性酗酒者身上发现轻度心功能受损的证据。

（5）各种介入性和非介入性检查均能在长期大量饮酒的患者中发现不同程度的收缩功能（射血分数降低），以及舒张功能（心室壁的僵硬程度增加）异常，但这些患者并无心脏病的临床症状。

（6）虽然明显的酒精性肝病及心脏受累同时出现并不常见，但在无心脏病症状体征的肝硬化患者常能发现无症状心肌病的证据，且多数患者病情进展隐匿。

（7）阵发性心房颤动可能是相对常见的早期表现；一些更严重的病例则表现为以左心为主、双心室累及的心功能不全。

（8）呼吸困难、端坐呼吸、夜间阵发性呼吸困难是特征性症状，也有可能出现心悸，通常是室上性心动过速引起的。有时也会发生晕厥，可以由室上性心动过速引起，但由室性心动过速引起的更常见。

（9）不典型的胸痛会发生，但是心绞痛少见，除非伴发冠心病或者主动脉狭窄。

（10）心脏专科检查的结果与特发性 DCM 类似，常可以发现脉压减小，以及由外周血管过度收缩引起的舒张压升高，心脏扩大、舒张早期（S_3）及收缩期前（S_4）奔马律。由于二尖瓣关闭不全引起的心尖部收缩期杂音常见。即使右心衰竭的严重程度不同，颈静脉怒张和外周水肿的表现并不罕见。累及肩部和骨盆带周围肌肉的骨骼肌肌病常与心肌病伴发，而且其肌力减弱，以及组织学的病变程度与心肌受累的程度相平行。

（四）辅助检查

1. X 线检查

重症患者可见心脏显著扩大，常见胸腔积液。

— 112 —

2. 心电图检查

异常较常见，也可能是临床早期酒精性心肌病患者的唯一表现。没有其他心脏病脏病证据的酒精性心肌患者常在出现心悸、胸部不适、晕厥以后被发现，典型的是出现在周末的狂饮之后（特别是在年终的假日期间），被称为"假日心脏综合征"。最常见的心律失常是心房颤动，次之分别是心房扑动及室性期前收缩。即使在非酗酒者中，饮酒也可能是心房颤动及心房扑动的诱因。低钾血症可能对心律失常的形成起一定作用。显著酒精性心肌病患者常发生室上性心动过速。年轻的成年酗酒者猝死并不少见，可能由心室颤动引起。最常见的 ECG 表现包括房室传导障碍（一度房室传导阻滞最多）束支传导阻滞、左心室肥大、心前区导联 R 波振幅异常，以及复极异常。QT 间期延长也较为常见。停止饮酒后数天之内，ST 段及 T 波变化就可以恢复正常。

3. 心导管检查

评估血流动力学。

4. 其他非介入性检查

如超声心动图和放射性核素血管造影评价左心功能，其结果与特发性 DCM 类似。

（五）治疗

长期治疗酒精性心肌病的关键是尽可能在病程的早期减少酒精摄入（最好是完全戒除）。这对于改善充血性心力衰竭的症状与体征相当有效。持续大量饮酒的患者，尤其是症状出现时间较长的患者预后不佳。对于充血性心力衰竭急性发作的处理类似于特发性 DCM。对于心力衰竭症状极重的患者，应给予维生素 B_1，因为脚气病可能加重心力衰竭。是否采用长期抗凝治疗是十分棘手的问题。如果没有相当明确的、紧迫的指征，一般不给患者使用华法林。因为华法林可使依从性不良、外伤及肝功能异常相关的过度抗凝等原因引起的出血风险增加。

二、围生期心肌病

PPCI 发病率在世界各地差异很大。PPCM 总体发病率较低，美国平均 1/4 000 妊娠，发展中国家较高，尤其是非洲国家为高发地区。高龄产妇、多胎妊娠、先兆子痫及妊娠期高血压为高危人群。

（一）发病机制

1. 心肌炎

既往研究采用电子显微镜及分子生物学技术与心肌内膜发现病毒颗粒，提示妊娠期柯萨奇病毒及艾柯病毒所致病毒性心肌炎敏感性增加。Melvin 等曾提出自身免疫、炎症等导致 PPCM 的假说，对 PPCM 患者心肌活检发现，病变心肌中有大量淋巴细胞浸润及心肌细胞水肿、坏死、纤维化等表现，给予泼尼松、硫唑嘌呤治疗后患者临床症状改善，复查心肌活检显示淋巴细胞浸润等炎症表现消失，据此推测病毒感染可能是触发心肌病变的始动机制。

2. 妊娠期免疫应答异常

Warraich 等发现，肿瘤免疫可能与 PPCM 发病相关，抗心肌免疫球蛋白家族 IgG 的亚族，IgG_1、IgG_2、IgG_3 升高，并且呈现非选择性。较多的报道确认妊娠期胎儿体内的细胞可逸入母体循环，并停滞而不被排斥，是父亲嵌合细胞减弱或抑制母体免疫应答所致。研究发现于妊娠免疫受抑期间，此类嵌入细胞仍滞留于母体心脏组织，且继发分娩后免疫活性的重新恢复，即可触发病理性免疫反应，随细胞因子及类似信号分子的释出，可于临床显示非特异性心肌细胞毒性及心肌炎症反应。但至今，PPCM 的确切发病机制尚不明确。几种因素可能与 PPCM 发病相关，如心肌炎、病毒感染、自身免疫反应、炎症因子、妊娠时对生理变化产生的异常血流动力学反应等。其中，心肌炎、病毒感染证据最多。

（二）临床表现

主要表现类似左心室收缩性心力衰竭，常伴有栓塞并发症。

1. 呼吸困难

如活动后气短、夜间阵发性呼吸困难、端坐呼吸等，与其他原因所致的左心衰竭类似。

2. 动脉栓塞

常发生于左心室射血分数 <35% 的患者，文献报道，30%～50% PPCM 患者死亡原因为严重动脉栓塞并发症，全身性动脉栓塞可有短暂性脑缺血发作、偏瘫、肺栓塞、AMI、肠系膜动脉栓塞、肾梗死、脾梗死等表现。周围动脉栓塞中四肢缺血、坏疽已有报道。

3. 心律失常

各种心律失常如窦性心动过速、房性心动过速、室性心动过速、心房扑动、心房颤动、室性期前收缩、Wolfe-Parkinson-White 综合征等均可见于 PPCM 患者，室性心动过速导致心脏骤停者也曾有报道。

4. 器官衰竭

PPCM 患者并发急性肝衰竭、肝细胞癌曾有报道，报道有致命性菌血症、多器官衰竭如心、肾、肝衰竭等少见病例。

5. 围生期胎儿或婴儿并发症

PPCM 可致早产发生率高达 11%～50%，低体重儿、胎儿宫内发育迟缓、宫内死胎等。

6. 体征

血压可正常，颈静脉怒张、心动过速、奔马律、肝大、下肢水肿较常见，还可闻及二尖瓣、三尖瓣反流杂音，部分患者可有肺动脉高压体征。

（三）诊断

确诊须符合 Denoakis 等所设定的 4 项标准：①临床于妊娠最后 1 个月或分娩后 5 个月内出现心力衰竭者；②上述心力衰竭患者无确切病因者；③妊娠妇女延至分娩前 1 个月仍未能显示其存在基础心脏病变者；④超声心动图显示射血分数或平均短缩率降低，并符合左心室收缩功能不全者。

（四）鉴别诊断

须排除导致心力衰竭的其他常见病因，包括缺血性心肌病、高血压性心脏病、瓣膜病、感染、中毒、代谢性心肌病、肺栓塞、甲亢等。1999 年，PPCM 工作委员会推荐超声心动图诊断标准，包括左心室射血分数 <45%，缩短分数 <30% 和（或）左心室舒张容积 > 2.7 cm/m^2。辅助检查及实验室常规检查如血液检查及心电图、胸部 X 线摄片、超声心动图、心内膜心肌活检、心导管检查、肌钙蛋白 T、心脏磁共振等有助于诊断。心电图可见各种心律失常，部分可发生类似 AMI 的病理性 Q 波，胸部 X 线提示心影扩大、肺淤血，超声心动图表现见前述。经常规治疗 2 周后无明显好转的病例可试行心内膜心肌活检，聚合酶链反应（PCR）寻找心肌病毒感染证据，活检可见炎性细胞因子增加、大量淋巴细胞浸润等。

但常规进行心内膜心肌活检是有争议的，据报道其诊断敏感性仅为 50%，但其特异性可达99%。其他检查包括血培养寻找病原微生物、心导管检查（包括心内膜心肌活检）寻找心肌病毒感染证据等。然而，已行心脏移植者发生 PPCI 建议行心内膜心肌活检以除外移植排斥反应。心导管检查用于评价左心室功能，同时行冠状动脉造影术、心内膜心肌活检，其检查指征为重度心力衰竭、病情突然恶化、急性冠状动脉综合征表现或合并糖尿病需排除缺血型心肌病。发病 2 周后血清肌钙蛋白 T 可呈阳性，它是简单、快速、敏感性高、非介入性的检查方法，临床上广泛应用，敏感性为 54.9%、特异性为 90.9%，发病后连续 6 个月随访发现肌钙蛋白 T 水平与左心室功能受损程度呈负相关。

（五）治疗

治疗同扩张型心肌病。但首先应注意药物对妊娠、哺乳的影响。

1. 药物治疗

包括利尿药、血管紧张素转化酶抑制药、β 受体阻滞药、血管扩张药、洋地黄类药物、抗凝药等。

（1）血管紧张素转化酶抑制药、β 受体阻滞药：除了血流动力学效应外，可能抑制过度激活的免疫系统功能，而后者是 PPCM 可能的发病机制之一。血管紧张素转化酶抑制药禁用于妊娠期，因可能致胎儿畸形。

（2）β 受体阻滞药：可改善远期预后，适用于心功能 Ⅱ ~ Ⅲ 级（纽约心脏病协会NYHA分级），无明显脏器淤血体征者。但有加重心力衰竭的危险，注意及时利尿治疗、密切观察病情变化。

（3）血管扩张药：如硝酸酯类、硝普钠等，可改善症状，但不改善远期预后。

（4）洋地黄类药物：女性，尤其是孕产妇，对洋地黄类药物较敏感，易发生中毒，PPCM 应慎用，如必须使用者应密切观察毒性反应。

（5）肝素、华法林：由于 PPCM 有较高的栓塞发生率，对左心室射血分数 <35% 者建议给予肝素、华法林抗凝治疗。

（6）免疫抑制药：心内膜心肌活检发现 PPCM 存在心肌炎证据者建议免疫抑制药治疗。

（7）部分患者长期左心室功能极差，可能需要左心室辅助装置以维持生命。

（8）己酮可可碱是一种免疫调节药，据报道可降低肿瘤坏死因子，C 反应蛋白等炎症反应因子水平，可能改善左心室功能，但需大宗试验进一步证实。

（9）及时正规的治疗可缓解症状、促进左心室功能恢复、降低死亡率。

（10）限制入液量，维持出入量负平衡，限钠摄入 2 ~ 4 g/d；严重病例发病早期要求卧床休息 6 ~ 12 个月，可能减轻心脏扩大的程度，但长期卧床致栓塞发生率明显增加，而适当有氧运动可促进心功能改善。

2. 心脏移植术

上述治疗无效病例，各方面条件具备者可考虑心脏移植。

（孔俊英）

第七章

心脏瓣膜病

第一节 二尖瓣狭窄

一、病因和病理

大多数二尖瓣狭窄（MS）是由风湿性心脏病（风心病）所致，约60％的单纯 MS 的患者有风湿热病史，而40％的风湿性心脏病患者最终发展为 MS，女：男约为2∶1。主要病理改变是瓣膜交界粘连，瓣叶增厚，瓣口变形和狭窄，腱索缩短融合，病程后期出现钙化，瓣叶活动受限。病变分为：①隔膜型，瓣体无病变或病变较轻，弹性及活动尚可；②漏斗型，瓣叶增厚和纤维化，腱索和乳头肌明显粘连和缩短，整个瓣膜变硬呈漏斗状，活动明显受限。常伴不同程度的关闭不全。瓣叶钙化进一步加重狭窄，甚至呈孔隙样，可引起血栓形成和栓塞。

退行性 MS 的发生呈上升趋势，主要病变为瓣环钙化，多见于老年人，常合并高血压、动脉粥样硬化或主动脉瓣狭窄。单纯瓣环钙化导致二尖瓣反流较为多见；当累及瓣叶增厚和（或）钙化时瓣叶活动受限导致 MS；但无交界粘连，且瓣叶增厚和（或）钙化以瓣叶底部为甚，不同于风湿性 MS 以瓣缘为主。先天性 MS 较少见，主要是瓣下狭窄。其他少见病因如结缔组织病（系统性红斑狼疮等）、浸润性疾病、心脏结节病、药物相关性瓣膜病等，表现为瓣叶增厚和活动受限，极少有交界粘连。

二、病理生理

正常二尖瓣质地柔软，二尖瓣瓣口面积（MVA）为 $4 \sim 6 \ cm^2$。MVA 减小至 $1.5 \sim 2.0 \ cm^2$ 时为轻度狭窄，$1.0 \sim 1.5 \ cm^2$ 时为中度狭窄，$< 1.0 \ cm^2$ 时为重度狭窄。狭窄使舒张期血流由左心房流入左心室受限，左心房压力（LAP）增高，左房室之间压差增大以保持正常的心排血量；LAP 增高可引起肺静脉和肺毛细血管压升高，继而扩张和淤血。MVA $> 1.5 \ cm^2$ 时，患者静息状态下无明显症状；心房颤动（AF）可导致 LAP、肺静脉和肺毛细血管压升高，出现呼吸困难、咳嗽、发绀，甚至急性肺水肿。随着 MS 不断加重，静息状态下心排血量也降低，运动后心排血量不增加，肺小动脉反应性收缩痉挛，继而内膜增生，中层肥厚，导致肺动脉压上升，肺血管阻力升高，机体通过增加肺泡基底膜厚度、增加淋巴引流、增加肺血管内皮渗透率等机制来代偿肺血管病变，维持较长的时间内的无症状或轻微症状期。但是长期的肺动脉高压可致右心室（RV）肥厚、扩张，最终发生右心室衰竭，此时肺动脉压有所降低，肺循环血流量有所减少，肺淤血得以缓解。此外，左心房（LA）扩大易致 AF，快速 AF 可使肺毛细血管压力上升，加重肺淤血或诱发肺水肿。

三、临床表现

（一）症状

风湿性心脏病 MS 呈渐进性发展，MVA 减小速度每年为 $0.09 \sim 0.32 \ cm^2$。早期为一较长（$20 \sim 40$ 年）的缓慢发展期，临床上症状隐匿或不明显；病程晚期进展迅速，一旦出现症状，10 年左右即可丧失活动能力。无症状的 MS，10 年生存率 $> 80\%$；而一旦出现严重症状，10 年生存率仅为 $0 \sim 15\%$；伴有重度肺动脉高压的 MS，平均生存时间不足 3 年。死亡原因中充血性心力衰竭占 $60\% \sim 70\%$，体循环栓塞占 $20\% \sim 30\%$，肺栓塞占 10%，感染占 $1\% \sim 5\%$。临床症状主要由低心排血量和肺血管病变所致，包括疲乏、进行性加重的劳力性呼吸困难、急性肺水肿（活动、情绪激动、呼吸道感染、妊娠或快速 AF 时可诱发）、夜间睡眠时及劳动后咳嗽、痰中带血或血痰（严重时咯血，急性肺水肿时咳粉红色泡沫样痰）、其他（胸痛、声嘶、吞咽困难）；右心室衰竭时可出现食欲减退、腹胀、恶心等症状；部分患者以 AF 和血栓栓塞症状起病。

（二）体征

二尖瓣面容表现为两颧呈紫红色，口唇轻度发绀，见于严重狭窄，四肢末梢可见发绀。儿童患者可伴心前区隆起；胸骨左缘处收缩期抬举样搏动；胸骨左缘第 3 肋间心浊音界向左扩大，提示肺动脉和右心室（RV）增大。

心脏听诊：典型发现为局限于心尖区的舒张中晚期低调、递增型的隆隆样杂音，左侧卧位时明显，可伴有舒张期震颤；心尖区第一心音（S_1）亢进，呈拍击样；$80\% \sim 85\%$ 的患者胸骨左缘第 $3 \sim 4$ 肋间或心尖区内侧闻及紧跟第二心音（S_2）后的高调、短促而响亮的二尖瓣开瓣音（OS），呼气时明显，是隔膜型狭窄的前叶开放时发生震颤所致。存在 OS 和拍击样第一心音，高度提示瓣膜仍有一定的柔顺性和活动力，有助于诊断隔膜型 MS；肺高压时，肺动脉瓣区第二心音（P_2）亢进、分裂；肺动脉扩张造成相对性肺动脉瓣关闭不全时，可闻及格雷厄姆 - 斯蒂尔杂音，即胸骨左缘第 $2 \sim 4$ 肋间的高调、吹风样、递减型的舒张早中期杂音，沿胸骨左缘向三尖瓣区传导，吸气时增强；合并三尖瓣关闭不全时，可在三尖瓣区闻及全收缩期吹风样杂音，吸气时明显，如 RV 显著增大，此杂音可在心尖区闻及。

四、辅助检查

（一）X 线检查

左心缘变直，肺动脉主干突出，肺静脉增宽，右前斜位钡剂透视可见扩张的左心房（LA）压迫食管。LA 和 RV 明显增大致后前位片心影右缘呈双重影，肺门影加深，主动脉弓较小。左心室（LV）一般不大。左心房压力（LAP）达 20 mmHg 时，中下肺可见 Kerley B 线。长期肺淤血后含铁血黄素沉积，双下肺野可见散在点状阴影。老年患者常有二尖瓣钙化。

（二）心电图检查

P 波增宽且呈双峰形，提示 LA 增大；合并肺高压时，显示 RV 增大，电轴右偏；晚期常有 AF。

（三）超声心动图检查

1. 超声心动图表现

风心病 MS 者二维超声显示瓣膜增厚变形，回声增强，交界粘连，瓣膜开放受限，早期主要累及瓣缘及交界，瓣体弹性尚可，短轴瓣口呈鱼口状；长轴前叶开放呈圆顶状或气球样，后叶活动受限；晚期整个瓣叶明显纤维化、钙化，瓣膜活动消失，瓣膜呈漏斗状，腱索乳头肌也增粗粘连、融合挛缩。

彩色多普勒血流显像（CDFI）可见舒张期经二尖瓣口的细束的高速射流，在 LA 侧可出现血流汇聚，在 LV 侧出现五色镶嵌的湍流。二尖瓣口脉冲多普勒（PW）呈舒张期湍流频谱特征；连续多普勒（CW）显示舒张期跨瓣峰值流速（V_{max}）升高，压力减半时间（PHT）延长，跨二尖瓣峰值压差（PPG）及平均压差（MPG）升高。

其他间接征象包括：LA 增大，合并 AF 更加明显；LA 内血流淤滞，自发显影呈云雾状或伴血栓形成。TEE 对检测 LA 自发显影及血栓更敏感。左心室（LV）内径正常，或因充盈不足而偏小，收缩活动正常。由三尖瓣反流估测肺动脉收缩压（PASP）明显升高，可伴右房室和肺动脉扩张。

2. MS 的定量评估和分级（表 7 - 1）

常用的定量指标包括二维直接描记 MVA、MPG 及 PHT，二维直接描记 MVA 是首选指标；还应结合瓣膜的形态及活动度、LA 扩大程度、肺动脉压等指标综合判断。

表 7 - 1　二尖瓣狭窄严重程度分级

指标	轻度	中度	重度
MPG（mmHg）	< 5	5 ~ 10	> 10
PASP（mmHg）	< 30	30 ~ 50	> 50
MVA（cm^2）	> 1.5	1.0 ~ 1.5	< 1.0

五、诊断和鉴别诊断

典型的心脏杂音及超声心动图表现可明确诊断。超声有助于与各种原因导致的功能性 MS、LA 黏液瘤、三尖瓣狭窄以及原发性肺高压鉴别。

六、并发症

1. 心律失常

房性心律失常最多见，晚期多合并持久性 AF。AF 可降低心排血量，诱发或加重心力衰竭，并改变杂音的强度。

2. 充血性心力衰竭和急性肺水肿

见于 50% ~ 75% 的患者，为本病的主要死亡原因。急性肺水肿是重度 MS 的急重并发症，多见于剧烈体力活动、情绪激动、感染、突发心动过速或快速 AF、妊娠和分娩时。

3. 栓塞

以脑栓塞最常见，也见于外周，80% 有 AF。栓子多来自左心耳。右心房来源的栓子可造成肺栓塞或肺梗死。

4. 肺部感染

肺静脉压增高及肺淤血导致易发肺部感染，并可诱发心力衰竭。

5. 感染性心内膜炎

较少见。

七、治疗

（一）随访

无症状的重度 MS、经皮球囊二尖瓣扩张术（PBMC）术后患者应每年临床随访和心脏超声检查，一旦出现症状应及早手术/介入干预；中度 MS 每 1~2 年随访心脏超声；轻度 MS 每 3~5 年随访心脏超声。

（二）药物治疗

避免过度的体力劳动及剧烈运动；青少年患者应控制风湿活动；控制心力衰竭；合并 AF 时，控制心室率及抗凝治疗，狭窄解除前复律效果差。窦性心律如有血栓病史、发现 LA 血栓、LA 明显扩大（>50 mm）或经食管超声心动图（TEE）显示 LA 自发显影，也建议抗凝治疗。

（三）介入和手术治疗

指征：MVA >1.5 cm^2 时，通常不考虑干预。MVA <1.5 cm^2 时，是否干预及干预方式的选择取决于患者的症状、临床表现和瓣膜解剖条件、其他瓣膜病变、外科手术风险、有无介入手术的条件和经验。症状可疑时运动负荷试验有助于临床决策。

治疗方法及选择：分为外科手术（闭式交界分离术、直视下交界分离术和二尖瓣置换术）及 PBMC。当瓣膜解剖合适时，PBMC 能使 MVA 扩大至 2.0 cm^2 以上，有效地改善临床症状，具有安全、有效、创伤小、康复快等优点，已取代了外科交界分离手术。有症状的 MVA <1.5 cm^2 的患者，当瓣膜解剖和临床条件合适时，PBMC 为首选治疗方式。PBMC 后再狭窄，如仍以交界粘连为主，临床情况良好，无禁忌证时也可尝试再次介入。

不利于 PBMC 的情况包括老年、交界分离手术史、NYHA Ⅳ 级、AF、严重的肺高压、Wilkins 评分 >8 分、Cormier 评分 3 分（二尖瓣瓣膜钙化）、瓣口面积极小、严重的三尖瓣反流。PBMC 的禁忌证包括 MVA >1.5 cm^2、LA 血栓、轻度以上二尖瓣反流、严重或双侧交界钙化、交界无粘连、合并严重的主动脉瓣或三尖瓣病变、合并冠心病需要旁路移植术等。对于 LA 血栓，如非紧急手术，可给予抗凝治疗 2~6 个月后复查 TEE，如血栓消失仍可行 PBMC；如血栓仍存在考虑外科手术。

外科主要的手术方式为瓣膜置换。瓣膜分离术主要见于无条件开展经皮球囊二尖瓣成形术（PBMV）的地区；闭式分离术目前很少用，而直视下瓣膜分离术可同时清除血栓和瓣膜钙化，处理瓣下结构的异常。瓣膜分离术后再次狭窄出现症状者应进行瓣膜置换。PBMC 出现严重 MR 时也需手术处理。合并 AF 可在手术同时进行迷路或消融手术。

（袁静波）

第二节　二尖瓣关闭不全

一、病因和病理

二尖瓣装置包括瓣叶、瓣环、腱索、乳头肌及左心室（LV），任何部分的缺陷均可导致二尖瓣关闭不全（MR）。MR 分为原发/器质性的（由于二尖瓣结构异常引起）和继发/功能性的（继发于左心室扩张和功能减退）。根据病程，可分为急性 MR 和慢性 MR。

原发性的慢性 MR 在我国以风湿性最多见，常合并 MS，病理特点为瓣叶增厚，挛缩变形，交界粘连，以游离缘为显著；腱索缩短融合导致瓣叶尤其后叶活动受限，而前叶呈假性脱垂样。瓣膜变性（巴洛综合征/二尖瓣脱垂综合征、弹性纤维变性、马方综合征、埃勒斯 – 当洛斯综合征）和老年性瓣环钙化是欧美国家最常见的病因。其他病因还包括感染性心内膜炎、心肌梗死后乳头肌断裂、先天性畸形（二尖瓣裂缺、降落伞型二尖瓣畸形等，多见于幼儿或青少年）、结缔组织病（如系统性红斑狼疮、类风湿关节炎、强直硬化性脊椎炎）、心内膜弹力纤维增生症、药物性等。继发性 MR 的病因包括任何可引起 LV 明显扩大的病变，如缺血性心脏病及心肌病，机制包括二尖瓣瓣环的扩张变形；乳头肌向外向心尖方向移位；瓣叶受牵拉而关闭受限；LV 局部及整体功能的异常；LV 重构和变形；LV 运动不同步等。

急性 MR 多因腱索断裂、瓣膜毁损或破裂、乳头肌坏死或断裂以及人工瓣膜异常引起，可见于感染性心内膜炎、急性心肌梗死、穿通性或闭合性胸外伤及自发性腱索断裂。

二、病理生理

LV 搏出的血流同时流入主动脉（前向）和反流到 LA（逆向）；舒张期反流的血液再经二尖瓣充盈 LV，导致 LV 舒张期容量过负荷。慢性 MR 早期通过 LV 扩大及离心性肥厚来代偿。根据 Starling 效应，前负荷增加及左心室舒张末期容积（LVEDV）扩大导致心肌收缩增强，LVEF 升高（＞65%），总每搏输出量（SV）增加以维持前向的 SV；LA 和 LV 扩张还使 LAP 和 LV 充盈压维持在正常范围，避免肺淤血，临床可无症状。经过数年的代偿期后，持续的容量过负荷最终导致心肌收缩受损，前向 SV 降低，左心室收缩末期容积（LVESV）扩大，LV 充盈压和 LAP 升高，肺静脉和肺毛细血管压力升高，继而肺淤血。失代偿早期 LVEF 虽有所降低但仍维持在50%～60%，此时纠正 MR，心肌功能尚可恢复；否则，心功能损害将不可逆，LV 显著扩张，EF 明显降低，临床上出现肺淤血和体循环灌注低下等左心衰竭症状，晚期可出现肺高压和全心衰竭。

急性 MR 导致左心容量负荷急剧增加，LV 来不及代偿，导致前向 SV 和心排血量明显降低，引起低血压甚至休克；同时，左心室舒张末期压（LVEDP）、LAP 和肺静脉压力急剧上升，引起严重的肺淤血，甚至急性肺水肿。

三、临床表现

（一）症状

慢性重度 MR 一般6～10年出现 LV 功能异常或症状；一旦发生心力衰竭，则进展迅速。

常见症状有劳力性呼吸困难、端坐呼吸、疲乏、活动耐力显著下降。咯血和栓塞较少见。晚期出现肝淤血及触痛、水肿、胸腔积液或腹腔积液等右心衰竭表现。急性 MR 者常表现为急性左心衰竭或肺水肿及心源性休克。

（二）体征

慢性 MR 者心界向左下扩大，心尖区可触及局限性收缩期抬举样搏动，提示 LV 肥厚和扩大。心尖区可闻及全收缩期吹风样杂音，响度在 3/6 级以上，吸气时减弱，反流量小时音调高，瓣膜增厚者音粗糙。前叶损害为主时，杂音向左腋下或左肩胛下传导；后叶损害为主者，杂音向心底部传导。可伴有收缩期震颤。心尖区第一心音（S_1）减弱或被杂音掩盖。功能性 MR 的杂音常不明显，即使重度反流杂音也较柔和。由于 LV 射血期缩短，主动脉瓣关闭提前，导致第二心音（S_2）分裂。严重 MR 可出现低调的第三心音（S_3）。舒张期大量血液通过二尖瓣口导致相对性 MS，心尖区闻及低调、短促的舒张中期杂音。出现 OS 提示合并 MS。肺动脉瓣区第二心音（P_2）亢进提示肺高压。右心衰竭时，可见颈静脉怒张、肝大、下肢水肿。

四、辅助检查

（一）X 线检查

LA 和 LV 明显增大，前者可推移和压迫食管。肺高压或右心衰竭时，RV 增大。可见肺静脉充血、肺间质水肿和 Kerley B 线、二尖瓣叶和瓣环钙化。

（二）心电图检查

可有 LV 肥大和劳损；P 波增宽且呈双峰形，提示 LA 增大；肺动脉高压时可显示左、右心室肥大。慢性 MR 多有 AF。

（三）超声心动图检查

1. 超声心动图表现

二维超声可为病因诊断提供线索，对病变进行定位和分区。风心病 MR 可见瓣膜增厚、挛缩变形、纤维化钙化、交界粘连，以瓣缘为甚。瓣膜变性可见瓣膜增厚，冗长累赘，可同时伴腱索冗长纤细；当收缩期瓣体部凸向 LA 内，而闭合缘仍未超过瓣环水平时，MR 通常较轻；若闭合缘低于瓣环则提示二尖瓣脱垂，最常见于黏液样变性（巴洛综合征）；瓣叶连枷指病变瓣膜活动异常，游离缘完全翻转到 LA 内（瓣尖指向 LA），多伴腱索断裂及重度 MR。老年性病变可见瓣环纤维化或钙化，后瓣环多见；严重时可累及瓣膜，导致瓣叶增厚，活动受限，以根部受累较早且较显著。先天性 MR 可见瓣膜及瓣下结构的发育异常（如瓣膜短小、裂缺、腱索缺失、单组乳头肌、双孔二尖瓣等）。感染性心内膜炎可见赘生物、瓣膜穿孔、瓣膜瘤或脓肿。功能性 MR 瓣叶无器质性病变，但 LV 和瓣环明显扩张，LV 近于球形，收缩减弱，瓣膜闭合呈穹隆状，前叶受次级腱索牵拉时出现"海鸥征"。

CDFI 可见收缩期二尖瓣口出现五彩镶嵌的湍流进入 LA。根据反流的方向，分为中心型反流和偏心型反流，后者可紧贴在 LA 壁，在 LA 内形成旋涡状。反流束的长度、面积占 LA 的比例可半定量评估反流程度。

2. MR 的机制和可修复性评估

反流分型参照 Car-pentier 标准分为 3 型。Ⅰ型，瓣叶活动正常，反流由单纯瓣环扩大或瓣叶穿孔或裂缺所致。Ⅱ型，瓣叶活动度过大，瓣叶脱垂。Ⅲ型，瓣叶活动受限，又进一步分为：Ⅲa，腱索的缩短和（或）瓣叶增厚导致开放受限，如风湿性病变；Ⅲb，收缩期的瓣叶关闭受限，如缺血性 MR。

器质性 MR 存在粗大的中心性反流束、瓣环显著扩大（>50 mm）、病变累及超过 3 个区（特别是前叶受累）、广泛钙化、残存的正常瓣叶组织较少（风湿性或感染性心内膜炎）提示修复失败的风险大。与功能性 MR 修复失败相关的指标有重度的中心性反流、瓣环直径 >37 mm、闭合有明显缝隙、穹隆面积 >2.5 cm²、LV 严重扩张、收缩期球形指数 >0.7。

五、诊断和鉴别诊断

诊断主要根据典型的心尖区吹风样收缩期杂音以及超声心动图表现。超声检查有助于与生理性杂音、室间隔缺损、三尖瓣关闭不全等鉴别。

六、并发症

与 MS 相似，但出现较晚。感染性心内膜炎较多见，栓塞少见。急性 MR 可迅速发生急性左心衰竭甚至急性肺水肿，预后较差。

七、治疗

（一）随访

无症状、无心功能损害的轻度 MR 不需常规随访心脏超声；稳定的中度 MR 每年临床随访，超声每 1~2 年复查；无症状的重度 MR 且 LV 功能正常，应每 6 个月临床随访 1 次，心脏超声每年复查；若临床状况出现明显变化、有新发 AF、肺动脉压升高、超声检查与既往比较显著进展、心功能指标接近手术指征时需增加随访频率；重度 MR 如伴有 LV 扩大或收缩障碍或出现症状应尽早手术。

（二）药物治疗

无特异性治疗，主要是对症治疗。慢性 MR 应避免过度的体力活动，限盐利尿，控制心力衰竭；扩血管药物适用于治疗合并的高血压、晚期合并心力衰竭又不适合手术的患者或心力衰竭患者术前过渡治疗以改善心功能，以及术后持续心力衰竭患者；无心功能损害者及高血压的器质性 MR 不主张使用扩血管药物。但对于功能性或缺血性 MR，ACEI 或 ARB 药物证实有益。洋地黄类药物宜用于心力衰竭伴快速 AF。合并 AF、严重心力衰竭、栓塞病史、LA 血栓以及二尖瓣修复术后的 3 个月内需抗凝治疗。

（三）手术治疗

急性 MR 通常需要急诊手术。慢性器质性 MR 的手术指征包括：①出现症状；②无症状的重度 MR 合并 LV 功能不全的证据包括 LVEF 为 30%~60%，左心室收缩末期内径（LVESD）为 45~55 mm，左心室收缩末期内径指数（LVESDI）>26 mm/m²；③无症状且无 LV 功能不全证据的重度 MR，如伴 AF 或肺动脉高压（静息 >50 mmHg，运动 >60 mmHg）倾向于手术。如修复可能性大，手术指征可适当放宽，无症状患者心功能指标接近临界值时即可早期手术，以避免出现严重的心功能损害。存在严重的 LV 收缩功能障碍的患者［EF <30% 和（或）LVESD >55 mm］如有修复或保留腱索的可能，可尝试手术；反之，则手术风险极高，建议保守治疗。

手术方式：包括二尖瓣修复术、保留或不保留瓣下结构的二尖瓣置换术。瓣膜修复术避免了人工瓣血栓栓塞－出血的并发症以及感染的风险，更好地维持了瓣膜生理功能和 LV 的功能，具有更低的围手术期死亡率和更好的远期预后，在条件允许的情况下，二尖瓣修复是二尖瓣手术的首选术式。无修复可能时应尽可能行保留瓣下组织的瓣膜置换，以利于术后心脏功能的改善。介入治疗主要有经皮冠状静脉窦人工瓣环植入，以及经皮二尖瓣边对边钳夹术（Alfieri 手术），主要针对手术高风险或存在手术禁忌证的患者。

（俞志军）

第三节　主动脉瓣狭窄

一、病因和病理

主动脉瓣狭窄（AS）最常见的病因是先天性主动脉瓣畸形、老年性主动脉瓣钙化和风湿性 AS。欧美国家以前两者为主，我国仍以风湿性 AS 多见。

单纯风湿性 AS 少见，几乎都合并二尖瓣病变及主动脉瓣关闭不全。病理变化为瓣叶交界粘连，瓣膜增厚，纤维化钙化，以瓣叶游离缘尤为突出。

三叶瓣的钙化性 AS（即老年退行性狭窄）多见于老龄患者，近年来发生率呈上升趋势。发病机制可能与主动脉瓣应力和剪切力异常升高、湍流致血管内皮损伤、慢性炎症、RAS 系统激活、脂蛋白沉积、钙磷代谢紊乱、同型半胱氨酸水平、遗传等因素有关；与冠心病有相似的危险因子，如老龄、男性、肥胖、高血压、高血脂、吸烟、糖尿病等。一旦发生，病变呈进行性发展直至最终需要进行瓣膜置换。病理表现为瓣体部的钙化，很少累及瓣叶交界。钙化程度是临床转归的预测因子之一。

先天性 AS 可为单叶式、二叶式或三叶式，其中二叶式主动脉瓣（BAV）最多，约占 50%。普通人群中 BAV 的发生率为 1%~2%，部分有家族史（染色体显性遗传）。

二、病理生理

早期表现为主动脉瓣增厚，不伴流出道梗阻，此阶段称为主动脉瓣硬化。病变进一步发展可导致主动脉瓣口面积（AVA）减少。当 AVA 从正常（3~4 cm^2）减少至一半（1.5~2.0 cm^2）时几乎无血流动力学异常，进一步降低则导致血流梗阻及进行性的左心室压力负荷增加，当 AVA 减少至正常的 1/4 以下（<1.0 cm^2）时为重度狭窄。左心室代偿性肥厚，收缩增强以克服收缩期心腔内高压，维持静息状态下心排血量和 LVEF 至正常水平，临床可无明显症状，但运动时心排血量增加不足。

首先，LV 肥厚作为代偿机制的同时，也降低了心腔顺应性，导致 LV 舒张期末压力升高，舒张功能受损。其次，LV 肥厚以及收缩期末室壁张力升高增加了心肌氧耗；LV 顺应性下降，舒张期末压力升高，增加了冠脉灌注阻力，导致心内膜下心肌灌注减少。此外，LV 肥厚还降低了冠脉血流储备（即使冠脉无狭窄），运动和心动过速时冠脉血流分布不匀导致心内膜下缺血，而肥厚心肌对缺血损害更加敏感，最终导致心肌纤维化，心室收缩和舒张功能异常。

AVA 进一步狭窄时，心肌肥厚和心肌收缩力不足以克服射血阻力，心排血量和 LVEF 减少，外周血压降低，临床出现症状，脑供血不足可导致头晕、晕厥；心肌供血不足加重心肌缺血和心功能损害（心绞痛和呼吸困难等），最终 LV 扩大，收缩无力，跨瓣压差降低，LAP、肺动脉压、肺毛细血管楔压和右心室压升高。

三、临床表现

（一）症状

AS 可历经相当长的无症状期，猝死的风险极低（每年 <1%）；一旦出现症状，临床情况急转直下，若不及时手术，2 年生存率为 20%～50%。主要三大症状为劳力性呼吸困难、心绞痛、黑矇或晕厥。早期表现多不典型，特别是老年人或不能运动的患者症状极易被忽视，或因缺乏特异性而误以为衰老导致体能下降，或其他疾病的症状。劳累、AF、情绪激动、感染等可诱发急性肺水肿；有症状的 AS 猝死风险升高。如未能及时手术，随病程发展和心功能损害加重，晚期出现顽固的左心衰竭症状和心排血量降低的各种表现，甚至右心衰竭的表现。

（二）体征

心脏浊音界可正常，心力衰竭时向左扩大。心尖区可触及收缩期抬举样搏动，左侧卧位时可呈双重搏动。胸骨右缘第 2 肋间可闻及低调、粗糙、响亮的喷射性收缩期杂音，呈递增递减型，第一心音（S_1）后出现，收缩中期最响，以后渐减弱，主动脉瓣关闭（第二心音 S_2）前终止。常伴有收缩期震颤。吸入亚硝酸异戊酯后杂音可增强。杂音向颈动脉及锁骨下动脉传导。杂音越长、越响，收缩高峰出现越迟，狭窄程度越重。合并心力衰竭后，杂音变轻而短促。瓣膜无明显钙化时（先天性 AS）可有收缩早期喷射音（主动脉瓣开瓣音）；钙化明显时，主动脉瓣第二心音（A_2）减弱或消失，可出现第二心音逆分裂。常可在心尖区闻及第四心音（S_4），提示 LV 肥厚和左心室舒张末期压（LVEDP）升高。LV 扩大和衰竭时可有第三心音（舒张期奔马律）。

四、辅助检查

（一）X 线检查

左心缘圆隆，心影早期不大，继发心力衰竭时 LA 及 LV 扩大；可见主动脉瓣钙化、升主动脉扩张。晚期可见肺动脉主干突出，肺静脉增宽和肺淤血等征象。

（二）心电图检查

可见 LV 肥厚与劳损表现，多有 LA 增大。部分可见左前分支阻滞、其他各种程度的房室或束支传导阻滞及各种心律失常。

（三）超声心动图检查

1. 超声心动图表现

超声心动图是 AS 首选的评价手段。主动脉瓣硬化为钙化性 AS 的早期表现，主动脉瓣增厚，回声增强，可伴有局部钙化，多始于瓣叶根部，逐渐向瓣尖扩展；瓣膜活动略显僵硬，跨瓣 V_{max}1.5～2.5 m/s。随着病程进展，瓣膜钙化加重（但极少累及交界），活动受限，瓣口变形狭小，开放呈星形，跨瓣血流速度升高。钙化程度评分：1级，无钙化；2级，孤立的小钙化点；3级，较大的钙化点，影响瓣叶的活动；4级，所有瓣膜广泛钙化，瓣叶活动受限。

风湿性AS表现为交界粘连，瓣叶增厚钙化，游离缘尤为突出，瓣口开放呈三角形。几乎都伴二尖瓣风湿性病变。

约80%的BAV为右冠瓣和左冠瓣融合而形成大的前瓣（发出两支冠状动脉）和小的后瓣，约20%为右冠瓣和无冠瓣融合而形成大的右瓣和小的左瓣（各发出一支冠状动脉），左冠瓣与无冠瓣融合非常罕见。收缩期短轴图像见2个瓣膜及2个交界，瓣口开放呈"橄榄状"即可明确诊断。

无论何种病因，晚期严重狭窄的瓣膜明显钙化，融合成团，无法清楚区分瓣叶和交界；瓣叶活动明显受限，瓣口变形固定呈小孔状；CDFI显示跨瓣膜的收缩期高速血流信号。CW可定量狭窄程度；CW速度曲线轮廓圆钝间接提示严重狭窄，而轻度狭窄峰值前移，速度曲线呈三角形；CW还有助于和左心室流出道（LVOT）动力性梗阻进行鉴别。

2. 定量AS程度（表7-2）

常用指标有V_{max}、PPG、MPG、AVA（连续方程式法），其中AVA较少受血流动力学影响。应结合瓣膜钙化程度及活动度等间接征象进行综合判断，并考虑心脏功能、高动力状态、小心腔和过度肥厚、高血压（动脉阻抗）、主动脉瓣反流、二尖瓣病变、升主动脉内径（压力恢复现象）、体型等对测量结果的干扰。

表7-2　主动脉瓣狭窄严重程度分级

指标	轻度	中度	重度
V_{max}（m/s）	<3.0	3.0~4.0	>4.0
MPG（mmHg）	<20（<30）	20~40（30~50）	>40（>50）
AVA（cm²）	>1.5	1.0~1.5	<1.0
AVA指数（cm²/m²）	>0.85	0.60~0.85	<0.6
V_{LVOT}/V_{AV}	>0.50	0.25~0.50	<0.25

五、诊断和鉴别诊断

发现典型的心底部喷射样收缩期杂音及超声心动图表现可明确诊断。鉴别诊断主要依赖二维超声和CDFI。

先天性主动脉瓣下/瓣上狭窄多为固定性狭窄，超声可明确高速血流的部位，LVOT及主动脉根部的形态。主动脉瓣下狭窄由异常隔膜或肌束引起，血流动力学特征与AS类似。主动脉瓣上狭窄不常见，如威廉姆斯综合征，成人阶段出现持续性或间断性梗阻。

动力性主动脉瓣下狭窄多见于特发性肥厚型主动脉瓣下狭窄、左心室小而厚的患者（如某些女性高血压）处于高动力状态下（应激、贫血、甲亢、发热、容量不足、运动等）、某些心尖部心肌梗死（基底段收缩代偿性增强过度）患者。梗阻主要发生在收缩中晚期，CW呈特征性频谱曲线（峰值后移，收缩早期曲面朝上）；梗阻程度受到多种血流动力学因素（容量负荷、心率、心律、心肌收缩力、β受体阻滞药等药物）影响而多变，甚至可呈间歇性或隐匿性。

其他可产生收缩期杂音的病变，如主动脉扩张、MR 及三尖瓣关闭不全，超声心动图可以明确诊断。

六、并发症

（1）充血性心力衰竭：50%~70% 的患者死于充血性心力衰竭。

（2）栓塞：多见于老年钙化性 AS，以脑栓塞最常见；瓣膜钙化本身不会导致栓塞，主要与合并升主动脉或颈动脉斑块有关。

（3）感染性心内膜炎。

（4）猝死：有症状的 AS 猝死风险升高。

（5）主动脉急性并发症：BAV 合并升主动脉瘤者具有升高的主动脉破裂和夹层分离的风险；15% 升主动脉夹层患者有 BAV 畸形；BAV 合并升主动脉瘤的患者中，主动脉夹层的患病率为 12.5%。

七、治疗

（一）随访

AS 进展速度存在显著的个体差异，目前无有效的临床预测指标，定期临床和超声随访，特别是早期识别症状对于决定手术时机至关重要。应教育患者了解可能出现的症状，一旦出现需立即复诊。对于症状可疑者，运动负荷超声心动图可以帮助判断。超声心动图随访频度为重度 AS 每年 1 次，中度每 1~2 年 1 次，轻度每 3~5 年 1 次。BAV 合并 AS 者还必须同时评价主动脉根部及升主动脉内径。BAV 的亲属中 9% 有 BAV，即使无 BAV 的亲属，也有可能合并升主动脉病变，因此需对 BAV 的一级亲属进行超声筛查（有无 BAV 和升主动脉扩张）。

（二）药物治疗

无特异性治疗。避免过度的体力劳动和剧烈运动；合并高血压者积极控制血压。有症状但无法手术的患者可对症治疗但预后极差，如抗心力衰竭（ACEI），控制心绞痛（硝酸酯类药物）。

（三）介入和手术治疗

指征：①AS 出现症状应尽快手术；②无症状的重度 AS 如 LVEF <50%，或是运动试验诱导出症状或血流动力学不稳定（血压异常反应）应尽快手术；③合并明显钙化、快速进展的中、重度 AS 倾向于早期手术；④中、重度 AS 如合并其他心脏手术指征（如升主动脉瘤、冠脉搭桥、其他瓣膜病变）应同时行主动脉瓣置换。极重度 AS（$V_{max} \geqslant 5.5$ m/s）即使无症状也主张尽早手术。有心肌收缩储备的低压差 AS 主张手术治疗。其他倾向手术的参考因素包括运动诱导出复杂的室性心律失常、LV 明显肥厚除外高血压因素。

标准治疗为主动脉瓣置换术，适用于绝大多数有手术指征的患者。合并冠状动脉病变时，宜同时行冠状动脉旁路移植术。合并升主动脉扩张者如内径 ≥4.5 cm，应同时行升主动脉人工血管置换术。在 BAV 换瓣的患者中 20% 需同时行升主动脉瘤手术。

介入治疗技术包括经皮主动脉球囊扩张术和经导管人工主动脉瓣植入术（TAVI）。前者适用于儿童和青少年的非钙化性的先天性 AS。TAVI 手术包括两个途径，即逆行的经皮主动脉瓣植入法和顺行的经心尖部的主动脉瓣植入法。目前主要用于存在外科手术高风险或禁忌证、预期寿命＞1年、有症状的重度AS。

（李　昌）

第四节　主动脉瓣关闭不全

一、病因和病理

主动脉瓣关闭不全（AR）可因主动脉瓣叶本身病变和（或）主动脉根部或升主动脉病变所导致。前者常见的原因有老年性瓣叶钙化、BAV、风湿热、感染性心内膜炎、结缔组织疾病（如系统性红斑狼疮、类风湿关节炎）、其他（干下型室间隔缺损、主动脉瓣下狭窄、外伤、某些药物）。导致AR的主动脉方面的原因主要是主动脉根部扩张/瘤、马方综合征、主动脉夹层、胶原血管病及梅毒。单纯由于主动脉根部或升主动脉扩张所致而瓣膜自身无器质性病变的称为功能性AR。急性AR多见于感染性心内膜炎导致瓣叶穿孔、外伤或医源性损伤及急性升主动脉夹层。

二、病理生理

慢性AR导致LV舒张期容量负荷加重，早期LVEDV代偿性增大伴心肌肥厚，心腔顺应性增加，使LV心搏总量增加，以维持正常的前向SV和LVEDP；然而，心腔扩大导致心肌收缩期张力和LV后负荷增加，加重LV肥厚。此时心肌收缩功能和LVEF正常，临床无明显症状。

随着病情进展，心肌肥厚不再能对抗LV前后负荷的增加，进入失代偿期。后负荷的增加导致LVEF降低至正常低限；LV收缩减弱使SV减少；LV进一步扩张、肥厚，LV舒张末及收缩压力上升。心肌肥厚及收缩室壁张力升高增加了心肌耗氧，明显AR使主动脉舒张压下降，冠脉灌注压降低；肥厚导致冠脉储备降低；这些因素导致心肌尤其是心内膜下心肌缺血，加重LV功能异常。LV功能损害早期呈隐匿性的渐进过程，静息状态下可仍无明显症状，部分患者在运动后出现呼吸困难或心绞痛；若此时手术，心脏功能尚可恢复。

急性AR，LV无充足时间代偿骤增的容量负荷，引起急性左心功能不全。

三、临床表现

（一）症状

急性AR主要表现为急性左心衰竭或肺水肿、心源性休克、心肌缺血表现，甚至猝死。

慢性AR有较长的无症状期，约1/4的患者发展为隐匿性的LV功能异常（平均历时5.9年，年发生率为1.2%）；隐匿性LV功能异常进展到出现症状一般需2~3年，年发生率＞25%。无症状者死亡率（包括猝死）极低（每年＜0.2%）；而一旦出现症状，每年死亡率＞10%，心力衰竭每年发生率则＞20%/年。常见症状为心悸、劳力性呼吸困难、胸痛、晕厥；其他症状还有疲乏、活动耐力显著下降、过度出汗，咯血和栓塞较少见。早期症状主要出现在运动或应激时，晚期可出现明显的左心衰竭症状（端坐呼吸、夜间阵发性呼吸困难）及右心衰竭症状（肝淤血、肝大、触痛、踝部水肿，胸腔积液或腹腔积液）。

（二）体征

慢性 AR：心界向左下扩大，心尖冲动左下移位，范围较广，呈抬举性搏动。颈动脉搏动增强，并呈双重搏动。收缩压正常或稍高，舒张压明显降低，脉压明显增大。可出现周围血管体征：水冲脉，毛细血管搏动征，股动脉枪击音，股动脉收缩期和舒张期双重杂音，以及头部随心搏频率的上下摆动。典型听诊发现为主动脉瓣区舒张期高调递减型哈气样杂音，坐位前倾呼气末时明显，多伴有舒张期震颤。风湿性者在胸骨左缘第 3 肋间最响，可沿胸骨缘下传至心尖区；升主动脉显著扩张（马方综合征或梅毒性动脉炎）者，杂音在胸骨右缘第 2 肋间最响。杂音持续时间越长、越响，则 AR 越严重。杂音带音乐性质可见于瓣膜连枷、撕裂或穿孔，或主动脉夹层分离时撕裂的内膜片脱垂进入主动脉瓣。严重 AR 还可闻及主动脉瓣区收缩中期喷射样、较柔和、短促的高调杂音（相对性 AS），向颈部及胸骨上凹传导，甚至伴收缩期震颤；AR 反流束冲击二尖瓣前叶，影响其开放可引起相对性 MS，心尖区常可闻及柔和、低调的隆隆样舒张中期或收缩前期杂音（即奥斯汀 – 弗林特杂音），用力握拳时增强，吸入亚硝酸异戊酯时减弱；LV 明显扩大引起功能性 MR 时，可在心尖区闻及全收缩期吹风样杂音，向左腋下传导。瓣膜活动很差或反流严重时主动脉瓣第二心音（A_2）减弱或消失；合并左心功能不全时可闻及第三心音（S_3）和第四心音（S_4）。晚期可出现肺动脉高压和右心衰竭体征（颈静脉怒张、肝大、下肢水肿）。

急性 AR 常缺乏典型的体征和杂音：LV 无明显扩大，脉压可正常，可无外周血管征，舒张期杂音柔和、短促甚至不能闻及，第一心音（S_1）减弱或消失；易低估反流程度。

四、辅助检查

（一）X 线检查

LV 明显增大，升主动脉和主动脉结扩张，呈主动脉型心脏。透视下主动脉搏动明显增强，心影"摇椅样"摆动。可见主动脉瓣和升主动脉的钙化。晚期 LA 增大。合并肺高压或右心衰竭时出现相应改变。

（二）心电图检查

LV 肥大和劳损，电轴左偏；晚期 LA 增大；可见束支传导阻滞。

（三）超声心动图检查

1. 超声心动图表现

CDFI 可见舒张期反流束经主动脉瓣口进入 LVOT，反流束宽度占 LVOT 直径的比例 > 65% 强烈提示重度 AR。主动脉瓣脱垂导致 AR 多为偏心性，朝向脱垂瓣叶的对侧；观察反流束的朝向和起源有助于判断脱垂部位。

二维超声可以显示瓣叶结构（厚度、瓣叶高度、活动度/柔软性及完整性），交界（有无融合，开放和对合情况），钙化程度及主动脉根部大小（瓣环、主动脉窦、窦干交界部及升主动脉近端），提示 AR 的病因和机制。老年性瓣叶钙化、BAV、风湿性主动脉瓣病的二维超声表现参见本章第三节"主动脉瓣狭窄"。感染性心内膜炎导致的 AR 可见赘生物、瓣膜穿孔、瓣膜瘤、主动脉瓣周脓肿及破溃后形成的瘘管。主动脉瓣脱垂为瓣膜关闭时局部或整个瓣叶的游离缘超过瓣环水平，可合并其他瓣膜的脱垂；主动脉瓣连枷为瓣叶关闭时整个瓣叶翻转进入 LVOT，可见于感染性心内膜炎、医源性损伤或外伤后。功能性 AR 无主动脉瓣结构异常，但舒张期瓣膜闭合成穹隆状，闭合线距瓣环的高度增加（>8 mm）；主动脉根部明显扩张，窦干连接部/瓣环内径>1.6。某些疾病导致的 AR 可能为功能性，也可能同时存在瓣叶异常，术前确定反流的机制将影响手术方案的制订；如马方综合征可同时存在主动脉瓣脱垂及主动脉根部瘤。

2. 负荷超声心动图

运动负荷超声用于症状不明确的重度 AR 患者，特别是当 LVEF 或 LVESD 接近临界值时，有助于发现潜在的收缩功能异常；运动诱导出症状，或缺乏收缩功能储备（运动中 LVEF 降低 5%）具有预测价值，应考虑手术。负荷试验还适用于轻、中度 AR 存在可疑症状，或慢性 AR 参与体育运动前的体能评估。

五、诊断和鉴别诊断

诊断主要根据典型的舒张期杂音和超声心动图表现。超声有助于与肺动脉瓣关闭不全、主动脉窦瘤破裂、冠状动脉瘘等其他产生舒张期杂音的病变鉴别。

六、并发症

充血性心力衰竭见于晚期 AR，为本病的主要死亡原因；猝死见于有症状的 AR；急性主动脉综合征多见于马方综合征、BAV；感染性心内膜炎亦可见，栓塞少见。

七、治疗

（一）随访

无症状的轻度或中度 AR，超声心动图每 2~3 年重复一次。对于无症状的 LV 功能正常的重度 AR 每年复查。LV 大小和功能指标接近手术指征时复查间隔应更短（每 6 个月）。

（二）药物治疗

慢性 AR 应避免过劳及剧烈运动；梅毒性主动脉炎应给予全疗程的青霉素治疗；风湿性心脏病应积极预防链球菌感染与风湿活动；合并高血压者应积极控制血压；ACEI 用于合并心力衰竭但有手术禁忌的患者、心力衰竭患者术前过渡治疗，以及术后持续心功能异常者；对于无高血压或心力衰竭症状的患者，尚无使用扩血管药物获益的证据。马方综合征使用 β 受体阻滞药可减缓主动脉扩张的发展。

（三）手术治疗

手术指征：急性 AR 通常需要急诊手术。慢性 AR 的手术指征包括：出现症状；无症状的重度 AR 如伴 LVEF≤50%，或 LV 明显扩大［ESC：左心室舒张末期内径（LVEDD）>70 mm，LVESD >50 mm 或 25 mm/m^2；AHA：LVEDD >75 mm，LVESD >55 mm］者。

标准手术方式为人工主动脉瓣置换术，如瓣环发育较小需同时行主动脉根部扩张术。合并升主动脉病变则应根据主动脉瓣病变的情况决定是否保留主动脉瓣：不保留主动脉瓣时可以行人工带瓣管道置换术（Bentall 手术）或改良 Bentall 手术；功能性 AR 可选择保留主动脉瓣的 Yacoub 术或 David 术，或 Yacoub 术联合主动脉瓣修复。除功能性 AR 外，主动脉瓣修复被越来越多地用于器质性 AR，包括瓣叶悬吊、瓣环成形等，主要适用于瓣膜质地较好，无显著钙化变形，病变局限或单纯瓣环扩张的 AR。Ross 手术（自体肺动脉瓣和肺动脉移植）主要用于严重的感染性心内膜炎（瓣环及主动脉根部严重破坏）、小儿的先天性主动脉瓣和主动脉根部病变。

（张　健）

第五节　三尖瓣病变

一、病因和病理

三尖瓣病变中以继发于右心室扩大，三尖瓣环扩张的功能性的三尖瓣关闭不全（TR）最常见，常见于慢性肺源性心脏病、先天性心脏病、RV 心肌梗死及左心病变（如冠心病、心肌病、瓣膜病等）的晚期。

器质性的三尖瓣病变较少见。风湿热可导致三尖瓣狭窄（TS）和 TR，几乎均伴二尖瓣病变。其病理改变为瓣叶增厚，交界融合，腱索融合挛缩。类癌综合征也可导致 TS 和 TR，但以 TR 为主。病理改变为瓣膜增厚、纤维化，活动受限，可伴肺动脉瓣病变。器质性的 TR 主要为先天畸形，如 Ebstein 畸形或裂缺。近年来，随着吸毒人员和导管应用增加，三尖瓣感染的发病率也在增加。其他引起 TR 的病因还包括心内膜心肌纤维化、三尖瓣脱垂、外伤及医源性损伤（如活检术、安装起搏器、右心导管术）。

二、病理生理

TS 可导致 RA 扩大，右心房压力（RAP）升高；而 LAP、肺动脉压和右心室压力可无明显升高。舒张期 RA－RV 间的平均压差超过 4 mmHg，即可引起体静脉淤血，表现为颈静脉充盈、下腔静脉扩张、肝大、腹腔积液和水肿等。RV 大小和功能可正常。严重 TS 可导致静息心排血量下降，运动时也无增加。

TR 可导致 RA 及 RV 肥大，晚期导致右心室衰竭，出现体循环淤血表现；但其代偿期较 MR 长。继发于严重肺高压的 TR 发展较快。

三、临床表现

TS 早期即可出现体静脉淤血表现，如颈静脉充盈和搏动、顽固性水肿和腹腔积液、肝脾大、肿大的肝脏可触及明显的收缩期前搏动、黄疸、消化道症状、严重营养不良。TS 导致心排血量降低可引起疲乏。TS 会减轻合并的 MS 的临床症状。心脏听诊胸骨左下缘有低调隆隆样舒张中晚期杂音，收缩期前增强。直立位吸气时杂音增强，呼气或吸气后屏气（Valsalva 动作）时杂音减弱。可伴舒张期震颤。可有开放拍击音。肺动脉瓣区第二心音正常或减弱。MS 可掩盖 TS 的杂音。

TR 存在较长的无症状期；合并二尖瓣病变者，肺淤血症状可因 TR 的发展而减轻，但乏力和其他低排血量症状可更重。听诊可闻及胸骨左下缘全收缩期杂音，吸气及压迫肝脏后杂音可增强；三尖瓣脱垂可在三尖瓣区闻及非喷射性喀喇音。严重的 TR 可有第三心音及三尖瓣区低调舒张中期杂音（相对性狭窄）。可见颈静脉搏动，可扪及肝脏搏动。TR 晚期右心衰竭后可出现体静脉淤血表现。

四、辅助检查

（一）X线检查

TS 患者 RA 明显扩大，下腔静脉和奇静脉扩张，但无肺动脉扩张；TR 患者可见右房室增大，透视下右心房收缩期搏动。TR 晚期可见奇静脉扩张和胸腔积液；有腹腔积液者，横膈上抬。

（二）心电图检查

TS 可见 RA 肥大，Ⅱ 及 V_1 导联 P 波高尖；无 RV 肥大的表现。TR 可见 RV 肥厚劳损，RA 肥大；并常有右束支传导阻滞。

（三）超声心动图检查

CDFI 表现类似于二尖瓣病变，但定量诊断缺乏有效的技术和指标。TS 患者二维描记瓣口面积存在难度，下列指标提示重度 TS：MPG≥5 mmHg；流入道速度 – 时间积分 >60 cm；PHT≥190 ms；连续方程法估测瓣口面积≤1 cm^2；间接征象包括 RA 显著增大及下腔静脉增宽。

TR 反流束速度不代表 TR 的严重程度。VC≥7 mm；EROA≥40 mm^2 或 RVOL≥45 mL；三尖瓣 E 峰≥1 m/s（不合并 TS 时）为重度 TR。

二维超声可以进一步评价病因和机制。风湿性病变可见三尖瓣增厚和（或）钙化，交界粘连；反流为主者可见瓣膜挛缩变形及腱索缩短融合；狭窄为主者瓣叶活动受限，舒张期瓣尖开放呈穹隆样；常合并二尖瓣病变。类癌综合征三尖瓣增厚，纤维化，整个心动周期活动受限，瓣膜无法对合，存在明显缝隙；常合并肺动脉瓣异常。三尖瓣脱垂常伴发二尖瓣脱垂，收缩中期关闭线位于瓣环以上，常累及隔瓣与前瓣。三尖瓣连枷时瓣叶游离缘完全反转入右心房，通常伴有腱索断裂，见于外伤及感染后。感染性心内膜炎可检测到赘生物。三尖瓣下移畸形可见隔瓣和后瓣附着点下移，远离瓣环，将右心室分为功能右心室和扩大的房化右心室。功能性 TR 瓣叶无明显异常，但 RV 明显扩大，功能减退，三尖瓣环扩大，收缩期三尖瓣穹隆面积（>1 cm^2 提示重度 TR）与闭合高度增加。

测量下腔静脉内径及其随呼吸的变化可用于评估右心房压力。对于 TR 患者还应评价 RV 大小和功能、瓣环内径、PASP；这些指标对于评价预后，决定是否需要手术，预测左侧瓣膜手术后 TR 持续存在和复发具有重要的价值，严重三尖瓣病变特征见表 7 – 3。

表 7 – 3　重度右心瓣膜病特征

右心瓣膜病	特征
重度三尖瓣狭窄	瓣口面积≤1.0 cm^2，MPG≥5 mmHg，TVI >60 cm，PHT≥190 ms
重度三尖瓣反流	三尖瓣连枷/错位；大量的中心性反流或贴壁的偏心性反流；反流束 CW 频谱信号浓密，峰值提前；三尖瓣 E 峰≥1 m/s，PISA 半径 >9 mm；VC≥0.7 cm；肝静脉收缩期逆向血流；EROA≥40 mm^2 或 R Vol≥45 mL
重度肺动脉瓣狭窄	射流束 V_{max} >4 m/s 或 PPG >64 mmHg
重度肺动脉瓣反流	粗大的彩色反流束 >RVOT 的 65%；CW 反流频谱信号浓密，减速段陡直

五、诊断

根据典型杂音及超声心动图表现。

六、治疗

TS：限盐利尿可改善体循环淤血。TS 多合并左侧瓣膜病变，通常选择左侧瓣膜手术的同时对三尖瓣进行处理，如经皮球囊扩张瓣膜成形术、三尖瓣分离术及人工瓣膜置换术。由于右心人工瓣膜存在更高的血栓栓塞风险，瓣膜置换时优选人工生物瓣。

TR：无症状的轻度 TR，无肺高压、右心无明显扩大或功能异常无须手术。可手术治疗的重度器质性 TR，合并症状或右心功能减退的客观证据时需手术治疗；右心的感染性心内膜炎抗菌治疗效果好，通常无须手术。

功能性 TR 的处理仍有争议。轻、中度的功能性 TR 可在原发疾病得到控制（有效的抗心力衰竭治疗、左心瓣膜手术）后改善，无须特别处理。对于重度 TR、瓣环明显扩张或合并严重肺高压的中度 TR，应在左心瓣膜手术的同时积极处理，以免产生不可逆的右心室功能损害。最常用的术式为三尖瓣成形术，提倡以人工瓣环植入取代 Devega 成形，以降低远期复发率。

（孙　韬）

第八章

心内科常用介入治疗技术

第一节　射频消融术

　　射频消融术是通过心脏电生理检查技术在心内标测定位后，将导管电极置于引起心律失常的病灶处或异常传导径路区域，应用射频能量产热，使该区域的心肌损伤或坏死，达到治疗心律失常的目的。射频消融技术与埋藏式自动复律除颤器（ICD）使心律失常的治疗发生了革命性变化，正如美国著名电生理学家 Zipes 指出，在心脏病学治疗领域射频消融心律失常是唯一真正的根治性技术，该项技术自 1986 年应用于临床以来，取得了巨大的进展，使成千上万的心律失常患者得到了治愈。

一、房室结折返性心动过速的射频消融

　　房室结折返性心动过速（AVNRT）是一种常见的室上性心动过速（室上速），国外约占所有室上速的 65%，国内占 40%～50%。其产生机制与房室结中存在的双径路即不应期短、传导缓慢的慢径路（α径路）和不应期长、传导较快的快径路（β径路）有关，少数病例证实有多条径路。临床上常见慢快型，约占 80%，快慢型和慢慢型各占 10%。消融多在窦性心律下放电，消融部位可选择慢径，也可选择快径，快径位于 Koch 三角的顶部，邻近房室结致密区，慢径位于 Koch 三角的基底部，在冠状窦口前上方。据统计慢径消融的成功率为 98%～100%，快径消融的成功率为 82%～96%，靶点的确定可采用解剖定位和心内电位定位，常用两者结合定位方法。比较靶点确定方法的有效性，多数报道以心内电位确定靶点消融成功率较解剖定位法高，前者为 97%，后者为 88%～96%。

　　慢径消融后心动过速的复发率国外报道为 0%～2%，国内 <3%，快径消融的复发率为 5%～14%，成功慢径消融后可能约 40% 的患者仍有慢径传导，但这并不表明这部分患者将会再发心动过速，两者间无任何关联。慢径消融的成功率高，复发率和并发症发生率低，因此一般多采用慢径消融治疗房室结折返性心动过速。

二、房室折返性心动过速的射频消融

　　经房室旁路折返的室上性心动过速（AVRT），国外报道占所有室上速的 30%，国内占 45%～60%。其中 95% 为经房室结前传，旁路逆传的窄 QRS 波心动过速（顺向型）；5% 为经旁路前传，房室结逆传的宽 QRS 波心动过速（逆向型）。国外报道，60% 的旁路既有前传

也有逆传呈双向传导，40%仅有逆传的单向传导；国内的报道与之相反。左侧旁路消融多在二尖瓣环心室侧，少数情况下在冠状静脉内；右侧旁路消融多在三尖瓣环心房侧。房室旁路射频消融长期成功率国外为76%～100%，复发率为3%～9%。我国成功率为90%～100%。临床实践证实，射频消融房室折返性心动过速的成功率与房室旁路的位置有关。右侧房室旁路比左侧旁路射频消融的成功率低，复发率高，原因之一可能与右房和左室的解剖结构不同有关。消融左侧旁路几乎全在二尖瓣的左室侧进行，而消融右侧旁路在三尖瓣环的右房侧进行，右房心内膜面不规则，大头电极难以固定，消融时导管随心跳在心内膜面滑动，往往难以完全阻断右侧旁路的传导。

房室旁路位于间隔部位者约占30%，前间隔部位存在房室结及希氏束，导管消融间隔旁路有可能损伤正常房室传导束。后间隔部位解剖较为复杂，这可能会影响这一部位旁路的消融效果。中间隔旁路同样邻近房室结及希氏束，射频消融旁路时也有可能阻断正常房室传导途径，这可能是该部位旁路消融成功率低的重要原因。

同一患者存在两条或两条以上的多房室旁路并非少见，占房室旁路患者的4%～15%。在有Ebstein畸形病例，多条旁路的发生率甚至可高达50%。一般来说，多旁路射频消融的成功率与单旁路无明显区别，但也有文献报道多旁路消融成功率低于单旁路，在Ebstein畸形病例，由于其解剖学异常，标测及消融的技术难度增加，消融成功率低和术后复发率增加，其消融成功率约为76%。

三、快速性房性心律失常的射频消融

起源于心房的快速性心律失常有多种，近年来Lesh等将这些统称为"房性心动过速"，主要包括4种类型：大折返性房性心动过速、局灶性房性心动过速、不适当性窦性心动过速（窦速）和心房颤动（房颤）。

（一）大折返性房性心动过速的射频消融

1. 典型心房扑动（房扑）

占住院患者的0.14%～1.2%，为心房内大折返所致，折返激动的解剖学屏障包括：三尖瓣环、界嵴、下腔静脉和欧氏嵴，根据折返的传导方向可分为顺钟向型和逆钟向型，以逆钟向型多见。折返的关键峡部在下腔静脉和三尖瓣环之间，是导管消融典型房扑的靶点。目前采用解剖法完成三尖瓣环和下腔静脉之间的线性消融，消融成功率可达95%，消融终点的判断为房扑终止、不能被诱发、峡部双向传导阻滞，典型房扑术后复发率<10%。

2. 非典型房扑

非典型房扑是指不依赖于下腔静脉和三尖瓣环之间峡部缓慢传导的大折返房性心动过速。有时也被称为非峡部依赖性房扑，折返环可位于右房，也可位于左房。应用常规电生理检查方法对非典型房扑进行导管消融治疗的成功率为70%左右，近年来随着三维电解剖标测技术的应用，非典型房扑的消融成功率接近典型房扑，可达90%以上。

3. 外科矫正手术所致的房速

接受过外科手术的先天性心脏病患者可发生房性心动过速，折返是由于某些先天性和手术切口瘢痕、补片等屏障所致。线性消融一个或多个维持心动过速的关键峡部，其成功率为71%～93%，但复发率高达40%～46%。较高复发率的原因可能与基础心脏病变相关。通常消融成功的部位为心房切口瘢痕下端与下腔静脉间的峡部和心房切口瘢痕上端与上腔静脉间的峡部。

（二）局灶性房性心动过速的射频消融

局灶性房性心动过速如不能及时诊断和有效治疗，常因其无休止性发作最终导致心动过速性心肌病。局灶性房性心动过速主要以儿童多见，成人少见。抗心律失常药物治疗效果往往较差，长期服用可有明显的不良反应。

局灶性房性心动过速的机制主要包括微折返、自律性增高和触发活性。由自律性增高或触发活动引起的房性心动过速常常呈单形性，研究发现这些心动过速起源部位的分布有一定的特征性。在左房，病灶常位于肺静脉入口处、左心耳、三尖瓣环，而右房房性心动过速常起源于界嵴、冠状静脉窦入口、右心耳、二尖瓣环。与房室旁路不同，局灶性房性心动过速缺乏特征性的电生理表现，因而常规标测方法困难较大，最好使用三维标测方法准确定位心动过速起源点。但由于灶性房速部位局限，消融成功率可达80%～100%。长期随访复发率为10%～20%，复发病例再次接受消融仍安全、有效。

（三）不适当的窦性心动过速综合征的射频消融

这一综合征的主要特征为静息时或轻微体力活动时心率增加。导致不适当窦速的可能机制包括：窦房结细胞的异常自律性和自主神经系统的调节紊乱；另外，窦房结细胞对β受体激动的高敏性也可能起到一定的作用。随着经验的积累，现已证实在界嵴的上1/3部分行射频消融可使基础心率有效减慢至少25%，并能有效控制体力活动时心率变化，这些效应的产生主要可能是减慢了心脏固有心率，故又称"窦房结改良术"。

（四）心房颤动的射频消融

房颤的人群发生率为0.15%～1%，65岁以上者发生率达5.9%，是临床上最常见的心律失常，主要以血栓栓塞、恶化心功能为主要危害。房颤的治疗主要包括抗栓、维持窦律、控制心室率3个方面。应用导管消融治疗房颤主要包括以下两方面。

1. 控制心室率的导管消融

对于药物治疗难以有效控制的房颤伴快心室率患者，可采取消融房室结、术后置入永久起搏器的方法控制房颤时过快的心室率。

2. 维持窦律的导管消融

1998年起，Haissaquerre等报道了肺静脉内异常电活动在房颤触发机制中的作用，并应用导管消融治疗取得较满意的效果，成为房颤导管消融的里程碑。目前房颤导管消融的主要方法包括：①针对肺静脉触发灶的环肺静脉电隔离术；②改良房颤维持基质的辅助线性消融（包括左房顶部线、二尖瓣环峡部、三尖瓣环峡部线性消融）和碎裂电位消融，而肺静脉的完全电隔离目前被认为是导管消融房颤的基石。

三维标测技术、心腔内超声等新技术的应用及术者经验的积累，有效较低了导管消融房颤的复发率，同时也使房颤导管消融的适应证不断扩大，最新指南提出：在有经验的中心，对于反复发作的、有症状的阵发性房颤，应用抗心律失常药物疗效不佳或不能耐受，导管消融可作为一线治疗手段。尽管如此，由于房颤存在多重机制，不同的患者其机制不完全相似，理想的消融策略应是针对不同的患者，确定其不同的机制，采用不同的消融策略。就目前对房颤发病机制的理解以及消融技术而言，尚不能完全做到个体化治疗。

四、特发性室性心动过速的射频消融

特发性室性心动过速（室速）是指发生于无器质性心脏病（心电图、冠状动脉造影、心脏超声均为阴性）患者的室速，临床常见两种形式，一种为起源于左室后下间隔部的左室特发性室速，另一种为起源于右室流出道的右室特发性室速。前者心动过速时心电图显示左束支传导阻滞图形，额面电轴左偏或右偏，QRS 波宽度多在 0.12 ~ 0.14 s；后者心动过速时心电图提示左束支传导阻滞图形，QRS 波宽度一般在 0.14 ~ 0.16 s，下壁导联 QRS 主波向上。二维电生理时代，左室特发性室速以激动标测为主，即于左室间隔面标测提前的心室激动电位或 P 电位，起搏标测可作为辅助标测方法；右室流出道室速以起搏标测为主，起搏形态越接近心动过速时的 12 导联 QRS 波形态成功率就越高。随着三维标测技术的应用，大大简化特发性室速的手术流程，同时提高了导管消融的成功率。目前左室特发性室速消融成功率国外报道最高可达 100%。复发率多 < 10%。右室流出道室速的消融成功率在 90% 以上，复发率 < 10%，这与国内报道结果相似。

五、器质性心脏病室性心动过速的射频消融

器质性心脏病室速主要包括冠心病、心肌病和致心律失常性右室心肌病（ARVC）室速，以及少数先天性心脏病修补术后室速。

（一）冠心病室速的射频消融

冠心病室速绝大部分为持续性单形性室速，其发生与折返有关。折返环的缓慢传导区位于瘢痕组织内或瘢痕组织周围。常规方法消融治疗主要针对血流动力学稳定、电生理检查能被诱发、胺碘酮和索他洛尔等抗心律失常药治疗无效的反复发作的持续性单形性室速，无休止性室速也是消融治疗的适应证，三维标测技术的应用使室速消融的适应证扩大至非持续性和血流动力学不稳定的室速。冠心病室速的标测方法主要包括激动标测、拖带标测和舒张中期电位标测。由于冠心病室速常起源于心肌内或心外膜，射频往往不足以阻断折返环路，因此总成功率并不是很高，为 60% ~ 90%，且复发率高，为 20% ~ 40%。

（二）其他器质性心脏病室速的射频消融

束支折返性室速主要见于扩张型心肌病，约占可诱发的持续性室速的 6%，文献报道通过消融右束支治疗束支折返性室速。一些小样本的临床研究报道成功率为 95% ~ 100%，且无一例复发。其他心肌病室速的射频消融尚未见较大样本的报道。

在先天性心脏病矫正术后室速中，临床报道较多的为法洛四联症修补术后室速。其心动过速起源于切口瘢痕和补片周围组织，消融关键部位（峡部）可以根治心动过速。

致心律失常性右室心肌病的心动过速多数起源于右室，若起源于右室流出道则成功率较高，与特发性右室流出道室速相近，但复发率明显增高；若起源于右室其他部位则成功率很低；若同时有不同起源部位的室速则不宜进行消融治疗。

六、射频消融的并发症

射频消融的并发症较少，包括完全性房室传导阻滞、血栓形成与栓塞、主动脉瓣穿孔、出血、血气胸，严重的有心房、心室壁破裂所致心脏压塞，以及与房颤导管消融相关的左房

食管瘘，后者虽少见但死亡率极高。

总体来说，射频消融是治疗快速性心律失常的一种安全、有效的技术，属于根治性疗法。随着心脏电生理标测技术的进步，消融电极导管设计的改进，射频消融技术在快速性心律失常治疗领域将会得到进一步发展。

（曾晓娟）

第二节 右心导管术

右心导管术是利用导管评估右心系统血流动力学和进行疾病诊断的一种检查方法，1929年 Forssmann 进行了右心导管检查，直到 1941 年 Coumand 等经右心导管测定了人的心排血量后才开始应用于临床。1960 年 Swan-Ganz 发明的球囊漂浮导管显著推动了右心导管的发展，广泛用于测定中心静脉压、心排血量、右心室压、肺动脉压和混合静脉血血氧饱和度以及肺动脉楔压等。近年来，利用心导管治疗和评价某些心血管疾病治疗效果方面也显现了其重要的临床价值，包括电生理研究、起搏、经导管溶栓、球囊扩张治疗瓣膜疾病、经导管矫治心内畸形等，大大扩展了右心导管的应用范围。

一、适应证

（一）以诊断为主要目的

（1）对不明原因的休克及肺水肿进行鉴别。

（2）评价肺动脉高压。

（3）将心脏压塞从缩窄性心包炎和限制性心肌病中鉴别出来。

（4）对心内左向右分流进行诊断。

（5）右心和肺动脉造影。

（6）心内膜心肌活检。

（7）心肌电生理检查。

（二）以治疗为目的

对术后患者、存在并发症的心肌梗死、休克和心力衰竭患者指导液体管理和进行血流动力学监测。

二、禁忌证

右心导管检查无绝对的禁忌证，但在实施过程中应注意以下几点。

（1）严重肺动脉高压及高龄患者中须谨慎进行。

（2）对于已存在左束支传导阻滞的患者，需在透视下进行操作，以免损伤右束支造成完全性房室传导阻滞。

（3）已知有出血性疾病或正在接受抗凝治疗者，避免进行检查，如确实需要，应避免穿刺不宜压迫止血的静脉。

（4）避免在感染部位进行穿刺。

三、设备和物品

要完成右心导管检查，一般所需的设备包括无菌手套、消毒液、局部麻醉药、肝素盐水及穿刺包，其中穿刺包内通常有手术巾、穿刺针、手术刀片、注射器、导引钢丝、扩张管、右心导管、缝皮针、丝线等。

1. 穿刺针

进行右心导管查检时所用的穿刺针一般为单构件针，由硬的不锈钢制成，针尖斜面边缘锐利，可刺穿血管壁，多用于静脉的单层壁穿刺，如经皮锁骨下静脉、颈内静脉穿刺，成人及儿童常用穿刺针型号为 16 ~ 18G，婴儿为 20 ~ 22G。

2. 导引钢丝

导引钢丝由一根直钢丝内芯上精细缠绕不锈钢丝制成，可为直头或 J 形，其长度一般为45 ~ 150 cm。用于心导管检查时使导管变伸，易于通过弯曲的血管以及协助经皮插入导管或引导管。

3. 扩张管

扩张管可使穿刺部位皮肤、组织和血管扩张。扩张管外侧可有一根略短的外套管，用以更换导管或放置多根导管时减少出血和对组织、血管损伤。外套管尾端有止血活瓣和侧臂管，以减少插管过程中的出血、降低血栓和空气栓塞的发生率，并可进行输液、用药和测压。

4. 右心导管

右心导管是一种光滑、软硬适中、不易变形、不易形成血栓和不透 X 线的塑料导管。根据其外径、长度、管壁薄厚、侧孔、管腔数、末端气囊等有不同区分。其规格以 F 表示，代表导管外径毫米数，编号越大导管越粗，对于成人患者，常用的外径选择为 7F 或 8F，而儿童常用外径为4 ~ 5F。

（1）普通右心导管：具有标准管壁厚度、远端逐渐弯曲的塑料导管，容易进入右心，可用于压力测定和抽取血液标本，根据有无侧孔分为端孔导管、侧孔导管和端侧孔导管。端孔导管，主要用于进行压力测定和抽取血液标本。侧孔导管主要行右心系统造影，缺点是不能沿导丝插入。端侧孔导管，功用同侧孔导管，可沿导丝插入。

（2）球囊漂浮导管：是一种顶端带有气囊的多腔右心导管，用于测定肺动脉压、肺动脉嵌顿压和心排血量，球囊端孔导管及侧孔导管分别替代普通端孔及侧孔导管功能。球囊漂浮导管可有 2 ~ 5 个管腔、一个用于热稀释法测定心排血量的远端热敏电阻和一根心室起搏电极导线；至少有一个管腔开口于远端，用于测定肺动脉压和肺动脉嵌顿压，另一个管腔与气囊相通；三腔导管有一个管腔开口于近端，用于监测心房压；四腔导管的另一管腔顶端为热敏电阻以导线连接于计算机，用于热稀释法测定心排血量；五腔导管则另有一管腔开口于近端，用于在测定心输出量的同时进行输液或给较先进的气囊漂浮导管可带有光学纤维，能持续监测混合静脉血血氧饱和度。

（3）其他导管，如电极导管、球囊扩张导管等。

5. 换能器和生理多道仪

换能器可将压力信号转化为电信号。生理多道仪主要热用于记录各种压力、血氧饱和度、心电图、呼吸以及温度等的变化。

四、检查前的准备

详细了解病史、体格检查及其他检查的结果，完善血常规、血小板计数、出血时间、凝血时间、凝血酶原时间和部分凝血酶原时间等检查，排除检查禁忌情况以减少并发症出现。检查前向患者解释操作过程及其可能出现的一些情况，消除患者的顾虑，让患者签署手术同意书。

五、体位

患者一般取仰卧位，充分暴露穿刺部位，可用软垫进行局部支撑。根据不同的检查目的和操作者习惯，可选择不同的穿刺部位。通常的穿刺部位包括颈内静脉、锁骨下静脉、贵要静脉或股静脉等，一般经股静脉进行右心导管检查和选择放置起搏器须在透视下进行。

六、麻醉

右心导管检查，多采用局部麻醉，婴幼儿及不能合作儿童可行基础麻醉。局部麻醉药最常选择利多卡因，一般剂量为 1% 利多卡因 5～20 mL，也可选用普鲁卡因，最大剂量为 1 mg/kg，方法为逐层浸润麻醉。麻醉完成后，一般在撤走注射器前，通过抽吸注射器有回血而进行静脉定位，正式穿刺时，可沿该途径送入导管穿刺针，以减少穿刺针误穿入动脉的危险性。

七、操作要领

（一）经皮穿刺

（1）使用带注射器穿刺针在保持回抽的状态下进行穿刺，针尖斜面向上，进针方向与皮肤呈 35°～45°，刺穿血管直到明显回血，减小进针角度，并沿血管走行方向稍进针，使针头位于血管内。

（2）沿穿刺针送入导丝柔软端 15～20 cm，用一手压迫穿刺点以止血和固定导丝，另一手退出穿刺针，用无菌纱布擦净导丝。

（3）用手术刀在穿刺点处皮肤切一 1～2 mm 的小口。

（4）沿导丝送入扩张鞘管，扩张皮肤及软组织，并将扩张导管外鞘套在扩张器上并固定，边顺时针旋转边沿导丝送入血管腔内，操作过程中保持扩张器尾端露出导丝约 10 cm，防止导丝滑入血管内，然后退出扩张器和导丝。

（5）从鞘管侧管处回抽血，见回血良好弃之回抽血，注入肝素盐水关闭侧孔。

（6）沿导丝送入右心导管，在使用引与管时可直接将右心导管送入引导管，然后进行右心导管检查。

（7）拔除导管后需局部压迫 15 min 以防止出血。

（二）径路选择

1. 颈内静脉

颈内静脉从颅底静脉孔穿出，包裹在颈动脉鞘内，先位于颈内动脉后侧，然后在颈内动脉与颈总动脉外侧下行。颈内静脉上段在胸锁乳突肌胸骨头内侧，中段在胸锁乳突肌两个头的后方，下端位于胸锁乳突肌胸骨头与锁骨头构成的颈动脉三角内。该静脉末端后方是锁骨下动脉、膈神经、迷走神经和胸膜顶，在该处颈内静脉和锁骨下静脉汇合，汇合后进入右头臂静脉。颈内静脉位置固定，到右心房距离短，穿刺成功率高，重危患者可经静脉快速输血、补液和给药，导管位于中心循环，药物起效快，可监测中心静脉压，可经导管鞘插入漂浮导管，并发症较锁骨下静脉少，相对较为安全。缺点是插管后颈部活动受限，固定不方便。目前临床多采用颈内静脉穿刺法行右心导管检查。①前侧径路：在胸锁乳突肌内侧缘甲状软骨水平，颈内动脉搏动之外侧，与皮肤呈 60°进针约 2 cm。②中间径路：在胸锁乳突肌三角顶点，与皮肤呈 30°，沿中线平行进针。③后侧径路：在胸锁乳突肌与颈外静脉交点上缘进针，于肌肉下向胸骨切迹方向穿刺。其中中间径路位置较高，且偏离颈动脉，因此较为安全，为临床首选入路。

操作步骤如下。①平卧，头低位 15°～30°，转向穿刺对侧，必要时肩后垫高。②常规消毒铺巾，局部用 1% 利多卡因或 1% 普鲁卡因浸润麻醉。③找出胸锁乳突肌的锁骨头、胸骨头和锁骨三者所形成的三角区，该区的顶部即为穿刺点。左手示指定位，右手持针，进针方向与胸锁乳突肌锁骨头内侧缘平行穿刺，针尖对准乳头，指向骶尾外侧，针轴与额平面呈 45°～60°。④进针深度一般深度是 3.5～4.5 cm，以针尖不超过锁骨为度，否则易穿破胸膜或其他血管，边进针边抽吸，见有明显回血，减小针与额平面的角度，当血液回抽和注入十分通畅时，注意固定好穿刺针。

2. 锁骨下静脉

锁骨下静脉是腋静脉的延续，直径 1～2 cm，起于第 1 肋骨外侧缘，于前斜角肌的前方，跨过第 1 肋骨，前斜角肌厚 10～15 mm，将锁骨下静脉与位于该肌后侧的锁骨下动脉分开；静脉在锁骨下内 1/3 及第 1 肋骨上行走，在前斜角肌内缘与胸锁关节后方，与颈内静脉汇合，左侧较粗的胸导管在靠近颈内静脉的交界处进入锁骨下静脉上缘，右侧头臂静脉在胸骨柄的右缘下行，与跨越胸骨柄后侧的左头臂静脉汇合；在靠近胸骨角后侧，两侧头臂静脉汇合成上腔静脉。优点是可长时间留置导管，导管容易固定及护理，颈部活动不受限，是颈内静脉穿刺插管困难者的另一途径。缺点是并发症较多，易穿破胸膜，出血和血肿不宜压迫（图 8 - 1）。

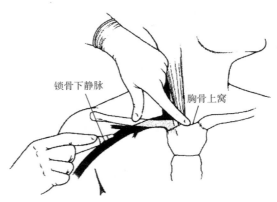

图 8 - 1　锁骨下静脉穿刺

操作步骤如下。①常规消毒铺巾，仰卧位，去枕，头低 15°，局部浸润麻醉。②在锁骨中、内 1/3 段交界处下方 1 cm 定位，右手持针，保持注射器和穿刺针与额面平行，左手示指放在胸骨上凹处定向，穿刺针指向内侧稍上方，紧贴锁骨后，对准胸骨柄上切迹进针，进针深度一般为 3～5 cm，穿刺针进入静脉后，即可回抽到血，旋转针头，斜面朝向尾侧，以便导管能顺利转弯，通过头臂静脉进入上腔静脉。

3. 股静脉

股静脉是下肢最大静脉，位于腹股沟韧带下股动脉内侧，外侧为股神经，在股动脉搏动微弱或摸不到的情况下也易穿刺成功，但易于发生感染，下肢深静脉血栓形成的发生率也高，不宜于长时间置管或静脉高营养治疗。寻找股静脉时应以搏动的股动脉为标志。穿刺位置：穿刺点在腹股沟韧带下方 2～3 cm，股动脉搏动内侧 1 cm，针与皮肤呈 45°（图 8-2）。

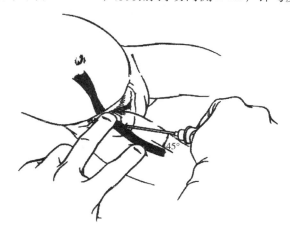

图 8-2　股静脉穿刺

（三）肺动脉插管

1. 步骤

将右心导管经导引钢丝或引导管插入静脉内，顺血流无阻力轻轻前送可依次呈现不同的压力曲线（图 8-3）。以 Edward 漂浮导管颈内静脉途径为例，当送入导管 20 cm 左右时，压力监测可示中心静脉压力曲线，呈典型的心房压力波形，表现为 a、c、v 波，压力波动幅度 0～8 mmHg；将气囊充盈至 1.0～1.5 mL，然后继续前行深度达 30～35 cm 可出现右心室压力曲线，右心室收缩压可达 25 mmHg，舒张压 0～5 mmHg；将导管继续前行至 40～45 cm，可出现肺动脉压力波形，肺动脉收缩压为 15～25 mmHg，舒张压为 5～15 mmHg，此时常可见室性期前收缩；送导管前行直至 50～55 cm 可出现肺动脉嵌顿压力曲线，范围 5～12 mmHg。不同穿刺途径进行检查，送入导管的深度不同（表 8-1）。

2. 注意事项

（1）避免导管在心腔内打结，特别是在推送导管时，如遇阻力不要强行送管，应使用退、转、进的手法使之顺利前进，防止盲目置管造成心脏穿孔等并发症。

（2）若导管自右心房后，继续推进 15～20 cm 仍未见右心室或肺动脉压力波形，提示导管心腔内打结，应将气囊放气并将导管退至腔静脉后重新推进。

（3）漂浮导管进入右心室流出道后容易发生心律失常，如室性期前收缩，如发生严重心律失常需立即转变导管方向或退出导管，必要时给予抗心律失常药物后再重新操作。

（4）若充气不足 0.6 mL 即出现肺动脉嵌顿压，或放开气囊嵌顿压不能立即转变成肺动脉压力，则提示导管位置过深。

（5）为防止漂浮导管进入肺小血管，长时间堵塞导致肺梗死甚至肺动脉破裂等，应持续监测肺动脉压，且每次测定肺毛细血管嵌压的时间应尽可能缩短。

（6）导管留置期间，应经导管输液孔持续滴入肝素生理盐水以免形成血栓。

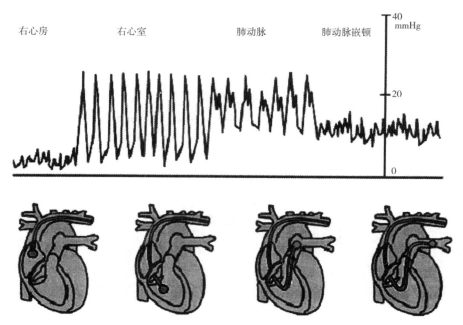

图 8 – 3　前送肺动脉导管过程中压力变化特征

表 8 – 1　不同静脉穿刺途径时的导管深度

穿刺途径	导管深度（cm）		
	右心房	右心室	肺动脉（楔入）
锁骨下静脉	10～15	25～30	35～45
颈内静脉	15～20	30～40	50～55
股静脉	30～40	45～55	55～70
右前臂静脉	40	55～60	65～75

（四）右心导管拔除

取静脉穿刺时的体位，普通右心导管在去除敷料、剪断缝线后，让患者暂停呼吸，直接拔除导管并立即按压穿刺部位，予消毒液进行局部消毒处理，敷料覆盖。漂浮导管首先用注射器抽吸气囊内气体进行主动排气，去除敷料、缝线后，迅速将导管退至引导管前端的位置，将导管和引导管一起拔除，对导管留置时间较长者，应采用油纱对皮肤穿刺点进行密封，以预防空气栓塞的发生。

八、并发症

右心导管术较为安全，其并发症的发生率较低，主要包括发生于静脉穿刺中的局部血肿、血栓形成、静脉炎、误穿动脉、误伤神经、感染、空气栓塞、气胸和血胸，以及发生于肺动脉插管、留置过程中的心律失常、血栓形成、肺梗死、肺动脉破裂、感染等。严格按照操作规程进行穿刺可明显减少并发症的发生。

1. 气胸

静脉穿刺并发气胸见于锁骨下静脉和颈内静脉穿刺的患者，为穿刺针损伤肺尖部位的胸膜或刺穿肺组织致漏气所致。对已有慢性阻塞性肺病患者，由于其肺尖升高和膨胀，极易被误伤，而在使用呼吸机患者中，这种并发症可能变得很危险，然而由气胸所致的死亡比较少见。发生气胸时，患者可出现明显胸痛，随即可出现呼吸困难的临床表现，后者与气体进入胸膜腔内的速度和容积有关。一旦发现穿刺导致气胸，应视其临床表现和胸膜腔积气的多少进行处理，具体的方法包括胸腔穿刺抽气以及胸腔闭式引流等。预防气胸发生的措施包括对存在慢性阻塞性肺病患者尽量选择其他穿刺部位，在操作时应避免穿刺进针点不应太靠外侧、进针不宜过深，以及尽量减少穿刺次数等，如果穿刺次数已达 3 次，仍未成功者应选择另一侧进行穿刺。

2. 空气栓塞

空气栓塞为操作过程中空气经开放的静脉管道进入血液循环所致，其发生率非常低，多见于接受颈内静脉和锁骨下静脉穿刺的患者。主要由于气体经过未封闭的穿刺针、心导管及连接管等重复进入，积聚至出现严重并发症，包括急性呼吸窘迫综合征、严重低血压、晕厥、低氧血症，甚至严重心律失常和心搏骤停等。一旦发生空气栓塞，应立即将患者置于左侧垂头仰卧位，给予高浓度吸氧和辅助通气，或高压氧治疗，并可经肺动脉导管进行抽气，发生心搏骤停时进行心肺复苏。空气栓塞的预防措施，重在严格按操作规程进行操作，注意管道连接及液体的补充等。

3. 肺动脉破裂

导管进入肺动脉后，导管尖端送入过深、球囊过度充气、球囊偏心性充气或用力冲洗嵌顿的导管等，均可引起肺动脉破裂。肺动脉高压、老年人或存在心脏疾病者，较易发生该并发症，常导致患者迅速死亡。进行连续导管压力监测，确保导管位于较大的肺动脉内，减少球囊充气次数，球囊充气时应缓慢进行，进行冲洗时应先排气等措施，可预防肺动脉破裂的发生。

4. 感染

血流动力学监测过程中，可因导管带菌或导管留置时间过长（超过 3 d）等而继发感染，引起败血症和感染性心内膜炎。一旦发生，应立即拔除导管，进行抗菌治疗。其预防措施包括，严格进行无菌操作，穿刺点局部皮肤重复消毒超过 40 s，并于固定导管后进行敷贴覆盖，定期更换连接部件及液体，缩短导管留置时间等。右心导管在审慎的防感染措施下，可留置数周而不发生感染。

5. 肺梗死

导管嵌顿时间过长或血栓栓塞，可引起肺梗死。患者出现明显胸痛、呼吸困难、咳嗽、咯血、严重低血压等表现。尽量减少导管嵌顿时间，以及预防血栓形成等措施，均可减少肺梗死的发生。

（张亚楠）

第三节 房间隔穿刺术

自 Ross 等报道了房间隔穿刺术至今，随着心血管病介入治疗的开展，房间隔穿刺术已成为多种心血管病介入治疗的共同基础，包括先天性心脏病导管介入治疗、左心房－股动脉循环支持，特别是经皮二尖瓣成形术和射频消融术，尤其是心房颤动射频消融术的开展，使该技术成为电生理医生必须掌握的技术之一。

一、应用解剖

房间隔位于右心房和左心房之间，居于右心房后内侧壁，其前界与主动脉窦相毗邻，前下方为三尖瓣口，下方为下腔静脉口，两口间的隔面侧有冠状窦口，后界为后房室沟。房间隔中下 1/3 处为卵圆窝，卵圆窝直径为 2 cm，中心部很薄，厚约 1 mm，此位置是房间隔穿刺的最佳部位。卵圆窝大小不一，其右侧面凹呈窝状，左侧面则轻度凸出于左心房腔内。卵圆窝在主动脉根部下后方，后缘靠近右心房游离壁，前下方为冠状窦和三尖瓣环隔侧。如果有主动脉瓣或二尖瓣疾病，那么这些解剖结构就会有些变形。主动脉狭窄时，房间隔平面变得更加垂直，卵圆窝位置更加靠前。二尖瓣狭窄时，房间隔方向更加水平平坦，卵圆窝位置更低。加上房间隔（卵圆窝）可能会凸入右心房，如果在那些晚期心脏瓣膜病的患者行房间隔穿刺术，详细熟悉局部解剖就显得更为重要。

二、适应证

（1）二尖瓣球囊成形术。

（2）心房颤动导管消融术。

（3）起源于左心系统的其他心律失常的导管消融术。

（4）左心房－股动脉循环支持。

（5）经皮左心耳堵闭术。

（6）经皮经导管主动脉瓣及二尖瓣放置术等。

（7）动物实验研究。

三、禁忌证

1. 绝对禁忌证

（1）房间隔部位有血栓。

（2）因房间隔缺损接受了金属伞封闭的术后患者。

2. 相对禁忌证

（1）华法林有效抗凝治疗中的患者。

（2）巨大的右心房。

（3）心脏大动脉的畸形。

（4）显著胸椎侧凸后凸。

（5）主动脉根部显著扩张。

四、手术操作

房间隔穿刺的经典方法是由 Ross 创立的，在 Ross 法的基础上，先后出现许多改良方法以增加成功率，如利用左、右心房造影确定透视标志的几种推导方法，或者由猪尾导管在 Valsalva 主动脉窦（非冠状动脉）的后方来帮助定位经房间隔穿刺最佳位置，右前斜位 45°透视指导房间隔穿刺点定位，以及希氏束定位法，电生理方法定位，右心导管定位法，经经食管超声定位法，经心内超声定位法等。结合笔者所在中心的经验，此处重点介绍房间隔穿刺的经典方法和右前斜位 45°透视指导下房间隔穿刺术。

（一）房间隔穿刺的经典方法

Ross 于 1966 年将房间隔穿刺的方法做了系统的总结，形成了我们所说的经典方法，其要领是在后前位透视下将穿刺导管沿导丝送入上腔静脉，再将穿刺针送至穿刺导管顶端距开口约 1 cm 处，这时穿刺导管和穿刺针指向前方，再从上腔静脉向下缓慢回撤到右心房的同时顺钟向旋转指向左后方向（在从下至上看为时钟 4 点的位置），继续向下缓慢回撤时顶端越过主动脉根部的隆突向右移动（患者的左侧）而与脊柱影重叠，再向下回撤时顶端滑进卵圆窝，透视下可见穿刺导管突然向心脏左侧的移动，此时轻轻地将导管顶端顶紧卵圆窝，推送穿刺针即可刺入左心房腔内。房间隔穿刺点一般在右心房影的中间部分，左心房轻度增大时房间隔的穿刺点在脊柱中右 1/3 交界线心脏投影的较高位置，随着左心房的继续扩大，穿刺点偏向下方（右心房影中下 1/3）和脊柱右缘，穿刺针指向也更为向后。

（二）右前斜位 45°透视指引下房间隔穿刺术

Ross 的经典房间隔穿刺法是在后前位透视下完成，而右前斜位 45°透视指引下房间隔穿刺术是在后前位透视下初步定位，然后在右前斜位 45°透视下精确定位，主要是定位穿刺点的前后位置。

1. 穿刺点高度的确定

后前位透视下沿脊柱中线左心房影下 1 个椎体高度，范围 0.5 ~ 1.5 个椎体高；左心房影下缘不清楚者可行肺动脉造影顺向显示左心房影以定位左心房下缘或以冠状静脉窦电极与脊柱中线交界代表左心房下缘。

2. 穿刺点前后位置的确定

右前斜位 45°透视下穿刺点位于心影后缘前 1 个椎体高度至心影后缘（指右前斜位 45°透视下心房侧心影边缘，相当于心房影边缘）与房室沟影（指右前斜位 45°透视下房室沟位置的透亮带，自左上至右下方向）的中点之间。

3. 穿刺方向的确定

穿刺针及鞘管远段弧度消失呈直线或接近直线状，此时鞘管尖的位置即是穿刺点的准确位置，这说明鞘管头端指向左后 45°方向，即垂直于房间隔，并且在房间隔中央，沿该方向穿刺可避免穿刺点过于偏前（主动脉根部）和过于偏后（右心房后壁）而导致心脏穿孔或穿入主动脉，而后前位不能准确判断穿刺点的前后位置。后前位透视下认为理想的穿刺点在右前斜位 45°透视下可能明显偏离房间隔，因此右前斜 45°是房间隔穿刺点准确定位不可替代的体位（图 8 - 4）。

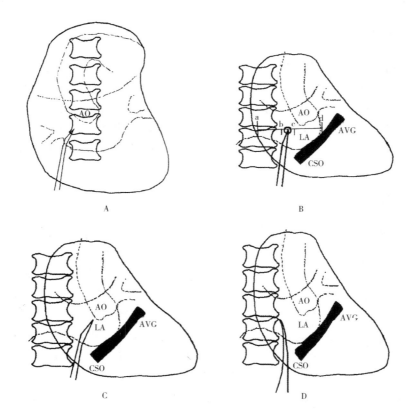

图 8 - 4　右前斜位 45°透视指导下房间隔穿刺
A. 正为标准穿刺点；B. 右前斜 45°标准穿刺点；C. 穿刺点偏前；D. 穿刺点偏后

（三）房间隔穿刺步骤

1. 术前准备

正、侧位胸片，注意观察心房边缘，升主动脉大小和走行，胸廓脊柱形态以及肺血管情况。心脏超声测定主动脉和心腔内径，房间隔方向、偏斜、膨出和厚度，最好采用食管超声明确左心房内有无血栓。

2. 器械

血管穿刺器械同 Seldinger 血管穿刺。房间隔穿刺针常用 Brockenbrough 穿刺针，其尖端由 18G 变细为 21G，穿刺阻力及损伤小，针尾箭头状方向指示器指示针尖方向，成人一般用 18G 71 cm 的前端弧形穿刺针，巨大右心房者也可用直形穿刺针。小儿用 19G 56 cm 的穿刺针。房间隔穿刺套管常用 Mullins 鞘管，其由外套管和扩张管组成，前端呈 1/3 至半圆形弯曲，无侧孔，外套管尾端有止血活瓣及带三通的侧管。成人一般用 8F 67 cm 的 Mullins 套管，小儿用 6F 或 7F 52 cm 的 Mullins 套管；可选用 Swartz 鞘管；导丝一般用 0.813 mm（0.032 in）或 0.889 mm（0.035 in）、长度 145 cm 的弹性导丝；造影剂。

3. 穿刺过程

患者取仰卧位，以 Seldinger 法穿刺右股静脉，将 0.813 mm（0.032 in）导引钢丝送至上腔静脉，沿导引钢丝将 Mullins 鞘管或 Swartz 鞘管送至上腔静脉，套管头端指向左侧，退出导引钢丝，给 Brockenbrough 穿刺针腔充满 1 000 U/mL 的肝素盐水，在后前位透视下经鞘管插入房间隔穿刺针,针尖指向12点位置(上方)推进,送达上腔静脉,但穿刺针需在鞘管头端内侧0.5~1 cm处,若推送过程有阻力,应将穿刺针稍回撤并稍微改变方向后再推送。撤出房间隔穿刺针内的保护钢丝,接上已抽取造影剂的10 mL注射器,推造影剂以验证导管通畅。然后边顺时针方向旋转穿刺针和鞘管,从下至上看为时钟4~5点的位置,边同步回撤,到卵圆窝时影像上可见穿刺针尖端向左突然移位(落入感),这就是初步定为的穿刺点,在后前位透视下,可沿头足方向适当调整穿刺点的高度。若套管顶在卵圆窝,则轻轻推进套管有阻力,且套管尾部有心搏感。在右前斜位45°透视下适当旋转穿刺针鞘,使穿刺针及鞘管头端影像伸直,此时鞘管尖的位置即是穿刺点的准确位置,这说明鞘管头端指向左后45°方向,即垂直于房间隔,并且在房间隔中央。确定穿刺点及穿刺方向后,右前斜位透视,嘱患者平静呼吸避免咳嗽,左手使穿刺鞘管轻轻抵向房间隔并与患者大腿固定,右手推进穿刺针0.5~1 cm,固定穿刺针,自穿刺针腔注入造影剂。若见造影剂呈线状喷出,并迅速向心尖侧弥散消失,则穿刺成功。也可测压进一步证实,显示左心房压力曲线,压力值高于右心房,会抽出鲜红色血液。若见造影剂滞留于穿刺局部或压力突降甚至消失,则示穿入心包腔,应立即退针至穿刺鞘管内观察。若无心脏压塞征象,可轻轻旋转穿刺鞘管和穿刺针,重新定位定向,再次试穿。若见造影剂向主动脉弓方向弥散或显示主动脉压力曲线,应立即退针至穿刺鞘管内观察,若无异常情况,可下移穿刺点1 cm,重新定位定向,再次穿刺。

4. 导入穿刺鞘管至左心房

一旦证实穿刺针进入左心房,则边注射造影剂边同步缩短距离(约1 cm)推送穿刺针和内外鞘管。固定穿刺针,边注射造影剂边同步短距离(约1 cm)推送内外鞘管。固定扩张管,边注射造影剂边轻轻推送外鞘管1~2 cm。造影剂喷射束在左心房后壁散开,任何时候穿刺鞘管远端与左心房后壁的距离都应>1 cm,以防左心房后壁穿孔。左手固定外鞘管于患者大腿上,一并退出穿刺针和扩张管。经穿刺鞘管注入肝素5 000 U,完成房间隔穿刺。对房间隔较厚或穿刺点未在膜部者穿刺针通过房间隔后鞘管通过会遇较大阻力,此时应避免盲目用力推送,即使用力推送也应避免鞘管通过后惯性前进。

5. 注意事项

当一针穿刺失败时,可以微调穿刺点:将穿刺针撤入鞘管内,在右前斜位45°透视下,确保前段伸直前提下,适当旋转鞘管,调整穿刺点位置并再次穿刺,仍失败者需将鞘管送至上腔静脉重新按原方法定位。最好在导丝引导下将鞘管送至上腔静脉,经验丰富的术者可以直接将鞘管和穿刺针送至上腔静脉:将鞘管撤至右心房中部,保证穿刺针头端撤至鞘管内,同步旋转鞘管和穿刺针,使方向指示器指向12点方向(胸骨方向),然后一边左右摆动鞘管和穿刺针,一边推注造影剂,并向上腔静脉方向推送,以避免或及时发现鞘管刺入心房壁。通过鞘管在左心房内操作导管时应注意,每次更换电生理导管时要先回抽鞘管内血液并用盐水冲鞘管,从鞘管内撤换电生理导管时不宜速度过快,以免负压进气,经鞘管送入电生理导管时要尽早透视,以免穿破左心房,因经鞘管送导管时力量传导至头端,尤其是进入左心耳时更易穿出。

五、并发症及处理

房间隔穿刺的并发症与术者的经验有关,对于熟练的术者来说,房间隔穿刺术并发症通常很少(针尖穿孔<1%,心脏压塞<1%,死亡<0.5%),多数并发症发生在术者前50次

操作。房间隔穿刺最主要的并发症是心脏压塞。在房间隔穿刺点过于偏向前方时，有可能损伤三尖瓣和冠状静脉窦，造成心脏压塞。也有可能穿入主动脉，如果只是穿刺针穿入主动脉，立即退出，多数不会引起症状。如果已经将鞘管送入主动脉则需要外科手术。在房间隔穿刺点过于偏向后方时，可能穿透右心房后壁引起心脏压塞。尽管心脏压塞属于严重的并发症，但如果诊断及时，处理得当，可无严重不良后果。心脏压塞的主要表现为患者烦躁、淡漠甚至意识丧失，面色苍白、心率减慢、血压下降。症状的轻重与出血速度密切相关，有时少量的出血即可造成严重症状。在明确了已发生了心脏压塞的情况下，首先要穿刺引流，在行心包穿刺前应尽可能行超声心动图检查以明确诊断，可行超声引导下心包穿刺引流或 X 线透视与造影剂指示下的心包穿刺引流。如果引流后仍然出血不止，则应外科治疗。通过房间隔鞘管在左心房内操作电生理导管过程中，应注意在每次更换电生理导管时，要先回抽鞘管内血液并用盐水冲洗鞘管，从鞘管内撤换电生理导管时不宜速度过快，以免负压进气，导管和针腔存有气泡和血块，左心房附壁血栓和肝素使用不足，都是导致栓塞的原因，术中应注意避免。

（朱　琳）

第四节　动脉导管未闭封堵术

动脉导管未闭是一种较常见的先天性心血管畸形，占先天性心脏病总数的 12% ~ 15%，女性约 2 倍于男性。约 10% 的病例并存其他心血管畸形。

1938 年 Gross 成功地为 1 例 7 岁女孩进行了动脉导管未闭结扎手术，开创了外科动脉导管未闭的手术治疗。本节仅就目前应用广泛的弹簧圈和 Amplatzer 封堵器的应用进行介绍。

一、病理解剖

1. 位置

未闭的动脉导管一般位于主动脉峡部和左肺动脉根部之间、肺总动脉分叉处（图 8 - 5）；少数右位主动脉弓者，导管可位于无名动脉根部远端主动脉和肺动脉之间。未闭的动脉导管一般位于主动脉峡部和左肺动脉根部之间、肺总动脉分叉处。

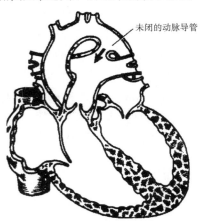

图 8 - 5　动脉导管未闭的解剖位置

2. 直径

未闭导管的直径差异很大，一般为 0.5 ~ 2.0 cm，大多为 2 cm 左右，长度为0.2 ~ 1.3 cm。

二、分型

1. 根据未闭动脉导管的形态学改变

分为漏斗型、管型和窗型 3 种类型。

（1）漏斗型：较多见，长度与管型相似，但近主动脉处粗大，近肺动脉处狭小，呈漏斗状，有时甚至类似动脉瘤形。

（2）管型：管状导管连接主动脉和肺动脉的两端口径相近，管壁厚度介于主动脉与肺动脉之间，此型最为多见。

（3）窗型：动脉导管极短，口径极粗，外观似主动脉，呈肺动脉窗样结构，管壁往往极薄，此型较少见。

2. krichenko 根据动脉导管未闭造影的具体形态

分为 5 种类型。

（1）A 型：呈漏斗形，最狭窄端位于肺动脉，根据与气管的关系分为 1 型、2 型和 3 型。

（2）B 型：动脉导管短，肺动脉与主动脉紧贴呈窗状，一般直径较大。

（3）C 型：呈管状，长度约在 10 mm 内，导管两端基本相等，无狭窄。

（4）D 型：多处狭窄。

（5）E 型：形状奇怪，呈伸长的喇叭状结构，最狭窄处远离支气管前缘。

动脉导管未闭除上述变化外还可有肺动脉及其分支扩张，甚至类似动脉瘤样改变，导管内可有血栓形成，若导管粗大可有左右心室肥厚与扩张。

三、诊断

（一）症状

动脉导管未闭的临床表现主要取决于主动脉至肺动脉分流血量的多少以及是否产生继发肺动脉高压和其程度。轻者可无明显症状，重者可发生心力衰竭。常见的症状有劳累后心悸、气急、乏力，易患呼吸道感染和生长发育迟缓。晚期肺动脉高压严重，产生逆向分流时可出现下半身发绀。

（二）体征

（1）动脉导管未闭体检时，典型的体征是胸骨左缘第 2 肋间听到响亮的连续性机器样杂音，伴有震颤。

（2）肺动脉第 2 音亢进，但常被响亮的杂音掩盖。

（3）分流量较大者，在心尖区尚可听到因二尖瓣相对性狭窄产生的舒张期杂音。

（4）测血压示收缩压多在正常范围，而舒张压降低，因而脉压增宽，四肢血管有水冲脉和枪击声。

（5）婴幼儿可仅听到收缩期杂音。

（6）晚期出现肺动脉高压时，杂音变异较大，可仅有收缩期杂音，或收缩期杂音消失而代之以肺动脉瓣关闭不全的舒张期杂音。

（三）特殊检查

1. 胸部 X 线检查

心影增大，早期为左心室增大，晚期时右心室也增大，分流量较多者左心房也扩大。升主动脉和主动脉弓阴影增宽，肺动脉段突出。肺动脉分支增粗，肺野充血。有时透视下可见肺门"舞蹈征"。

2. 心电图检查

轻者可无明显异常变化，典型表现示电轴左偏、左心室高电压或左心室肥大。肺动脉高压明显者，示左、右心室均肥大。晚期则以右心室肥大为主，并有心肌损害表现。

3. 超声心动图检查

超声心动图是确诊动脉导管未闭最好的非创伤性检查。左心房、左心室增大，肺动脉增宽；如存在肺动脉高压，右心室可增大，在主动脉与肺动脉分叉之间可见异常的管道交通；彩色多普勒超声显示降主动脉至肺动脉的高速双期分流；连续多普勒可测得双期连续高速血流频谱。

4. 心导管及造影检查

一般不需要进行心导管检查，当有重度肺动脉高压和伴有其他心血管畸形，决定患者能否进行手术矫治用以判断血流动力学时，才需做心导管检查。通常肺动脉平均血氧含量高于右心室平均血氧含量 0.5vol% 即可诊断肺动脉水平有左向右的分流，再根据 Fick 法计算出分流量的大小。多数患者行右心导管检查时，心导管可通过动脉导管达降主动脉。某些干下型室缺或主肺动脉窗的患者，检查时导管从异常位置进入升主动脉，其走行与动脉导管有明显差别。主动脉弓降部造影是施行动脉导管未闭封堵术不可缺少的必要步骤，常规选择左侧位 90°造影。成人动脉导管由于钙化、短缩，在此位置不能清楚显示时可加大左侧位角度至 100°～110°或采用右前斜位 30°加头 15°～20°来明确解剖形态。注入造影剂的总量为 ≤ 5 mL/kg。

四、鉴别诊断

大部分动脉导管未闭患者通过听诊和辅助检查可以明确诊断。但少数病例由于杂音不典型或伴有其他体征时，需与下列疾病相鉴别。

1. 生理性无害性杂音

在青少年时颈内静脉流向锁骨下静脉的血流急转可产生连续性血管性充盈音，头颈部转动可使杂音增强，压迫颈静脉和平卧时可使杂音消失。

2. 原发性肺动脉扩张

这是一种很少见的先天性心血管畸形，无明显症状，多在体检时发现心脏杂音，杂音呈单纯收缩期吹风样或双期性，强度不超过 3 级。超声心动图和心导管检查仅能发现肺动脉扩张，无肺动脉水平的异常分流。

3. 轻度肺动脉瓣狭窄

在肺动脉瓣区可听到收缩期杂音，伴有收缩早期喷射音，肺动脉瓣区第二心音减弱；胸部 X 线检查示肺动脉段凸出，肺血少或正常，而动脉导管未闭者肺血常增多，右心导管检

查右心室 - 肺动脉的跨瓣压差在 20 mmHg 以上。精确的超声心动图能够明确诊断。

4. 原发性肺动脉高压

在临床上很容易与动脉导管未闭伴有重度肺动脉高压混淆。原发性肺动脉高压多见于青年女性，有心悸、气短、呼吸困难、轻度发绀和杵状指，听诊可有单纯收缩期或双期性杂音，常需心血管造影明确诊断。

5. 主肺动脉间隔缺损

一般来说主肺动脉间隔缺损较小时，患者的连续性杂音易误诊为动脉导管未闭，当主肺动脉间隔缺损较大，距主动脉又近，可造成大量左向右分流，患者较幼小时即出现心力衰竭和严重肺动脉高压，心脏杂音多为单纯收缩期杂音。超声心动图能够发现主肺动脉间隔的缺损。进行右心导管检查时，导管可经主肺动脉间隔进入升主动脉及头臂动脉，而后或有可能进入降主动脉。选择性升主动脉造影可最后明确诊断及了解主肺间隔缺损的解剖形态。

6. 动静脉瘘

瘘道如由冠状动脉、肋间动脉或胸廓内动脉与附近静脉相通，即可产生与动脉导管未闭相似的连续性杂音。但音源表浅，似来自心外。一侧肺动脉起源于主动脉也可产生连续性杂音。较大的肺动静脉瘘可于不寻常的部位听到杂音，但分流量大时患者会出现发绀和杵状指。

7. 左冠状动脉起源于肺动脉

出生后肺动脉压力下降，不能灌注左冠状动脉；右冠状动脉仍由主动脉起源，产生茂密侧支以灌注左冠状动脉，并由左冠状动脉倒流入肺动脉；流量大者可产生连续性杂音，心电图上有特殊冠状动脉供血不足的图形。

8. 主动脉窦瘤破裂

患者发病年龄大，有室间隔缺损、胸部外伤或细菌性心内膜炎等病史。发病突然，有明显心力衰竭的表现，体检可发现连续性杂音，杂音粗糙伴有震颤，超声心动图能够做出诊断，不需行主动脉根部造影，以免使主动脉窦瘤破裂口增大，造成患者猝死。

五、适应证

1. Amplatzer 法

（1）左向右分流不合并需外科手术的心脏畸形的动脉导管未闭，动脉导管未闭最窄直径≥2.0 mm，年龄通常≥6 个月，体重≥4 kg。

（2）外科术后残余分流。

2. 弹簧栓子法

（1）左向右分流不合并需外科手术的心脏畸形的动脉导管未闭，动脉导管未闭最窄直径（单个 cook 栓子≤2.0 mm；单个 pfm 栓子≤3.0 mm）。年龄通常≥6 月龄，体重≥4 kg。

（2）外科术后残余分流。

六、禁忌证

（1）感染性心内膜炎，动脉导管未闭内有赘生物者。

（2）严重肺动脉高压出现右向左的分流，肺总阻力 >14Woods。

（3）同时合并有需要外科手术矫治的心内畸形。

七、器材准备

1. 可控弹簧圈

主要应用于临床的是德国的 Duct-Occlud 弹簧圈及美国的 Gianturco 弹簧圈和 Detachable 弹簧圈，上述弹簧圈均具有回收功能。

（1）1994 年 D. Redel 发明了 pfm 螺旋状弹簧圈。pfm 可控螺旋弹簧圈的头部和尾部较大，中间较小呈哑铃状，根据弹簧圈两端螺旋连接镍钛记忆合金而分为标准型（无记忆合金），加强型（主动脉侧为记忆合金）和 S 型（两端均有记忆合金），可根据动脉导管未闭形态和直径选择不同型号；适用于直径 < 3.5 mm 的动脉导管未闭，输送鞘管均为 F5 或 F4 输送系统，带有内芯和锁扣装置及控制手柄，具有释放和回收双重保险功能，提供使用的安全可靠性。

（2）Cook 弹簧圈由白金和合成纤维制成，适用于直径 < 2.0 mm 的动脉导管未闭，动、静脉径路均可以输送，根据弹簧圈的直径及圈数可分为 3 mm 5 圈（MWCE - 3 - PDA5）；5 mm 5 圈（MWCE - 5 - PDA5）；8 mm 5 圈（MWCE - 8 - PDA5）等型号，目前美国的防磁性的弹簧圈已用于临床。

2. Amplatzer 蘑菇伞封堵器

多用于直径 >2 mm 的 PDA，经静脉途径输送。封堵器由镍钛记忆合金编织，呈蘑菇形孔状结构，内有 3 层高分子聚酯纤维，具有自身膨胀性能，反复牵拉不变形，耐疲劳性较好，置入体内后无金属支架折断现象。用激光技术焊接铂标记在 X 线下可显示封堵器的位置，封堵器长 5 mm、7 mm、8 mm 3 种规格；肺动脉侧直径分为 4 ~ 16 mm 不同直径的 7 种型号，用旋钮与输送器相连能够回收，输送器由长鞘管和装载器组成（图 8 - 6）。主要优点是输送鞘管细（6 ~ 9F），通过静脉传送，能闭合较大内径的动脉导管未闭，操作方便，当封堵器选择不合适时也容易退回导管鞘内，便于取出，使用更安全可靠。

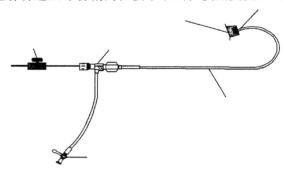

图 8 - 6　蘑菇伞封堵器传送系统

3. 国产封堵器

与 Amplatzer 蘑菇伞封堵器类似，腰部圆柱直径 4 ~ 24 mm，共 14 种型号，其价格较低，已广泛应用于临床。封堵器圆柱部分直径在 4 ~ 14 mm。应用的输送鞘管与普通的封堵器相同。

八、操作步骤和技巧

1. 术前准备

常规履行签字手续，告知患者及其家属介入治疗中可能发生的并发症，并取得患者及其家属同意后方可进行手术。

2. 麻醉

婴幼儿采用静脉氯胺酮麻醉，术前 6 h 禁食，2 h 禁水，同时给予一定比例的钾镁等渗盐水和足够热量的葡萄糖静脉补液。较大儿童能够配合者和成人选用局部麻醉。

3. 穿刺

常规右股动静脉，送入动静脉鞘管，4 kg 以下婴幼儿动脉最好选用 4F 鞘管，以防动脉损伤。先行右心导管检查后再做主动脉弓降部正侧位造影，测量动脉导管未闭形态、大小、选择合适的封堵材料。术中可用少量肝素 0.5 mg/kg。

4. 建立轨道

将端孔导管送入肺动脉，经动脉导管至降主动脉，若动脉导管未闭较细或异常而不能通过时，可从主动脉侧直接将端孔导管或用导丝通过动脉导管未闭送到肺动脉，采用动脉侧封堵法封堵或用网套导管从肺动脉内套住通过端孔导管的交换导丝，拉出股静脉外建立输送轨道。

5. 交换导丝

经导管送入 260 cm 长交换导丝至降主动脉后撤出导管。

6. 送入传送器

沿长交换导丝送入相适应的传送器至降主动脉后撤出内芯及交换导丝。

7. 弹簧圈堵塞法

选择适当的弹簧栓子装置到传送导丝顶端，并顶入端孔导管内，小心将其送出导管顶端 2~3 圈。回撤全套装置，使该弹簧圈封堵动脉导管的主动脉一侧。端孔导管退至动脉导管的肺动脉侧，回撤导丝内芯，并旋转传送装置，使弹簧栓子在肺动脉侧形成 1.5 圈后旋转传送柄，使弹簧栓子释放。从动脉侧放置弹簧圈方法基本与经静脉途径相同，不同是增加股动脉穿刺，经鞘管送入猪尾导管，行主动脉造影评价封堵效果。

8. Amplatzer 封堵法

要选择比动脉导管未闭最窄处内径大 3~6 mm 的 Amplatzer 封堵器连接于输送导丝前端，将输送杆通过装载鞘管与伞的螺丝口旋接，将用生理盐水浸泡的封堵伞完全浸在盐水中回拉输送杆，使伞进入装载鞘管内。用肝素盐水冲洗传送长鞘管，保证鞘管通畅及无气体和血栓。从传送鞘管中送入封堵器至降主动脉打开封堵器前端，将封堵器缓缓回撤至动脉导管未闭主动脉侧，嵌在动脉导管未闭主动脉端，回撤传送鞘管，使封堵器腰部镶嵌在动脉导管为，观察 5~10 min，重复主动脉弓降部造影，封堵器位置良好，无明显造影剂反流可释放封堵器。

9. 撤出传输系统

撤除长鞘管及所有导管，压迫止血。

10. 术后处理

术后卧床 24 h。静脉给予抗生素，3~5 d。一般不需服用阿司匹林，术后 24 h，1 个月、

3 个月、6 个月至 1 年复查心电图、超声心动图和心脏 X 线摄片。

九、并发症、特殊情况及处理

应用弹簧圈和 Amplatzer 封堵器介入治疗的并发症发生率低，总并发症分别为 7.6% 和 2.2%。其病死率 < 0.1%，死亡原因为 Amplatzer 封堵器严重阻塞降主动脉。因此，规范化操作是非常重要的，可以避免死亡。

1. 封堵器脱落

发生率为 0.3%，主要为器材本身质量问题所致，个别操作不当也可引起。封堵器置入体内之前应仔细检查，包括输送鞘管及其附件等。术中推送封堵器切忌旋转动作以免发生脱落。一旦发生弹簧圈或封堵器脱落，可通过网篮或异物钳将其取出，栓塞重要脏器而难于取出时要进行急诊外科手术。严格按照操作规程，选择合适的封堵器材，一般不会造成脱落。

2. 溶血

发生率 < 0.8%。主要与术后残余分流过大或封堵器过多突入主动脉有关。可发生于术后 1~24 h。尿颜色呈洗肉水样，严重者为酱油色，可伴发热、黄疸、血色素下降等。防治措施：尽量避免高速血流的残余分流；一旦发生术后溶血可使用激素、止血药、碳酸氢钠碱化尿液，保护肾功能等治疗，多数患者可自愈。残余分流较大者，内科药物控制无效时，可再置入一个或多个封堵器（常用弹簧圈）封堵残余缺口后溶血能治愈。若患者持续发热、溶血性贫血及黄疸加重等，则应酌情外科处理。

3. 降主动脉狭窄

应用 Amplatzer 封堵器的发生率为 0.2%，主要发生在婴幼儿，封堵器过多突入降主动脉造成。轻度狭窄（跨狭窄处压差 < 15 mmHg）可严密观察，如狭窄较重需考虑接受外科手术。

4. 左肺动脉狭窄

主要由于封堵器突入肺动脉过多造成。应用弹簧圈的发生率为 3.9%，应用 Amplatzer 封堵器的发生率为 0.2%。与动脉导管未闭的解剖形态有关，如动脉导管较长，入口较大而出口较小，如选择封堵出口，封堵器占据左肺动脉的管腔较多，就有可能发生左肺动脉狭窄。因此，术中应充分地了解动脉导管未闭的形态，根据解剖形态选择合适的封堵器来避免发生此种并发症。术中可行超声监测，观察封堵前后血流速度的变化。如血流速度明显增加，应调整弹簧圈的位置。必要时行肺动脉造影评价。轻度狭窄可严密观察，若狭窄较重则需要外科手术。

5. 动静脉血管损伤

尤其是婴幼儿操作应十分小心。由于穿刺、插管损伤引起动脉痉挛，术后下肢不能活动，伤口加压致血流缓慢，在穿刺口处形成血凝块，造成动脉栓塞或部分栓塞。因此，在拔出动脉套管时，应用示指轻轻压迫穿刺部位 10~15 min，压迫的力量以穿刺部位不出血且能触及足背动脉搏动为标准，止血后再包扎伤口。如足背动脉搏动不能触及，下肢皮肤温度低，要考虑有股动脉栓塞；个别出现下肢颜色紫暗，肿胀明显时要考虑有股静脉血栓形成；这两种情况发生时均应行抗凝、溶栓和扩血管治疗。如药物治疗后上述症状不能缓解，应考虑外科手术探查。股动脉的出血、血肿形成，多是由于穿刺后未能适当加压或外鞘管较粗，血管损伤大造成。一般小血肿可自行吸收，大血肿则将血肿内血液抽出后再加压包扎。

6. 封堵术后残余分流

动脉导管未闭，封堵后再通，弹簧圈的发生率为 0.9%，Amplatzer 封堵器的发生率≤0.1%。一般封堵后再通，可以采用一个或多个弹簧圈将其封堵，必要时接受外科手术。封堵器移位的发生率为 0.4%，需严密观察，如移位后发现残余分流明显或移位至影响正常心脏内结构，须行外科手术取出封堵器。

7. 失血过多

需接受输血治疗的发生率为 0.2%，全都发生在婴儿。

8. 心前区闷痛

Amplatzer 封堵器发生率为 0.3%。主要由于置入的封堵器较大，扩张牵拉动脉导管及周围组织造成，一般随着置入时间的延长逐渐缓解。

9. 一过性高血压

如短暂血压升高和心电图 ST 段下移，多见于较大的动脉导管未闭患者在动脉导管封堵后，动脉系统血容量突然增加等因素所致，可用硝酸甘油或硝普钠静脉滴注，也有自然缓解。部分患者出现术后高血压可用降压药物治疗。

10. 声带麻痹

对于年龄 <1 岁的幼儿，动脉导管长度≥12 mm、直径 <1 mm 者是发生喉返神经损伤的危险因素。

11. 感染性心内膜炎

患有动脉导管未闭的患者多有反复呼吸道感染病史，机体抵抗力差，若消毒不严格，操作时间过长，术后发热而抗生素应用不当，都有患感染性心内膜炎的可能。因此，导管室的无菌消毒，规范操作，术后抗生素的应用，是防止感染性心内膜炎的有力措施。

12. 术后出现心律失常

房性和室性心律失常均可以发生。

13. 导丝问题

导丝无法通过动脉导管未闭，甚至发生在较粗的动脉导管未闭患者上，其原因可能为：①动脉导管未闭开口异常，位置较高位于主动脉弓下，或开口与肺动脉成角；②动脉导管未闭为不规则型，并发多处的狭窄；③动脉导管未闭较细。处理方法如下。

（1）对于前两种情况，可以尝试用特殊的导管（如右冠导管或多功能导管）及导丝（如泥鳅导丝），将导丝送入降主动脉，如果不成功，可从主动脉侧送入导丝，通过网篮将导丝从肺动脉内套住，建立动静脉轨道，再利用轨道从静脉侧送入动脉导管未闭输送器来进行封堵治疗。

（2）第三种情况时，应该采用弹簧栓子进行封堵。特别细小的动脉导管未闭导管和导丝都很难通过，可以采用自体血栓形成法治疗。阜外医院对 2 例降主动脉造影显示直径 <1 mm 的动脉导管未闭，利用 5F 的右冠导管前端静置在动脉导管未闭的主动脉侧，以阻断动脉导管内的血流，让血栓在其内形成，以达到永久封堵的作用，术后 24 h 及 1 个月复查超声心动图无动脉导管分流，证实封堵完全成功。

14. 直径粗大的动脉导管未闭

进口动脉导管未闭封堵器的最大型号是 16/14 mm，故仅适用于直径≤10 mm 的动脉导管未闭。国产封堵器的直径最大为 24 mm，如有必要可制作直径更大的封堵器。对于较大内径的动脉导管封堵时，要避免反复多次的释放和回收，容易造成肺动脉夹层。肺动脉夹层是罕见的严重并发症，其发生率 < 0.2%，临床处理困难，尤其合并重度肺动脉高压者，手术风险大，效果也不满意。因此，介入治疗术中操作要规范、轻柔，避免导管及导丝对肺动脉内膜的损伤。

15. 动脉导管未闭合并肺动脉高压

重度肺动脉高压时，存在不同程度的肺血管改变，病理上分为 4 级：Ⅰ级和Ⅱ级为可逆性病变，畸形纠正后病变可恢复；Ⅳ级为不可逆病变，应视为手术禁忌证；Ⅲ级则为临界性病变。正确地判断肺血管病变的类型是手术适应证选择的关键，但仅从临床和导管资料，有时无法区分是动力性肺动脉高压还是阻力性肺动脉高压。结合外科动脉导管未闭合并肺动脉高压的治疗参考指标，如患者的 Qp/Qs > 1.3、股动脉血氧饱和度 ≥90%，可考虑行介入治疗。外科术中常用动脉导管未闭阻断及测压进行鉴别，创伤大，危险高。Amplatzer 封堵器具有置入后及释放前仍可回收的特点，在手术中可以作为封堵动脉导管的判断指标。也可以采用 2 个步骤进行试验性封堵和永久性封堵的方法。试验性封堵为封堵成功后暂不释放封堵器，严密监测肺动脉压力、主动脉压力和动脉血氧饱和度的变化，以此来推测肺血管病变是否可逆。此时有 3 种情况：①如肺动脉压降低幅度为原来压力的20%或下降30 mmHg 以上，主动脉压力和动脉血氧饱和度无下降或上升，且无全身反应，在造影证实封堵器位置适当，左向右分流消失或仅残存微量分流时，可释放封堵器，进行永久封堵；②如肺动脉压力升高或主动脉压力下降，患者出现心悸气短、烦躁、血压下降等明显的全身反应，应立即收回封堵器，并对症处理；③如试验性封堵后肺动脉压无变化，患者无全身反应、血氧饱和度及心排血量无下降，也可释放，但要慎重，这种情况无法判定肺血管病变是否可逆，难以预料预后，应该向患者及其家属交待病情，征得同意后再释放封堵伞，对这部分患者的介入治疗尤为慎重。

16. 婴幼儿动脉导管未闭

婴幼儿动脉导管未闭有其特殊性，选用蘑菇伞封堵时要注意以下几个问题。

（1）正确选择封堵伞的型号：婴幼儿动脉导管弹性较大，置入伞后动脉导管最窄径大多增宽，可能是由于封堵器本身具有膨胀性而小儿动脉导管弹性又大所致，年龄越小扩大越明显。因此，越小的患儿越要选择稍大一点的封堵伞，最好大于动脉导管未闭最窄处 4 ～ 6 mm，管状动脉导管未闭选用封堵伞要大于管径的 1 倍以上，同时要考虑到主动脉端的大小，使主动脉侧的伞尽量在主动脉的壶腹部内，术后要测量升主动脉到降主动脉的连续压力曲线，如压差 >5 mmHg，应该考虑有狭窄可能，必须收回封堵伞，重新置入合适的封堵器。

（2）避免封堵伞过分牵拉：对 1 岁以内的婴儿，还需注意未闭导管的长度和封堵伞的关系及操作技巧，避免置入伞时过分向肺动脉端牵拉，造成医源性左肺动脉狭窄，多普勒超声心动图若显示左肺动脉血流速超过 1.5 m/s，可考虑有医源性左肺动脉狭窄，应该及时调整封堵伞的位置，避免将封堵伞过分牵拉至肺动脉内。

（3）导管形态的特异性：婴幼儿动脉导管内径较大，以管状形态居多，主动脉壶腹部小，主动脉腔直径相对较细，常规蘑菇伞置入后会凸入主动脉腔内，造成主动脉的变形和管腔狭窄。此时可选用成角型封堵伞治疗，减少封堵器置入后占据部分管腔和对主动脉的牵拉所引起的变形。成角型封堵伞上缘仅有 0.5 mm 边，置入后不突入升主动脉内，不会造成管腔的变形和狭窄。沈阳军区总医院对 15 例动脉导管未闭患儿选用新型成角封堵伞进行封堵获得成功，其中 4 例先行常规封堵伞堵闭动脉导管未闭，测量升主动脉到降主动脉的连续压力均有 5 ~ 10 mmHg 压差，造影也显示封堵伞呈蘑菇形占据主动脉腔内，更换成角型封堵伞后压差消失，主动脉造影无狭窄征像。

（4）传送鞘管的使用：体重 <8 kg 的婴幼儿静脉尽量不要选用 >9F 的鞘管，送入鞘管时应该用逐渐增粗的鞘管逐一扩张静脉穿刺口，以免大鞘管的突然进入造成髂静脉痉挛、撕裂、内膜卷曲断裂而形成静脉血栓、破裂等并发症。若选用新型成角形伞，要选用较大的鞘管，此种伞回收时所需面积较大，细鞘管难以回收。

17. 成人动脉导管未闭

30 岁以上成人血管壁钙化明显，开胸手术危险大，易出现大出血、残余漏、动脉瘤等并发症，建议患者做介入治疗。年龄较大的患者病史长，心肌损伤较重，精神紧张，手术时常会出现血压升高、心律失常和心电图 ST 段下移、T 波倒置。术前应给予镇静药物，常规准备硝普钠、硝酸甘油等药物，及时对症处理。建议 >50 岁的患者常规行冠状动脉造影。此外，还要注意成人的动脉导管管壁纤维化重，血管弹性差，不应选择过大的封堵器，以免造成术后胸闷不适等症状。一般选择大于未闭动脉导管直径的 2 ~ 4 mm 封堵器。

18. 外科手术后再通的动脉导管未闭

外科结扎术后由于局部组织粘连、纤维化及瘢痕形成，再通的动脉导管管壁弹性差，可伸展性小，且结扎后漏斗部有变小变浅的倾向。选择 Amplazter 封堵伞直径与再通动脉导管的最窄直径不能相差太大，以免造成主动脉弓或肺动脉的狭窄。选用的 Amplazter 封堵伞一般应比再通动脉导管的最窄直径大 1 ~ 2 mm，但若外科术后再通的动脉导管最窄直径无变化，则应选择比再通动脉导管最窄直径大 3 ~ 4 mm 为宜。对于形态怪异的小导管多选用弹簧圈封堵，治疗效果相同。

19. 合并下腔静脉肝下段缺如

下腔静脉肝下段缺如是一种极为少见的先天性心血管畸形，其发生率占先天性心脏病的 0.6% ~ 2.9%，常发现于复杂性发绀型先天性心脏病中，约 1/4 的病例有心脏位置异常。动脉导管未闭合并下腔静脉异位连接较少见，术中心导管不能从下腔静脉直接进入右心房，肝下段血流经由下腔静脉异位连接的奇静脉引流到右上腔静脉至右心房，无法经常规途径行动脉导管封堵术。常规经股静脉封堵动脉导管未闭，关键的一步是将输送鞘管经肺动脉侧通过动脉导管送至降主动脉，如患者合并下腔静脉异位连接等其他畸形，不能经此途径进入右房，可根据动脉导管的大小和形状，穿刺右锁骨下静脉、右颈内静脉，最好是选用右颈内静脉或经主动脉侧送入封堵器进行封堵的方法。

20. 合并感染性心内膜炎的治疗

动脉导管未闭合并感染性心内膜炎后再行封堵治疗的报道较少，在感染性心内膜炎治愈后仍可行介入治疗。

21. 合并能够介入治疗的其他心血管畸形

（1）合并肺动脉瓣狭窄：两种均是常见的先天性心血管畸形。经皮球囊肺动脉瓣扩张术，与动脉导管未闭封堵术的疗效同样优良。可根据动脉导管未闭的大小和肺动脉瓣狭窄的程度选择同期或分期治疗。如同期进行治疗，原则上应先行经皮球囊肺动脉瓣扩张术，再行动脉导管未闭封堵术。

（2）合并房间隔缺损：动脉导管未闭的杂音容易掩盖房间隔缺损的杂音而将其漏诊，

超声心动图为本病的有效诊断方法，动脉导管未闭合并房间隔缺损进行同期介入治疗时，一般先行动脉导管未闭封堵术，后行房间隔缺损封堵术。

（3）合并室间隔缺损：动脉导管未闭合并室间隔缺损进行同期介入治疗时，一般先行室间隔缺损封堵术，后行动脉导管未闭封堵术。

（黄山见）

第五节　房间隔缺损封堵术

房间隔缺损是成人最常见的先天性心脏病，传统的外科手术修补方法已相当成熟。1976年 King 和 Mills 使用双伞形装置行经导管房间隔缺损封堵术，1997年 Amplatzer 发明了双盘状的镍钛合金封堵器。此项技术操作简单、安全，并发症少。

目前国内外应用最多的是 Amplatzer 房间隔缺损封堵器，本章主要介绍应用 Amplatzer 封堵器治疗房间隔缺损的操作过程。

一、房间隔缺损的分型

房间隔缺损可分为原发孔型和继发孔型。与封堵治疗有关的是继发孔型。根据继发孔房间隔缺损的部位、大小及其形成的机制，可分为 4 型。

1. 中心型

这是房间隔缺损中最常见的一种，占全部房间隔缺损的 80% 以上，缺损位于卵圆窝及其附近，周围为房间隔组织，缺损面积一般较大，直径为 1~4 cm，多为单发，少数可为多发的筛孔状。

2. 上腔型

此型为高位缺损，缺损位于上腔静脉入口的下方，下缘为房间隔，从上腔静脉回流的血液直接流入左右心房，常合并右上肺静脉异位引流。

3. 下腔型

此型为低位缺损，下缘缺损。房间隔组织，直达下腔静脉入口处。有较大的下腔静脉瓣。一般情况下，下腔静脉回流的血液可同时流入两侧心房。

4. 混合型

两种以上的缺损同时存在，心房间隔几乎完全缺如，其血流动力学变化与单心房畸形相似。

二、适应证

（1）中央型房间隔缺损。

（2）缺口边缘有 5 mm 的房间隔组织。

（3）边缘离冠状窦口、二尖瓣、三尖瓣和肺静脉 5 mm 以上者。

（4）最大缺损直径可达 40 mm，但一般建议超声测量的房间隔缺损直径在 34 mm 以内为宜。

三、禁忌证

（1）伴有右向左分流的肺动脉高压患者。

（2）合并部分或完全性肺静脉异位引流。

（3）房间隔缺损合并其他需要行外科手术治疗的其他心脏畸形。

（4）不宜行心导管检查的其他情况，如发热、下腔静脉血栓形成等。

（5）心房内血栓。

四、器材准备

1. Amplatzer 封堵器

由具有自膨胀性的双盘及连接双盘的腰部 3 部分组成。双盘及腰部均系镍钛记忆合金编织成的密集网状结构，双盘内充高分子聚合材料。根据腰部直径决定封堵房间隔缺损的大小，可关闭 34 mm 以下的继发孔房间隔缺损。

Amplatzer 封堵器有以下优点：可自轴旋转；可回收重新放置；需附着房间隔的边缘小；输送鞘管小，适用于小儿的房间隔缺损封堵；其腰部直径与房间隔缺损直径相匹配，不易发生移位；能封堵邻近继发孔边缘的多发缺损；左右心房侧的盘状结构在恢复记忆形状后，可协助封堵房间隔缺损的边缘部分，降低残余分流的发生率。封堵器的型号有 6 ~ 40 mm，直径大小为封堵器的腰部圆柱的直径。每一型号相差 1 ~ 2 mm。封堵器的左心房侧的边缘比腰部直径大 12 ~ 14 mm，右心房面比腰部直径大 10 ~ 12 mm。

国产的封堵器最大直径为 46 mm，能治疗直径 40 mm 的房间隔缺损，其质量和性能与进口的封堵器无差别，价格仅为进口同类产品的 1/3 左右。但术后有一定量的镍释放入血，引起血镍浓度升高，尽管在正常范围，仍需评价其对人体的长期影响。

2. HELEX 封堵器

HELEX 房间隔缺损封堵器是最新型房间隔缺损封堵器，由可延伸的聚四氟乙烯（ePTTF）补片缝合在超弹性镍钛合金丝支架上。ePTTF 补片表面有亲水涂层。封堵器受外力牵拉时可呈线条状，释放后自然恢复成双盘状。

输送系统由 3 部分组成：9F 的输送鞘管、6F 的操作导管和一根中心导线。操作导管上配有一根 Gore-Tex 制成的回收绳，用于调整封堵器位置和回收封堵器。封堵器有 15 ~ 35 mm 共 5 种规格（每个之间相差 5 mm）供选用。与 Amplatzer 封堵器相比，其金属成分含量明显减少。

HELEX 封堵器的优点是输送鞘管较短，因此在输送过程中引起潜在性空气栓塞的机会较少。另外，其压缩直径较小，有利于快速输送。由于其主要成分为聚四氟乙烯，置入体内后具有良好的组织相容性，内皮化速度快，减少了继发性血栓形成的危险。

HELEX 封堵器的不足之处是只能治疗缺损直径在 22 mm 以下的房间隔缺损，选择封堵器直径与房缺直径的比值为 1.6∶1。另外，其操作过程较复杂，封堵器无自行中心定位功能，对术者的操作要求高。

3. CardiolSEAL 封堵器

CardioSEAL 封堵器是由蚌状夹式装置的双伞和 8 个放射状可张开的镍钛金属臂构成，上面覆有高分子聚合材料薄膜。该封堵器直径 17 ~ 40 mm，可关闭 20 mm 以下的继发孔型房间隔缺损。由于采用了抗疲劳特性的金属材料并改进了形状设计，具有比 Clamshell 更高的安全性和更好的疗效。它的优点是：不易移位，操作比 Clamshell 装置简便，成功率高；封堵器金属含量较低，利于心内膜细胞在上面附着；其盘状结构更易贴壁，最小贴壁边缘仅需 2 mm，适应证相对扩大。其缺点为只能封堵 20 mm 以下继发孔型房间隔缺损；需 11F 输送鞘管，不适用于婴幼儿。

4. STA RFlex 封堵器

这是 CardioSEAL 封堵器的改良型，2 个伞面之间由高弹性镍钛合金丝连接。具有自行中心定位功能，输送鞘管直径进一步缩小，可通过 10F 的输送鞘管进行释放和回收，释放前封堵器可以旋转，释放后较少引起房间隔扭曲，有利于更好的定位。封堵器大小不合适时可以回收。目前提供临床应用的有 5 种规格（17～40 mm）。选择封堵器直径与房缺直径的比率为 1.8/1.00 因此只能封堵缺损直径在 22 mm 以下的继发孔型房缺。

5. 其他类型封堵器

曾在临床应用或目前尚在应用的房间隔缺损封堵器还有 ASD 双伞型房间隔缺损关闭系统、Angell Wings 封堵装置和 Clamshell 蚌夹样封堵器以及 Siderisbutton 封堵器等，这些类型的封堵器由于其设计本身的缺陷或操作过于复杂正逐渐退出临床应用。

6. 其他器械

除封堵器外，还要准备下列器械。

（1）输送鞘管：输送鞘管规格有 6～14F。一般封堵器的供应商会有配套供应。

（2）推送杆：为不锈钢材料制作的金属杆，头端有与封堵器相连接的螺丝，顺时针方向旋转为连接，逆钟向旋转为释放。通常与输送鞘管配套供应。

（3）加硬导丝：主要为配合球囊测量房间隔直径设计的，导丝较硬，在加硬导丝上充盈球囊，一般球囊移动较少。而应用非加硬导丝，球囊容易移位，难以测量。加硬导丝长260 cm，直径为 0.9 mm。

（4）测量球囊：直径为 7F，充盈直径有 24 mm 和 34 mm 两种规格供选用。球囊壁薄，充盈后无张力，故不引起房间隔缺损扩大。球囊后方的导管上有 3 个标志，分别为 10 mm、5 mm、2 mm（测量标志的内缘）。在术中可作为测量房间隔缺损直径的参照。34 mm 直径的球囊可充盈至 36 mm，由于球囊壁比较薄，充盈后对房间隔残缘无扩张和撕裂作用。

（5）Seldiger 穿刺针和动脉鞘管，右心导管或右冠状动脉造影导管等。

五、术前检查

（1）常规行血常规、尿常规检查，同时检查肝功能、肾功能及血钾、钠、氯等。

（2）行 X 线胸片、心电图、心脏超声检查，了解房间隔缺损的基本情况。对于缺损直径较大的房缺，必要时行经食管心脏超声检查，决定是否适用于封堵治疗。

（3）做静脉碘过敏试验和青霉素皮试。

（4）其他：按一般心导管检查的术前要求准备。

六、操作步骤及技巧

（1）麻醉：年长儿及成人用 1% 普鲁卡因或利多卡因局部麻醉，小儿用静脉复合麻醉。

（2）穿刺股静脉，放置 6F 或 7F 鞘管。进行常规右心导管检查，测定右心室、肺动脉压力和血氧饱和度等，必要时计算分流量和肺血管阻力。

（3）全身肝素化：首剂肝素 100 U/kg，静脉注射，如术程超过 1 h，可每小时追加 1 000 U肝素。保持激活凝血时间（ACT）大于 200 s。

（4）将端孔右心导管或 Judkin 右冠造影导管送至左上肺静脉内，经导管插入 0.889 mm（0.035 in）或 0.965 mm（0.038 in）、长 260 cm 加硬导引钢丝至左上肺静脉，退出导管及股静脉鞘管，保留导引钢丝头于左上肺静脉内。

（5）沿导丝送入测量球囊至左心房中部，测量房间隔缺损直径。方法是在体外将球囊内气体排尽，应用 1：4 稀释的造影剂–生理盐水充盈球囊，直到球囊中部有"腰征"出现，取正位或左前斜位测量球囊腰部直径，或应用超声测量。

如房间隔缺损直径 >34 mm，球囊测量较困难，可以根据超声检查结果选择封堵器，或用三维超声成像技术测量。也可经左心房造影测量房间隔缺损直径，但准确性较差。

（6）根据选择的封堵器选择输送长鞘：通常按厂方推荐的要求选择。沿导引钢丝送入长鞘，一直送至左上肺静脉口，撤去长鞘的扩张管，保留鞘管在左心房中部，用肝素盐水冲洗长鞘，以保证长鞘通畅及无气体。

（7）封堵器的选择和装载。

1）封堵器的选择：选择的封堵器腰部直径应比球囊测量的房间隔缺损伸展直径大 1～2 mm。如房间隔缺损的残缘较薄，主动脉侧无边缘，封堵器直径应比伸展直径大 4 mm。对直径 >34 mm 的房间隔缺损，可根据超声测量的缺损直径加 4～6 mm，并要测量房间隔的总长度，要保证封堵器放置后在心房内有足够空间。

直径 30 mm 以上的封堵器应选择 12～14F 输送长鞘，并在体外检查封堵器在释放过程中成型是否满意。右心房的盘片释放前，左心房的盘片应充分展开，呈一平面的圆盘，封堵器的腰部圆柱充分展开。这样的成形才能保证容易放置到位。

2）封堵器的装载：生理盐水浸湿封堵器，将通过负载导管的推送杆与封堵器的右心房面盘片的螺丝口旋接，补片完全浸在肝素盐水中，回拉推送钢丝，使补片装入负载导管内，应用肝素盐水从负载鞘管的侧孔快速注入，排尽封堵器及鞘管内的气体。

（8）放置封堵器：将负载导管插入长鞘管内，向前推送输送杆使封堵器至左心房，左心房面和腰部部分顶出长鞘，使其恢复成盘状，回拉鞘管和输送杆，在左心房面垂直站立堵住房间隔缺损，用彩色多普勒二维超声心动图取心尖四腔切面观察房间隔缺损有无残余分流，并注意补片不能影响二尖瓣的开放和关闭，不能阻挡肺静脉回流。

超声监测必须观察以下几个切面。①心尖四腔心切面，可以观察房间隔的全长，房间隔缺损的直径，缺损上缘有无边缘，或部分边缘无残缘。②剑突下切面，观察房间隔缺损边缘长度，缺损直径。③心底短轴切面，观察主动脉的对侧房间隔缺损边缘的长度。

封堵器放置后重复观察上述切面，确定封堵器是否夹在房间隔缺损边缘的两侧，特别是在心底短轴切面上应观察到封堵器夹在主动脉上，形成"V"形。反复推拉推送杆，封堵器位置固定，说明封堵器位置可靠。并结合透视，一般取左前斜位45°，头位25°，观察封堵器的边缘是否张开，如有一侧未张开，需要重新调整位置，必要时放置食管超声探头，观察封堵器与房间隔缺损边缘的关系。

直径 <30 mm 的房间隔缺损，封堵器容易放置。当房间隔缺损较大时，边缘较短或薄时，应用常规方法封堵器难以放置到位，在左心房内释放左心房盘片，左心房的盘片容易从

左心房滑向右心房。如将输送长鞘送至左上肺静脉，固定推送杆回撤输送长鞘，使封堵器的左心房盘片和腰部在肺静脉和左心房内全部释放，形成圆桶状，继续回撤鞘管释放出右心房盘片，随着右心房盘片的释放，封堵器在房间隔的两侧自行回弹，夹在房间隔缺损的两侧。

（9）释放封堵器：在超声指导下确认正面补片已关闭房间隔缺损和位置恰当后，固定输送杆，回撤长鞘管，释放出右心房面部分，使两块补片紧贴在一起，如超声示无左向右分流即可逆向旋转输送杆，释放出封堵器。

（10）撤除长鞘及所有导管，压迫止血。

国内外近来有应用心腔内超声心动图引导房间隔缺损介入治疗。与食管超声技术对比，心腔内超声技术在获得清晰图像方面更优且无须全身麻醉，从而降低了全身麻醉带来的相关风险，也免除了食管超声给患者带来的痛苦及并发症。可能是有发展前途的监测方法，但费用较高。

七、术后处理

（1）术后卧床 12 h。静脉给予抗生素，3～5 d。

（2）静脉注射肝素 10 U/（kg·h），或皮下注射低分子肝素 5 000 U，每天 2 次，3～5 d。口服阿司匹林 3～5 mg/（kg·d），疗程 6 个月。

（3）对封堵器直径＞36 mm 的患者，术后可口服华法林抗凝治疗 3～6 个月，以防止封堵器表面形成血栓及发生血栓栓塞并发症。

八、并发症及处理

1. 残余分流

镍钛合金封堵器由于金属网中有三层聚酯膜，如封堵器完全覆盖房间隔缺损处，随着时间的延长，聚酯膜的孔隙中血小板和纤维蛋白黏附，最终使网孔封闭，达到完全隔离血流的作用。术后早期超声可见到星点状的分流，一般在随访中无分流。如出现分流，可能是双孔型的房间隔缺损，或缺损呈椭圆形，有一部分未能完全覆盖。术后出现通过封堵器的微量分流，一般不需要处理，随着时间的推移，会自行闭合。如在封堵器覆盖的以外部分发现分流，在术中应穿刺对侧静脉，放置球囊导管测量缺损直径，如缺损＞5 mm 应考虑再置入另一封堵器，保证完全封堵。对＜5 mm 的缺损可不处理。

2. 血栓栓塞

（1）左心房的封堵器表面形成血栓，可引起全身的血栓栓塞，如外周动脉栓塞，视网膜动脉栓塞等。

（2）如在右心房的盘片处形成血栓，可引起肺栓塞。

血栓栓塞并发症的发生率较低，术中和术后应用肝素抗凝及应用抗血小板药物，可减少发生血栓栓塞的并发症。对直径较大房间隔缺损封堵术后是否常规应用华法林抗凝治疗预防血栓是值得研究的课题。

3. 气体栓塞

主要是未能排尽封堵器内的气泡，多为右冠状动脉气栓。临床表现为患者突感胸痛、胸闷，心率减慢，心电图 Ⅱ、Ⅲ、aVF 导联上 ST 段明显抬高。通常在 20～30 min 可自行缓解。

治疗主要是对症治疗，可应用阿托品提高心率。另外，气泡可栓塞脑血管，引起意识改变，如空气量少，可自行恢复。严格操作规程，避免发生。

4. 心脏压塞

与推送导管过程中引起心壁穿孔所致。因此，在推送导管和导引钢丝过程中动作应轻柔，避免动作粗暴。

5. 封堵器脱落

可发生在术中和术后。有在封堵器推出输送鞘时发生封堵器脱落，可能与旋接的螺丝在推送时发生旋转有关；也有在置入后，可能与封堵器偏小和心房间隔缺损的边缘较短有关。术中应用食管超声监护，和应用球囊测量有可能避免发生封堵器脱落。

6. 心律失常

术中可出现窦性心动过速、心房性期前收缩及房室传导阻滞，也有出现心房颤动。减少对心房的刺激后可缓解，个别患者房性期前收缩和心房颤动可持续数小时至1周。可能与封堵器的刺激有关，应用心律平治疗有效。

7. 主动脉－右心房瘘

可能与右心房的盘片损伤主动脉有关。需要急诊外科手术治疗。发生与房间隔缺损的前上缘较短有关。

8. 镍过敏

目前尚无报道。如对镍过敏可能引起治疗方面的问题。

9. 血肿

静脉穿刺尽管放置的长鞘直径较粗，但静脉压力低，很少引起血肿。发生血肿可能是静脉穿刺同时穿过动脉，术后压迫止血不当造成血肿。

10. 猝死

原因不明。

11. 合并其他畸形的处理

部分房间隔缺损的患者可同时合并其他心血管畸形，如动脉导管未闭、肺动脉瓣狭窄、室间隔缺损等。如果合并的畸形适合介入治疗，多可同期进行处理，疗效肯定，同时可减轻患者的经济负担。治疗的原则是先治疗其他畸形，最后行房间隔缺损封堵术，以避免后续的操作对房间隔缺损封堵器的影响。

（1）合并肺动脉瓣狭窄，应先行肺动脉瓣狭窄球囊扩张术，再行房间隔缺损封堵术。

（2）合并室间隔缺损，则先行室缺封堵术，再行房缺封堵术。

（翟振丽）

参考文献

[1]赵水平.心血管疾病规范化诊疗精要[M].长沙:湖南科技出版社,2018.

[2]李宪伦,段军,张海涛.临床心血管血流动力学[M].北京:人民卫生出版社,2018.

[3]樊朝美.心血管病新药与临床应用[M].北京:科学出版社,2018.

[4]吕聪敏,汤建民.临床实用心电图学[M].北京:科学出版社,2018.

[5]王跃生.实用心电图指南[M].郑州:郑州大学出版社,2018.

[6]张新民.临床心电图分析与诊断[M].北京:人民卫生出版社,2018.

[7]梁义才,梁雪.心电图与心电向量图及图谱[M].郑州:郑州大学出版社,2018.

[8]曾敏.老年心血管疾病诊疗精要[M].北京:人民卫生出版社,2018.

[9]格里芬.心血管内科手册[M].杨跃进,译.北京:科学出版社,2018.

[10]汤宝鹏,陈明龙,杨新春.实用心律失常介入治疗学[M].北京:科学出版社,2017.

[11]杨清,唐熠达,罗智.老年心血管病介入治疗围术期管理[M].北京:科学出版
社,2018.

[12]许原,李忠杰,杨晓云.无创心脏电生理诊疗技术[M].北京:北京大学医学出版
社,2017.

[13]葛均波.心血管系统疾病[M].北京:人民卫生出版社,2015.

[14]顾复生.临床实用心血管病学[M].北京:北京大学医学出版社,2015.

[15]王志敬.心内科诊疗精萃[M].上海:复旦大学出版社,2015.

[16]曾和松,汪道文.心血管内科疾病诊疗指南[M].北京:科学出版社,2016.

[17]何胜虎.心血管内科简明治疗手册[M].武汉:华中科技大学出版社,2015.

[18]马爱群,王建安.心血管系统疾病[M].北京:人民卫生出版社,2015.

[19]郭继鸿,王志鹏,张海澄,等.临床实用心血管病学[M].北京:北京大学医学出版
社,2015.

[20]臧伟进,吴立玲.心血管系统[M].北京:人民卫生出版社,2015.